Mörmann/Brandestini Die CEREC Computer Reconstruction

Inlays, Onlays und Veneers

Die CEREC Computer Reconstruction

Inlays, Onlays und Veneers

Werner H. Mörmann
Prof. Dr. med. dent., Dr. med. dent.,
klinischer und wissenschaftlicher Mitarbeiter an der Abteilung für Kariologie,
Parodontologie und Präventivzahnmedizin, Zahnärztliches
Institut der Universität Zürich

Marco Brandestini
Dr. sc. techn. El. Ing. Eidgenössische Technische Hochschule Zürich

Quintessenz Verlags-GmbH   1989
Berlin, Chicago, London, São Paulo und Tokio

CIP-Titelaufnahme der Deutschen Bibliothek

Mörmann, Werner H.:
Die CEREC Computer Reconstruction: Inlays, Onlays und
Veneers / Werner H. Mörmann; Marco Brandestini.
Berlin; Chicago; London; São Paulo; Tokio: Quintessenz-Verlags-GmbH, 1989
    ISBN 3-87652-550-0
NE: Brandestini, Marco:

Dieses Werk ist urheberrechtlich geschützt. Jede Verwertung außerhalb der engen Grenzen des Urheberrechtsgesetzes ist ohne Zustimmung des Verlages unzulässig und strafbar. Das gilt insbesondere für Vervielfältigungen, Übersetzungen, Mikroverfilmungen und die Einspeicherung und Verarbeitung in elektronischen Systemen.

Copyright © 1989 by Quintessenz Verlags-GmbH, Berlin

Lithographieherstellung: Rheinische Reprotechnik, Düsseldorf
Satz und Druck: Wesel, Baden-Baden
Bindearbeiten: Wesel, Baden-Baden

Printed in Germany

ISBN 3-87652-550-0

Vorwort

Das CEREC-System wird als bedeutende Entwicklung in die Geschichte der Zahnmedizin eingehen. Es hat den Entwicklungsstand im restaurativen Bereich sprunghaft um vier absolut innovative, zukunftweisende technische Umsetzungen bereichert; diese sind:

- der optische Abdruck
- die elektronische Darstellung der Präparation auf dem Bildschirm
- die elektronische Konstruktion des Werkstückes am Bildschirm
- die Fertigung des Werkstückes aus vorfabrizierten Werkstoffblocks durch einen datengestützten, elektronisch gesteuerten Schleifprozeß

Bestechend dabei sind nicht nur die Problemlösungen als solche, sondern deren perfekte Integration in ein einziges, in sich geschlossenes restauratives System, das dem Zahnarzt bereits heute erlaubt, ohne jede zahntechnische Hilfe direkt am Patientenstuhl zahnfarbene Inlays aus Keramik oder Kunststoff zu fertigen und einzusetzen.

Großartige Entwicklungen gleichen Spitzenleistungen im Sport: Es gibt weder Zufälle noch Wunder; nur der, der intensiv trainiert oder eben mit Ausdauer, ebenfalls oft einsam, von der Entwicklungsidee überzeugt, hart arbeitet, hat Erfolgschancen. Werner Mörmann und Marco Brandestini, die beiden Entwickler, haben über Jahre mit im wahrsten Sinne des Wortes totalem Einsatz an der CEREC-Idee gearbeitet und diese nach härtestem Ringen verwirklicht. Wenigstens waren ihnen Zeitgeist und Umfeld wohlgesinnt. Die Epoche, in der Ästhetik stärker denn je gefragt ist und die das klassische Material für den Seitenzahnbereich, Amalgam, aus Umweltschutzgründen zunehmend ablehnt, hat das Projekt fachlich beflügelt.

Das Zahnärztliche Institut der Universität Zürich, eine forschungswillige, zukunftsorientierte, pragmatische Schule, hat dank Großzügigkeit und Weltoffenheit des Staates, und deshalb auch dank der Zusammenarbeit mit der Industrie, in bezug auf Infrastruktur, Personal und Denkweise ein entwicklungsfreundliches Klima anbieten können.

Keine neue zahnmedizinische Methode, kein Füllverfahren ist schon von Anfang an perfekt optimiert und scharf umrissen. Das CEREC-System ist schon jetzt beeindruckend, das Entwicklungspotential, das noch darin steckt, geradezu atemberaubend. Für Adhäsivtechnologen und Materialforscher sind plötzlich völlig neue Freiheitsgrade zugänglich geworden. Die Möglichkeit, aus vorgefertigten Werkstoffen Füllungen herauszuschleifen, läßt im Bereich Keramik und Kunststoff Möglichkeiten zu, die entwicklungsmäßig noch gar nicht absehbar sind. Das Werkstückprinzip hat die Realisation des „Total Bonding" deutlich nähergerückt.

Vorwort

Den beiden Entwicklern und Realisatoren des CEREC-Systems, Prof. Dr. Dr. Werner Mörmann und Dr. Marco Brandestini, die 1987 in Anerkennung ihrer wegweisenden Beiträge zur restaurierenden Zahnmedizin den Georg-Friedrich-Götz-Preis der Medizinischen Fakultät der Universität Zürich erhielten, möchte ich an dieser Stelle zu ihrem Werk persönlich sowie im Namen der Abteilung für Kariologie, Parodontologie und Präventivzahnmedizin des Zahnärztlichen Institutes der Universität Zürich, die zum Gelingen des abenteuerlichen Unternehmens einiges hat beitragen dürfen, herzlich gratulieren.

Der für die Produktion des CEREC-Systems und dessen Weiterentwicklung verantwortlich zeichnenden Industrie wünsche ich die Entschlußfreudigkeit und Kraft, damit endlich in Europa ein technologischer Vorsprung nicht nur gehalten, sondern zusätzlich noch ausgebaut werden kann.

Prof. Dr. med., Dr. med. dent. Felix Lutz

Danksagung

Leistungen einzelner sind zugleich Leistungen der sie umgebenden, helfenden Menschen und all derer, welche zum Gedeihen der Gemeinschaftseinrichtungen beitragen. Den einzelnen wie den Institutionen und beitragenden Firmen danken wir herzlich für die Unterstützung und Hilfe bei diesem Projekt.

Eng mit den Entwicklern und dem Projekt verbundenen Personen und Institutionen danken wir ganz besonders:

Unseren Familien und, speziell, Kathrin Brandestini und Dr. sc. nat. Jeanette E. Mörmann; sie haben die Entwicklung mitgetragen.

Den Lehrern Prof. Dr. H. R. Mühlemann am Zahnärztlichen Institut der Universität Zürich und Prof. Dr. M. Anliker am Institut für Biomedizinische Technik der Universität und der Eidgenössischen Technischen Hochschule Zürich für die Erziehung zum Denken und Forschen.

Dem Vorsteher der Abteilung für Kariologie, Parodontologie und Präventivzahnmedizin, Prof. Dr. med., Dr. med. dent. Felix Lutz, für die Schaffung des Forschungsfreiraums.

Dem Vorsteher der Abteilung für Kronen- und Brückenprothetik, Teilprothetik und Zahnärztliche Materialkunde, Prof. Dr. P. Schärer, M.S., für seine Unterstützung der Untersuchungen auf dem Gebiet der Keramikschleiftechnik.

Der Medizinischen Fakultät der Universität Zürich für die Anerkennung der Entwicklung durch die Verleihung des Georg-Friedrich-Götz-Preises 1987 an die Entwickler.

Dipl.-Ing. ETHZ A. Brandestini und seinen Mitarbeitern für die Bereitschaft, finanzielles Risiko bei der Entwicklung zu tragen.

Prof. Dr. Michael Heners, Direktor der Akademie für Zahnärztliche Fortbildung Karlsruhe, für seine Unterstützung der Methode durch die Bereitstellung von Fortbildungsmöglichkeiten.

Direktor E.-A. Behne für seinen unternehmerischen Weitblick und als Mentor der industriellen Realisierung stellvertretend für die leitenden Herren der Firma Siemens AG.

Den Damen und Herren des CEREC-Teams und den mit CEREC verbundenen Mitarbeitern der Siemens AG für ihr großes Engagement.

Den Software-Mitarbeitern der Firma Brains AG, Dr. sc. techn. Alain Ferru und Dipl.-Ing. ETHZ Sven Nüesch, für das virtuose „Small System Programming".

Den an der Abteilung KAR/PAR/PZM mit CEREC-Forschungsarbeiten befaßten Kollegen Dr. H. Jans, Dr. E. Zimmermann, H. Fett, Dr. A. Gougoulakis, F. R. Tolen, M. Besek, Dr. M. Hürzeler sowie Dr. Ivo Krejci und Beatrice Sener für ihre Unterstützung.

Allen die Infrastruktur tragenden und das produktive, positive Klima erzeugenden Kollegen und Mitarbeitern des Zahnärztlichen Institutes.

Einleitung

Ideen für brauchbare neue Methoden entstehen aus der Praxis heraus: In den 70er Jahren trat immer wieder die Versuchung auf, nahestehende, ästhetisch bewußte Personen, auf gemeinsam eingegangenes Risiko hin, mit „weißen" Seitenzahnfüllungen zu belohnen, anstatt sie mit den ästhetisch weniger befriedigenden Amalgam- oder gar Goldrestaurationen solide zu versorgen. – Das Verlangen nach der „natürlich" aussehenden oder „unsichtbaren" Füllung im Seitenzahngebiet, in Regionen, die im allgemeinen dem Einblick des Mitmenschen verborgen sind, war zu dieser Zeit noch keine Volksbewegung; das latente Bedürfnis war aber offenkundig.

Die plastischen Fülltechniken mit Komposits wurden in den Jahren 1974–1976 an der Abteilung für Kariologie, Parodontologie und Präventivzahnmedizin des Zahnärztlichen Institutes der Universität Zürich unter der Leitung von H. R. Mühlemann durch Felix Lutz systematisch und schulmäßig im klassischen Werk „Adhäsive Zahnheilkunde" zur „Adhäsiven Restauration" konzipiert. Seine aus dem damaligen Wissensstand erarbeiteten Arbeitsanweisungen und klaren Verfahrensprinzipien, u. a. die Adhäsions-Präparation, haben sich in den vergangenen 15 Jahren bewährt und eine eigentliche Zürcher Schule der „Adhäsiven Restauration" begründet.

Parallel und kompetitiv wurde, ausgehend von dem reichen Erfahrungsschatz an dieser Abteilung, die Entwicklung verschiedener Lösungsvorschläge auf dem Weg zur okklusionstragenden, nichtmetallischen, zahnfarbenen Seitenzahnfüllung vorangetrieben.

Das Seitenzahn-Kompositinlay wurde in seiner ersten Form als gepreßtes und heißgehärtetes Estic Microfill-Inlay im Labor und in vivo untersucht.

Besonders wichtig ist beim Inlay im Vergleich zur plastisch in der Kavität ausgehärteten Seitenzahnkompositfüllung die Vorwegnahme der Polymerisationsschrumpfung; eine hohe Perfektion der marginalen Adaptation und initial perfekt randdichte Restaurationen werden mit dem Inlay erreicht.

Bei diesen nachgewiesenen Vorteilen stellte sich die Frage nach der rationellen Fertigung solcher Inlays. Als besonders wünschenswert wird die immediate Herstellbarkeit angesehen, die es ermöglichen soll, die Inlays, vergleichbar mit der plastischen Fülltechnik, direkt anzufertigen und sofort einzusetzen. Die Inlaytechnik hat heute durch die Material- und Verfahrensentwicklung bei Anwendung klassischer Formtechniken einen hohen Entwicklungsstand erreicht.

Faszinierend blieb aber die Idee, für den Bereich der zahnfarbenen, nichtmetallischen Werkstoffe einen völlig neuartigen formgebenden Fertigungsweg zu suchen, der über die klassischen Abdruck-, Polymerisations-, Guß- und Brenntechniken hinausgeht, mit einer ganz wesentlichen Anforderung: Er muß für den Zahnarzt in der Praxis als direkte Methode gangbar sein. Die Entwickler ließen sich von dieser Idee anstecken, und der Anfang einer nicht enden wollenden Folge von Begeisterung, Enttäuschung und wieder Begeisterung auf dem Wege dieser Entwicklung war gemacht.

Mit den ersten Schritten der Methode in Richtung Fachwelt, nach konzentrierter Entwicklungsarbeit in der Klausur und bei aufkeimendem Interesse, tut klinische Erprobung not. Klinische Erprobung verlangt die Ausbildung von Kollegen in der Methode; Betriebsanleitung und klinisches Manual sind gefragt. Aus den Anleitungen für die ersten Feldtesterprober im Juni 1987 und dem Tutorial für die Ausbildung der ersten Gruppen von CEREC-Benutzern im Juni 1988 entstand das vorliegende Werk. Neben der eigentlichen Betriebsanleitung ist es auf das Kennenlernen und die Erklärung jedes einzelnen Schrittes bei der Durchführung der Methode gerichtet und natürlich auch besonders auf die klinische Verfahrensweise.

Im technischen Teil sollen die Idee und der Geist der Maschine, die Überlegungen und die Entwicklungsphilosophie beschrieben werden:

1. Das bewußte Eingehen auf Einschränkungen, wo sie möglich sind und in der Anwendung keine wesentlichen Nachteile bringen.
2. Das Vermeiden eines zu hohen Anforderungsprofils im Interesse der Machbarkeit und Realisierbarkeit mit Rücksicht auf den technischen und finanziellen Aufwand.
3. Die Sparsamkeit in der Anwendung technischer Lösungen durch Berücksichtigung der zahnmedizinischen Voraussetzungen und Einbinden der zahnarzttypischen Arbeitsweise in das System.

Der Stil des anwendungstechnischen Teils, nämlich das Know-how und die klinischen Erfahrungen in Abbildungslegenden zu verpacken, die durch den kontinuierlichen roten Faden der Verfahrensabläufe miteinander verbunden sind, soll das konzentrierte Paket von Informationen handlicher machen. Die Erfordernisse der Präparation, des optischen Abdrucks, die MOD-Konstruktion, die Fertigung, das adhäsive Einsetzen, Ausarbeiten und Polieren werden in dieser Weise erklärt.

Im Kapitel „Konstruktionsübungen" werden die verschiedenen Konstruktionen anhand von Modellkavitäten behandelt. Die erforderlichen manuellen Korrekturen und graphischen Eingaben, das nicht leicht zu fassende „Editieren" wird Schritt für Schritt erklärt. Das Onlay und das CEREC-Veneer werden in eigenen Kapiteln vollständig ausgeführt. Die bisher erarbeiteten Laborstudien und klinischen Erfahrungen werden dargelegt. Eine Charakterisierung des CEREC-Systems schließt die Ausführungen ab. Den Kapiteln Technischer Teil, Veneer und Marginale Adaptation schließen sich getrennte, aktuelle Bibliographien an, die einen ergänzenden informativen Charakter haben und nicht überall durch Einzelzitate mit dem Text verbunden sind.

Seit Ende 1986 wird das CEREC-System von der Firma Siemens AG, Geschäftsbereich Dental, für die eigene Produktion und den weltweiten Vertrieb vorbereitet; es befindet sich im Stadium der Markteinführung. Feldtests wurden durchgeführt. Labortests am Zahnärztlichen Institut der Universität Zürich zeigen, daß CEREC-Inlays, -Onlays und -Veneers in Kombination mit der adhäsiven Zementierungstechnik primär perfekt adaptierte Restaurationen ergeben, welche experimentellen thermischen und mechanischen Okklusionsbelastungen vollständig standhalten.

Die klinische Erfahrung am Zahnärztlichen Institut der Universität Zürich über drei Jahre zeigt bei routinierter Anwendung der Technik eine bis dato große Zuverlässigkeit der adhäsiv befestigten Restaurationen.

Die Erfahrung in über 50 Zahnarztpraxen bestätigt, daß die neue Technik direkt in die Praxis integriert werden kann. Eine ausgeprägte Lernphase ist aber bis zur vollständig routinemäßigen und streßfreien Beherrschung erforderlich. Zum Einstieg muß ein zweitägiger praktischer Schulungskurs absolviert werden.

Im Durchschnitt wird nach der Fertigung von ca. 50 Inlays eine gute klinische Beherrschung erreicht und nach insgesamt ca. 100 Inlays, Onlays und Veneers die Meisterschaft in der völlig routinemäßigen und unbelasteten Anwendung der klinischen und technischen Details erworben. Dann ist die Faszination dieser Technik allerdings groß. Die Autoren hoffen, daß das vorliegende Werk dazu beiträgt, diese Faszination weiterzutragen.

Inhaltsverzeichnis

Vorwort		5
Danksagung		7
Einleitung		9

Kapitel 1	**Technischer Teil**	**17**
	Grundgedanken	**17**
	Der „Optische Abdruck"	**18**
	Das Meßverfahren	18
	Die Kamera: Optik und Elektronik	26
	Die Bildspeicher- und Arithmetikeinheit	28
	Der zentrale Rechner, die Ein-/Ausgabe	32
	Überwachung der Aufnahme	33
	Konstruktion auf pseudoplastischem Hintergrund	**34**
	Rahmenlinien auf MOD-Basis	34
	Boden, Wände, Okklusionsfläche	36
	Approximale Morphologie	38
	Einschränkungen	38
	Die Schleifeinrichtung	**39**
	Die Schleiferkinematik	40
	Umrechnung der Schleifdaten	42
	Die Adaptive Steuerung	44
	Der Schleifvorgang	46
	Der Antrieb des Werkzeuges	46
	Rohling und Attachment	47

Ziele der Weiterentwicklung	**47**
Hauptachsenunabhängige Rekonstruktion	47
Zahnbibliothek	49
Modellieren des okklusalen Reliefs	51
Funktionelles Registrat	51
Andere rechnergestützte Methoden	**52**
Holodontographie nach Altschuler	54
System Duret	54
Konzept Rekow/Erdman	55

Kapitel 2 Anwendungstechnischer Teil
Tutorial Step by Step 59

Allgemeine Präparationsregeln	**59**
Vorbereitung: Optischer Abdruck	65
Optischer Abdruck	68
Konstruktion eines MOD-Inlays	**75**
Bodengrenzen	75
WALLS, Wand und Kanten	83
Approximalflächen	86
Äquator	87
Fertigstellung	95
Der Schleifprozeß	**98**
Eichung	98
Schleifdaten	100
Adhäsives Zementieren	**103**
Einprobe	103
Ausarbeiten	114
Polieren	117
Adhäsiver Verbund	119
Konstruktionsübungen	**120**
Editieren – Optimieren der Konstruktion	121
Modellkavitäten	132
Bukkale Extension	134
Inlays O, MO	141

Das Onlay — 144

Präparation — 144
Editieren des Höckers — 151
Konstruktion der Approximalflächen — 163
Adhäsivtechnik — 166

Das Veneer — 171

Präparation — 172
Optischer Abdruck — 173
Konstruktion des Veneers — 177
Einprobe — 184
Adhäsivtechnik — 187
Klinische Fälle — 193

Kapitel 3 Untersuchungen, Materialaspekte und Erfahrungen — 197

Marginale Adaptation — 197

- Inlays — 197
- Onlays — 200

Abrasionsmessungen — 202
Weiterentwicklung von Feldspatporzellan — 203

Klinische Erfahrungen — 205

- Inlays — 205
- Onlays — 208

Erprobung in der Praxis — 210
Charakterisierung der CEREC-Methode — 211

Zukünftige Entwicklungen
F. Lutz — 221

Sachregister — 223

1. Kapitel

Technischer Teil

Grundgedanken

Die CEREC®-Einheit[1] wurde von Anfang an so konzipiert, daß sämtliche zur Aufnahme, Konstruktion und Fabrikation notwendigen Elemente in einer mobilen Station untergebracht werden konnten. Dieses Prinzip erfordert zugleich die Autonomie des Gerätes, die sich auf den gewöhnlichen elektrischen Anschluß beschränkt. Die gesamte Elektronik ist auf zwei Platinen, dem Bildspeicher und dem Zentralrechner, untergebracht.

Durch seine Kompaktheit ist das Gerät primär zum Einsatz am Behandlungsstuhl und zur Benutzung durch den Zahnarzt bestimmt. Dementsprechend wurde die Benutzeroberfläche gestaltet. Komplizierte Eingabeeinheiten sowie anspruchsvolle, abstrakte Darstellungen, wie sie aus dem Konstruktionsbüro bekannt sind, wurden bewußt vermieden.

Dem CEREC-Konzept liegt das Prinzip zugrunde, daß der Zahnarzt in allen Phasen seine Intelligenz mit den Fähigkeiten der Maschine verbindet. So definiert er z. B. die Aufnahmelage manuell derart, daß spätere, aufwendige Koordinatenmanipulationen überflüssig werden. Die Präparation wird durch die Einstellung der Kamera entsprechend den Achsen der Maschine ausgerichtet (Abb. 1).

[1] CEREC® ist ein eingetragenes Warenzeichen der BRAINS AG, Zollikon CH.

Das individuelle Formschleifen eines dreidimensionalen Objektes ist eine anspruchsvolle Aufgabe. Dieses muß bei der vorliegenden Aufgabe schnell für immer wieder neue Füllungskörper durchgeführt werden können. Um das Verfahren übersichtlich zu gestalten,

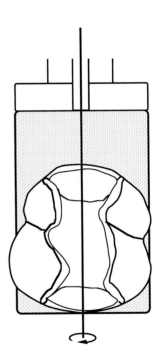

Abb. 1 Relative Lage zwischen Präparation und Rohling.

Der Zahnarzt legt bereits bei der Aufnahme die relative Lage zwischen Präparation und Rohling fest. Dadurch entfallen anschließende, aufwendige Koordinaten-Manipulationen. Die mesiodistale Achse der Präparation wird entlang der Rohlingachse ausgerichtet.

Technischer Teil

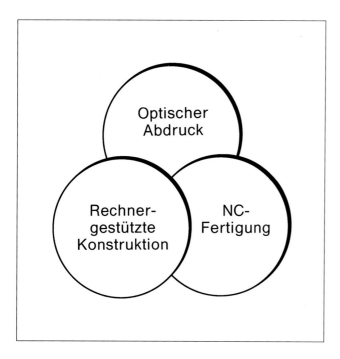

Abb. 2 Komponenten des CEREC-Systems.

sind die Erfinder von der Standard-MOD-Kavitätenform ausgegangen. Dies gestattet ein Segmentieren der Rekonstruktion in linke/rechte (bukkale/orale) sowie mesiale (unten) und distale (oben) Partien.

Die Aufgabe, das konstruierte Inlay aus Dentalkeramik zu fertigen, mußte durch das Eingehen geschickter Kompromisse gelöst werden. So erwies es sich, daß die erforderliche Materialabtragsmenge nur durch eine diamantierte Scheibe bewältigt werden kann, nicht aber mit zahnärztlichen Diamantinstrumenten für die Kavitätenpräparation. Die durch die Scheibe auftretende Einschränkung scheint auf den ersten Blick gravierend; es hat sich aber gezeigt, daß in der Praxis die Mehrheit der Einlagefüllungen ohne große Kompromisse gefertigt werden kann.

Zusammenfassend präsentiert sich das CEREC-System als Synthese von 3D-Vermessung, Computer-Aided-Design und NC-Bearbeitungstechnik.

Der „Optische Abdruck"
Das Meßverfahren

Um die vom Verfahren geforderte Auflösung von ca. 50 μ in X, Y und Z zu gewährleisten, bietet sich ein optisches Meßverfahren an. Die optische Erfassung der dritten Dimension ist allerdings ein heute noch nicht in allgemeiner Form gelöstes Problem. Die hier wesentliche Erkenntnis besteht darin, daß Inlaypräparationen eine Besonderheit beinhalten: Alle interessierenden Teile sind aus einem Blickwinkel ersichtlich.

Für beliebige dreidimensionale Objekte ist diese Bedingung nicht erfüllt. Für das CEREC-Verfahren gilt, daß durch eine einzige Aufnahme aus der Richtung der für den Füllungskörper geplanten Einschubachse alle Daten hinreichend registriert werden können.

Um die Vermessung verzerrungsfrei durchführen zu können, empfiehlt sich ein telezentrischer Strahlengang, d. h., die Präparation soll „aus dem Unendlichen" betrachtet werden, da sich sonst der Abbildungsmaßstab in Funktion des Abstandes verändert (Abb. 3).

Ein telezentrischer Aufbau bedingt aber, daß die Austrittsöffnung des optischen Systems größer ist als das zu vermessende Objekt. Auch diese Bedingung ist in unserem Sonderfall leicht zu erfüllen.

Bei genauer Betrachtung der Präparation als Meßobjekt zeigt sich folgende Tatsache: Der präparierte Zahn beinhaltet nicht genügend charakteristische Oberflächenmerkmale, um mit einer stereophotogrammetrischen Methode die gewünschte Genauigkeit des Profils zu erzielen. So werden z. B. beim Erstellen von Landkarten aus einer Sequenz von Flugaufnahmen zur Auswertung Geländemerkmale wie Wegkreuze, Bachläufe etc. benötigt. Fehlen diese auf einer ausgedehnten Wiese, so werden im Feld Kartontafeln als künstliche Referenzen gesteckt.

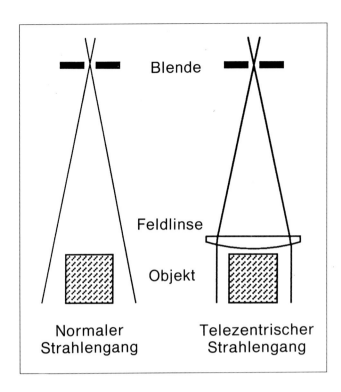

Abb. 3 Telezentrischer Strahlengang.

Der Abbildungsmaßstab verändert sich normalerweise in Funktion des Abstandes vom Objekt zur Kamera. Durch Einführen einer Feldlinse wird das System telezentrisch, d. h. der Blick erfolgt durch einen parallelen Strahlengang, scheinbar aus dem Unendlichen.

Da stereophotogrammetrische Methoden zudem sehr aufwendig sind und eine sehr große Anzahl von Bildpunkten erfordern, wird im vorliegenden Fall ein anderes Meßprinzip verwendet, nämlich die „Aktive Triangulation".

Bei diesem Verfahren wird nicht mit zwei Sensoren (stereomäßig) beobachtet, sondern das eine „Auge" wird gewissermaßen zum Projektor, also „aktiv". Triangulation bedeutet, daß das Objekt unter verschiedenen Winkeln – mit Parallaxe – beobachtet wird, und daß durch Kenntnis des Parallaxwinkels die sich ergebenden Verschiebungen in Tiefenwerte umgerechnet werden können.

In der einfachsten Form eines solchen Verfahrens wird ein einzelner Leuchtpunkt auf den interessierenden Gegenstand projiziert. Wie die Abbildung 4 zeigt, erscheint der vom Empfänger beobachtete Punkt proportional zur Tiefe verschoben. Wenn nun ein solcher Lichtpunkt zeilenweise über das gesamte Objekt gesteuert und in seine Verschiebung detektiert wird, läßt sich dieses Objekt dreidimensional vermessen. Die Meßgenauigkeit solcher Scanner ist sehr hoch – nachteilig ist die lange Meßzeit des zeilenweisen Messens.

Wird statt des für einen solchen Scanner benötigten Zeilensensors ein Flächensensor eingesetzt, so kann anstelle eines Punktes ein ganzer Lichtstreifen verarbeitet werden. Dieser erscheint dann auf dem Sensor als Profil. Dieses Profil wollen wir etwas näher betrachten (Abb. 5).

Versuchen wir uns vorzustellen, wir säßen in der Position des Projektors, dann würden wir den projizierten Lichtstreifen als Gerade sehen. Schneiden wir nun in Gedanken unsere Präparation entlang dem projizierten Streifen durch, so sehen wir die entstehende senkrechte Wand nicht. Begeben wir uns jedoch in die Position des Empfängers, also wenige Winkelgrade zur Seite, so sehen wir die Steilwand, insbesondere die Schnittkante. Diese erscheint jetzt in der X-Achse entsprechend dem Parallaxwinkel gestaucht.

Technischer Teil

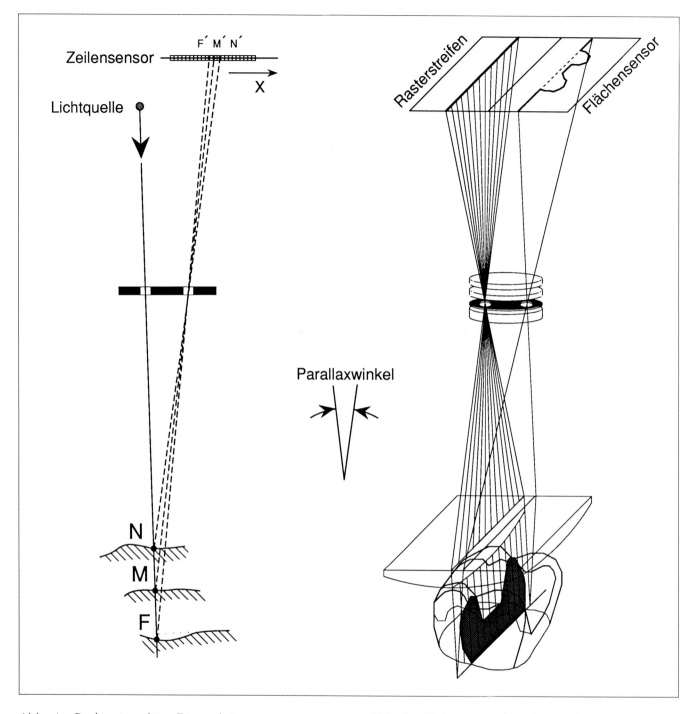

Abb. 4 Punktweise aktive Triangulation.

Wird ein Lichtstrahl auf das Objekt gerichtet, so entstehen, je nach Abstand, die Punkte „Nah", „Mittel" und „Fern". Bei der Beobachtung unter Parallaxe werden diese Punkte an verschiedenen Stellen abgebildet. Ist die Lage der Bildpunkte N', M' sowie F' auf dem Detektor exakt meßbar, so läßt sich der Abstand der entsprechenden Originalpunkte bei bekannter Geometrie errechnen.

Abb. 5 Zeilenweise aktive Triangulation.

Durch die linke Blende im Objektiv wird nun ein ganzer Rasterstreifen auf die Präparation projiziert. Bei der Beobachtung durch die rechte Blende scheint sich dabei jeder einzelne Punkt mit zunehmendem Abstand auf der Bildebene nach links zu bewegen. Sinngemäß erscheint die Abbildung des Rasterstreifens als das um den Sinus des Parallaxwinkels gestauchte Profil in der Bildebene. Im Unterschied zur Abbildung 4 ist hier die Feldlinse ebenfalls berücksichtigt.

Wir können umgekehrt das gestauchte Profil – durch entsprechende Skalierung – in die echte Tiefeninformation zurückrechnen. Der durch die Abbildung und Parallaxe definierte Maßstab kann durch eine einmalige Eichung ermittelt werden. Gelingt es, das gestauchte Profil genau genug zu erfassen, so sind wir in der Lage, eine gesamte Zeile auf einen Schlag räumlich zu vermessen.

Um die Dauer des Meßvorganges in den Bereich von Zehntelsekunden zu bringen, ist die nächste Erweiterung des Verfahrens erforderlich, nämlich ein ganzes Bild gleichzeitig zu vermessen. Erst dadurch wird eine praxisgerechte Handhabung der Kamera möglich.

Bei dieser Erweiterung wird, statt eines einzelnen Streifens, ein ganzes Raster aufprojiziert. Aus der schematischen Darstellung (Abb. 6) wird deutlich, wie der schiefe Einfall der Rasterstreifen zu einer tiefenabhängigen Verschiebung führt. (Dieses Bild zeigt außerdem, daß es sich beim vorliegenden Verfahren nicht um eine sogenannte Moiré-Methode handelt.) Das verwendete Raster weist infolge des Abbildungsmaßstabes der Kamera (1:2,5) auf dem Zahn eine Periode von 0,5 mm auf, d.h. je 250 μ sind hell oder dunkel. Eine mit einem stillstehenden Raster beleuchtete Präparation verdeutlicht die durch die Kavitätengestalt entstehende Modulation des Streifenmusters (Abb. 8). Dabei treten zwei Fragen auf:

– Wird statt eines einzigen dünnen Streifens ein Raster verwendet, so hat dieses zwangsläufig eine bestimmte Breite. Es fragt sich also, welche Stelle des Rasters wird bei der Beurteilung der tiefenspezifischen Verschiebung betrachtet?
– Wie können benachbarte Rasterlinien unterschieden werden, falls sich infolge der Tiefe eine Verschiebung ergibt, die größer ist als die Rasterperiode?

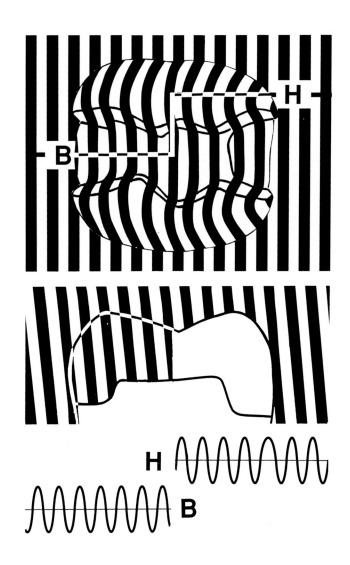

Abb. 6 Die Modulation des Streifenmusters.

Die Rasterstreifen werden von links oben auf die Präparation projiziert. Die Betrachtung erfolgt senkrecht von oben. Um die Modulation zu verdeutlichen, ist der Zahn auf eine virtuelle Ebene freigestellt. Zwei Bereiche sind hervorgehoben: ein Schnitt durch den Kavitätenboden „B" und ein Schnitt durch eine Höckerpartie „H". Es wird deutlich, wie das zur Beobachtungsrichtung schief einfallende Licht das Streifenmuster verzerrt. Die Modulation ist in jedem einzelnen Bereich gering, am Übergang jedoch gut erkennbar.
Das Helligkeitsdiagramm am Fuße der Abbildung veranschaulicht die auf dem Boden und auf dem Höcker vom Bildsensor detektierte Helligkeit.

Technischer Teil

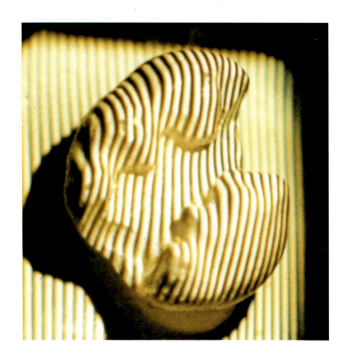

Abb. 7 Präparation mit Rasterstreifenprojektion.

Eine MOD-Präparation mit Rasterstreifenprojektion bei übertriebener Parallaxe. Diese Situation verdeutlicht den Effekt der tiefenspezifischen Modulation. Gleichzeitig wird anhand der starken Schattenbildung deutlich, daß vor allem für Inlaypräparationen mit einem minimalen Parallaxwinkel vermessen werden muß.

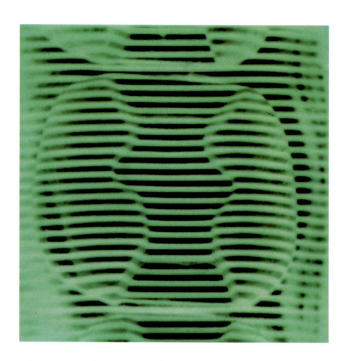

Abb. 8 Aufnahme mit Rasterstreifen.

Dieses Bild stellt eine Momentaufnahme aus der Aufnahmefolge dar. Es zeigt die registrierte Helligkeitsmodulation im Verhältnis zu der punktuellen Auflösung des Bildspeichers. Man sieht zudem, daß die Modulation im betrachteten Bereich nur sehr gering ist.

Diese Betrachtungen sind vorläufig nur qualitativ. Wie kann aber das System die in der Lage der Streifen verschlüsselte Information in eichbare Tiefenwerte umwandeln?

Was auf dem Bild (Sensor) als Helligkeit erscheint, ergibt beim zeilenweisen Auslesen senkrecht zum Rasterstreifenverlauf Spannungswerte, die proportional zur Helligkeit höher und niedriger sind. Da das Gitter bewußt nicht maximal scharf auf dem Sensor abgebildet wird und sich zudem, wie wir gleich sehen werden, während der Aufnahme stetig verschiebt, erscheint es auf dem Sensor nicht als Rechtecksignal, sondern als sinusförmige Wellenlinie. Dieses Muster verschiebt sich nach wie vor proportional zur Tiefe, mathematisch ausgedrückt verschiebt sich die „Phase" der beobachteten Sinuskurve.

Wenn demzufolge die Phase für eine bestimmte Referenzhöhe bekannt ist, läßt sich durch Messen der verschobenen Phase die Tiefe errechnen. Bei näherer Untersuchung des „Sinus"-Musters stellt sich heraus, daß dieses nicht besonders gesetzmäßig aussieht, sondern sowohl in der Amplitude als auch im Abstand zur Grundlinie („Offset") starken, lokalen Modulationen unterworfen ist. Letztere werden durch die unkontrollierbaren Streulicht- und Dunkelstromanteile, die Amplitudenmodulation durch die unterschiedliche Lichtstreuung der verschiedenen Partien der Präparation verursacht. Als weitere Schwierigkeit sei die Tatsache erwähnt, daß die einzelnen Sensorzellen nicht immer genau gleich empfindlich sind, vielmehr sogar „blinde" Elemente vorkommen.

Abbildung 9 zeigt, wie durch das Registrieren einer Sequenz von vier Bildern die angesprochenen Probleme gemeistert werden. Da im Sensorsignal drei Unbekannte enthalten sind – „Phase", „Amplitude" und „Offset" –, sind mindestens drei Aufnahmen bei unverrücktem Objekt notwendig, um jede einzelne Komponente zu berechnen. Es hat sich gezeigt, daß im vorliegenden Fall ein Prozeß mit vier Aufnahmen eine schnellere Auswertung erlaubt.

Das Raster bewegt sich während eines Zeitraums von 4 mal 40 Millisekunden von der 0°-Ausgangslage um insgesamt 360°, d. h. eine volle Strichperiode. Der Einfachheit halber ist in Abbildung 9 nur je eine mittlere Stellung gezeichnet. Entsprechend der Gitterlage entsteht am Sensor eine charakteristische Treppenlinie, welcher pro Periode nur eine endliche Anzahl Punkte auflöst (Verhältnis der Rasters zur Sensorauflösung: 200 µ / 22 µ $\approx$ 9 Punkte).

Es wird deutlich, daß die in jeder einzelnen Aufnahme registrierte Hintergrundshelligkeit konstant bleibt. Durch eine differentielle Messung, d. h. durch Subtraktion der Signale von 0°–180°, fällt dieser Störanteil weg. Diese Subtraktion wird im Bildspeicher unmittelbar während der Aufnahme gebildet. Durch die entsprechende Operation stehen am Ende der Sequenz die Werte 90°–270° im Bildspeicher.

Man kann erkennen, daß die Modulation der Amplitude nach der Subtraktion immer noch die gleiche ist, allerdings um den Faktor zwei verstärkt. Die beiden Differenzsignale weisen untereinander wiederum die charakteristische 90°-Phasendifferenz auf.

Zu jedem Bildpunkt gehören also zwei Werte; der eine ist als ausgezogene, der andere ist als gestrichelte Treppenlinie dargestellt.

Aus diesen zwei Variablen ist einerseits die gesuchte Phasenverschiebung als Tiefenwert „z" für jeden Bildpunkt zu ermitteln. Die Gesamtheit dieser Werte bildet das Profilbild. Andererseits wird für jeden Bildpunkt der Kontrastwert ermittelt. Die Summe der Kontrastwerte bildet das pseudoplastische Videobild.

Das Vektordiagramm veranschaulicht diese Transformation. Die beiden komplementären (mit 90° Phasendifferenz) Signale lassen sich für jeden Bildpunkt in der Ebene wie folgt darstellen: Das 0°–180°-Signal wird auf der X-Achse, das 90°–270°-Signal auf der Y-Achse abgetragen.

Der Kontrastbetrag ergibt sich als:

$R = \sqrt{X^2 + Y^2}$.

Die Phase entspricht: $\ominus = \arctan\left(\dfrac{y}{x}\right)$

(für letztere muß noch das Vorzeichen der Y-Komponente berücksichtigt werden, da die Arctan-Funktion nur über 180° definiert ist). Diese Wandlung von der kartesischen X/Y- zur polaren R/$\ominus$-Darstellung wird direkt im Bildspeicher vorgenommen.

Ist infolge von Fehlern in der Sensorherstellung eine Bildzelle blind, so sind an dieser Stelle beide Differenzen gleich Null. Dies führt zu einem Betrag gleich Null. In diesem Fall wird bei der Filterung der entsprechende Punkt durch einen gewichteten Mittelwert aus seinen acht Nachbarn ersetzt.

Der Suchmodus stellt einen Sonderfall für die Rasterauslenkung dar. In diesem Zustand soll ein möglichst klares Bild zur Verfügung stehen, d. h. die zur Vermessung im Strahlengang vorhandenen Rasterstreifen müssen geschickt ausgeblendet werden, um nicht zu stören. Dies geschieht auf folgende Weise:

Jede Photozelle im Bildsensor wandelt den während 40 ms integrierten Lichtstrom. Wird das Raster derart bewegt, daß jeder Punkt der Präparation während dieser Zeitspanne mit den gleichen Anteilen hell und dunkel be-

Technischer Teil

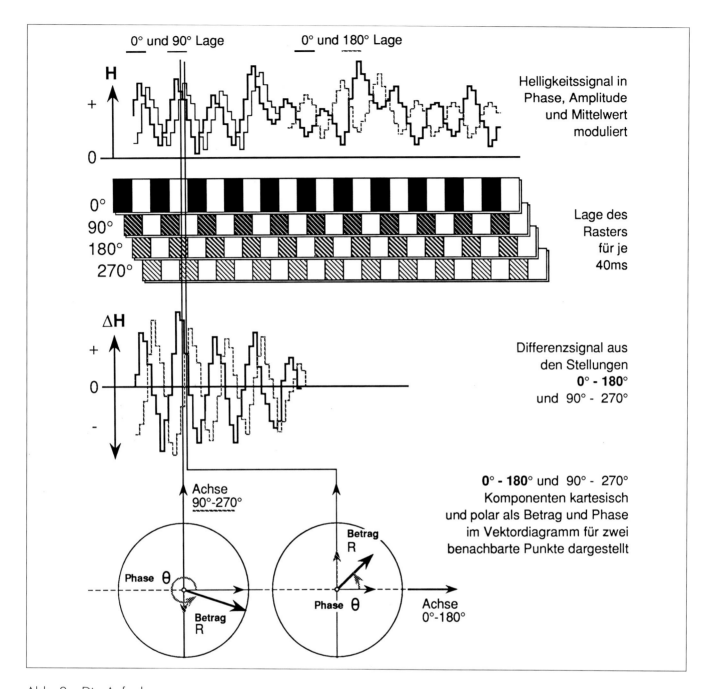

Abb. 9 Die Aufnahmesequenz.

Während der Aufnahmesequenz durchläuft das Gitter eine Periode (= 360°). Zur Veranschaulichung sind hier die mittleren Stellungen der 0°- und der 180°-Lage stationär dargestellt. In Wirklichkeit verschiebt sich das Gitter stetig. Rechts ist das der 0°- und der 180°-Lage entsprechende Signal aufgetragen. In jeder Lage entsteht ein quasi sinusförmiges Signal pro Sensorzeile; dieses ist in Phase, Amplitude und Mittelwert moduliert. Durch Subtraktion von supplementären Lagen 0°–180° entsteht ein symmetrisches Signal, d. h., der in beiden Lagen gleichbleibende Mittelwert wird eliminiert. Wird zudem die Differenz 90°–270° gebildet, entsteht ein komplementäres Paar, welches es gestattet, Phase und Kontrast (Betrag) zu bestimmen. Diese Transformation ist im Vektordiagramm angedeutet. Der abgebildete Verlauf der Signale entspricht der Situation, die auftritt, wenn eine Ebene vermessen wird. Die Phase nimmt entsprechend von links nach rechts stetig und linear zu. Wird anstelle einer Ebene ein beliebiges Profil vermessen, so wird die Phase vom dargestellten Gang abweichen. Diese Abweichung ist für jeden Meßpunkt zur Tiefe proportional.

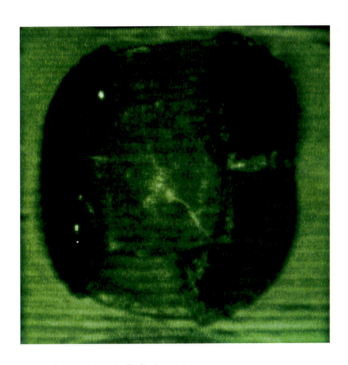 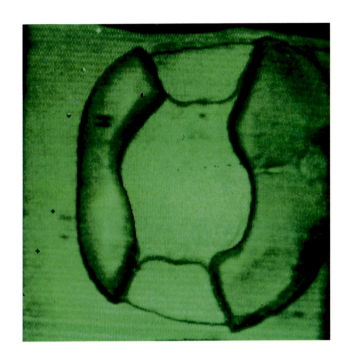

Abb. 10   Der Einfluß der Mattierung.

Das linke Bild dokumentiert die Aufnahmequalität, wie sie von einer unbehandelten Präparation erzielbar ist. Der transluzente Schmelz erscheint annähernd schwarz, auch der stellenweise Glanz ist erkennbar. Durch Aufsprühen eines Mattierungspuders entsteht eine das Licht gleichmäßig streuende, matte Oberfläche, welche die exakte Vermessung ermöglicht.

leuchtet wird, so entsteht überall eine 50%-Helligkeit. Die Bewegung muß zu diesem Zweck synchron zu der 40-ms-Bildrate erfolgen, und das Raster muß dabei effektiv um einen Streifenabstand hin und her bewegt werden.

Die Detektion des Musters auf der Präparation kann nicht ohne zusätzliches Hilfsmittel geschehen. Die unterschiedlichen Neigungen der Zahnoberfläche sowie die Beschaffenheit der verschiedenen Oberflächen selbst führen zu übermäßigen Unterschieden in der lokal reflektierten und vom Bildsensor detektierten Helligkeit.

Einerseits erscheinen steile Wände praktisch schwarz, andererseits können Höckerspitzen oder Bodenpartien „glänzen", d. h. extrem hohe Spitzenhelligkeiten und eine Übersteuerung (Blendeffekte) des Sensors hervorrufen (Abb. 10, links).

Als weitere Schwierigkeit muß der Tatsache Rechnung getragen werden, daß der Schmelz zumindest teilweise transluzent ist, wodurch die Oberfläche nicht eindeutig erkannt werden kann: das Muster „versinkt" in der Präparation.

Beide Unannehmlichkeiten lassen sich durch Mattieren der Präparation verhindern. Das Aufsprühen einer feinen Schicht Titandioxid sorgt für eine gleichmäßige Streuung des Lichtes (Abb. 10, rechts). Die noch verbleibende Abhängigkeit der Helligkeit von der jeweiligen Neigung gibt dem Bild seinen plastischen Charakter.

Technischer Teil

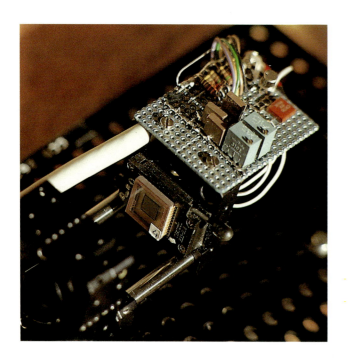

Abb. 11 Historischer Bankaufbau.

Mit Aufnahmen aus dieser Anordnung wurden 1983 die ersten CEREC-Inlays gefertigt. Zu erkennen sind der CCD-Flächensensor, die Anpaßelektronik sowie ein Teil des Objektivs. Als Lichtquelle diente eine Halogenlampe, die rotgefiltert wurde. Die Strichplatte wurde manuell verschoben.

Abb. 12 Das Innenleben der Kamera.

Neben den maßstäblich dargestellten einzelnen Komponenten ist der Strahlengang für die Beleuchtung sowie die Abbildung ersichtlich. Im kritischen Bereich des Kopfprismas verläuft er an keiner Stelle senkrecht zur Oberfläche.

Die Kamera: Optik und Elektronik

Die ersten CEREC-Inlays wurden 1983 gelegt. Zu diesem Zeitpunkt erfolgte die dreidimensionale Vermessung noch indirekt. Ein Positivmodell aus Gips wurde auf der optischen Bank befestigt (Abb. 11), auf welcher die gesamte Abbild- und Beleuchtungsoptik wie auch der CCD-(Charge Coupled Device-)Flächensensor untergebracht war. Vier Aufnahmen wurden abgespeichert, zwischen denen die Strichplatte durch eine Mikrometerschraube um jeweils 50 μ verschoben wurde. Die erforderlichen mathematischen Operationen erfolgten anschließend „off line". Probleme mit Stillhalten und Zittern waren nicht bekannt.

Die heutige Kamera beinhaltet nach wie vor die gleichen Elemente. Diese mußten den engen Platzverhältnissen und der geforderten schnellen Datenerfassung angepaßt werden. Die nebenstehende Darstellung (Abb. 12) illustriert den Aufbau der Kamera. Diese bildet ein in sich geschlossenes System, welches nur durch eine elektrische Verbindung ans Gerät angeschlossen wird.

Die Strichplatte, welche das Streifenraster trägt, ist durch den piezoelektrischen Biegeschwinger verschiebbar. Sie befindet sich in derselben Ebene wie der Sensor, allerdings beinhaltet jener Schenkel ein Umlenkprisma, das eine Vergrößerung des Abstandes von Sender und Empfänger bewirkt.

Das Linsensystem besteht aus einem modifizierten Triplett, in welchem die Zweilochblende liegt. Die Zweilochblende legt den Parallaxwinkel fest. Sowohl raster- als auch sensorseitig sind Korrekturlinsen zur Feldebnung angebracht. Die zur Telezentrizität erforderliche Linse ist auf das Kopfprisma aufgekittet. Diese Linse besteht aus einem hochbrechenden Glas, welches einen kleinstmöglichen Krümmungsradius ermöglicht. Die Austrittsoberfläche ist mit einer kratzfesten Vergütung beschichtet.

Um die äußeren Abmessungen klein zu halten, wurde der Kopfteil als dünnwandiges Abkantprofil ausgelegt. Durch eine Abdichtung

Der „Optische Abdruck"

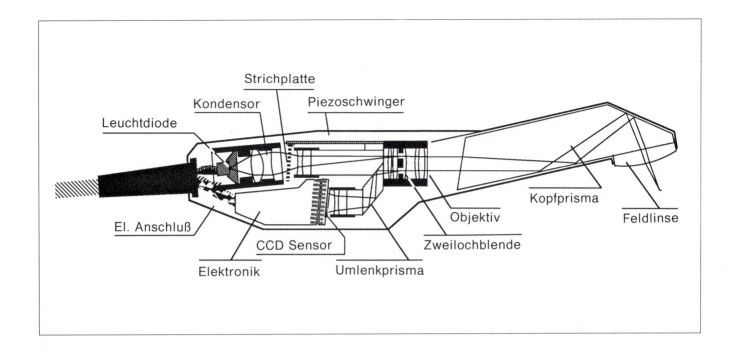

im Bereich der Feldlinse wird er außerdem desinfizierbar. Mit dem im Kopfprisma gewählten Strahlengang wird erreicht, daß die Kamera sich auch in engen Mundhöhlen noch gut handhaben läßt.

Obwohl das optische System auf den ersten Blick einer einfachen Fixfokuskamera zu gleichen scheint, erschweren vor allem zwei Bedingungen dessen Realisation:

— Das Rastermuster muß möglichst verzeichnungsfrei zuerst auf die Präparation und dann zurück auf den ebenen Sensor abgebildet werden. Die Forderung nach Verzeichnungsfreiheit nimmt im vorliegenden Phasenmeßverfahren eine besonders wichtige Stellung ein.
— Da die Beleuchtung auch durch die gleiche Optik erfolgt, ist jegliche Streulichtbildung zu unterdrücken. Probleme treten insbesondere an allen Glas/Luft-Übergängen auf, die auch bei bester Entspiegelung immer noch zu viel Licht reflektieren, also nur durch Verkippen neutralisiert werden können. Als

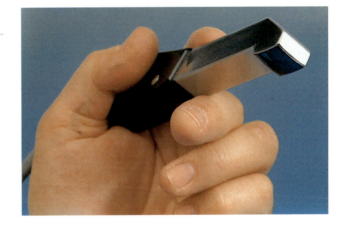

Abb. 13   Die Formgebung der Kamera.

Die äußere Gestalt der Kamera ist im Vorderteil der Situation in der Mundhöhle angepaßt. Der „Schnabel" ist zweckmäßig lang ausgebildet und weist keine Fugen auf. Die Spitze gestattet den Zugang zum hintersten Molaren auch bei reduzierten Platzverhältnissen. Der hintere Teil, als Griff ausgebildet, ermöglicht durch seine kantige Form eine gute Handhabung. Da keine Lichtleiter, sondern lediglich ein flexibles Kabel die Kamera mit dem Gerät verbindet, wird auch diesbezüglich die Bewegungsfreiheit nicht eingeschränkt. Es empfiehlt sich, bei der Aufnahme die Kamera wie ein Winkelstück vorne, unter gleichzeitiger Abstützung auf der Zahnreihe, zu halten.

Technischer Teil

äußerlich erkennbares Merkmal dieser Maßnahme sei die Tatsache erwähnt, daß die Beobachtungsrichtung ca. 10° gegenüber der Senkrechten zur Austrittsöffnung geneigt ist.

Der Kondensor bildet die Lichtquelle genau in die obere Blende ab. Als Quelle dient eine Leuchtdiode, die im nahen Infrarot (840 nm) emittiert. Dieses Element vermag die notwendige Intensität zu liefern und ist dank seiner geringen Abmessungen näherungsweise eine Punktquelle; allerdings verursacht die „lange" Wellenlänge eine nicht optimale Auflösung des Flächensensors.

Der Sensor selbst besteht aus einer Matrix von 256 × 256 Photodioden, die über Register im Zeilensprungverfahren ausgelesen werden. Das Bildformat wurde an die europäische Fernsehnorm angelehnt, wobei pro Halbbild 128 Zeilen registriert werden. Die Ansteuerung des Sensors erfolgt synchron zum Takt der Bildspeicherkarte.

Der Abbildungsmaßstab beträgt 1 : 2,5. Der Abstand der Bildpunkte auf dem Sensor beträgt in x und y 22 µm, was auf der Präparation 55 µm entspricht. Das Bildfenster ergibt sich somit als ca. 14 × 14 mm.

Die Bildspeicher- und Arithmetikeinheit

Um das derzeitige Bildformat von 256 × 256 Punkten zu verarbeiten, steht eine spezielle Speicher-/Arithmetikeinheit zur Verfügung. Zwei Bildebenen von je 65 kbyte (8 bit + 1 bit overlay) sind mit dynamischen RAM-Bausteinen bestückt. Die Bildeinheit kann in verschiedenen Zuständen betrieben werden, je nachdem, ob sich das Gerät im Such-, Aufnahme oder Verarbeitungsmodus befindet.

Obwohl im klinischen Kapitel ausführlich beschrieben, drängt sich an dieser Stelle eine Kurzbeschreibung des Aufnahmevorgangs auf, so wie ihn der Benutzer sieht. Diese ist Anlaß zu den anschließenden technischen Hard- und Software-Lösungen. Zur Illustration dient das Fluß-Diagramm (Abb. 14).

Um sicherzustellen, daß die dreidimensionale Aufnahme aus dem optimalen Blickwinkel scharf und richtig im Licht erfolgt, ist ihr eine Suchphase vorangestellt. Während dieser Phase erscheint auf dem Monitor ein bewegtes Videobild. Läßt der Benutzer das Fußpedal los, erfolgt unmittelbar die Aufnahme, welche als Standbild (Abb. 15) zur Beurteilung erscheint. Wird die Aufnahme nicht akzeptiert, so kann der Vorgang wiederholt werden.

Gleichzeitig mit dem pseudoplastischen Standbild müssen sich aber auch die echt räumlichen Daten (Abb. 16) im Speicher befinden, so daß mit der Konstruktion begonnen werden kann. Mit diesen Forderungen wollen wir nun die Bildspeichereinheit näher untersuchen.

Der Bildspeicher wurde so ausgelegt, daß die Aufnahme, d. h. die dreidimensionale Vermessung, subjektiv als unmittelbar erscheint — in Wirklichkeit werden ca. 160 ms benötigt. Wesentlich ist, wie oben erwähnt, daß ein Standbild zur Verfügung steht, das sowohl frei von Artefakten ist als auch für das Auge weitgehend dem bewegten Video-Suchbild entspricht.

Der Bildspeicher ist mit der Kamera über einen schnellen Analog/Digital-Wandler verbunden. Die Speicherdaten werden laufend über einen Digital/Analog-Baustein zum Monitor geleitet, so daß stets ein Bild erscheint. Auf dem Weg zum D/A-Wandler durchlaufen die Daten eine Tabelle („Look-Up-Table"), die eine programmierbare Graustufen-Darstellung ermöglicht. Mittels dieser Tabelle ist es u. a. möglich, die eingezeichneten Linien

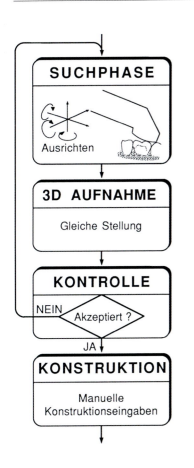
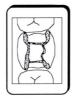
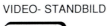
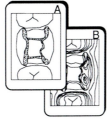

Abb. 14 Flußdiagramm des optischen Abdruckverfahrens.

In der Suchphase stellt sich auf dem Monitor das bewegte Videobild dar, mit dessen Hilfe der Zahnarzt die optimale Einstellung sucht. Ist diese gefunden, so wird die Kamera stillgehalten und der „Optische Abdruck" ausgelöst. Dieser wird durch das kontrastverstärkte Videostandbild repräsentiert (A), dem das kongruente Profilbild (B) hinterlegt ist. Wenn der „Optische Abdruck" akzeptabel ist, erfolgt die Eingabe der Konstruktionselemente.

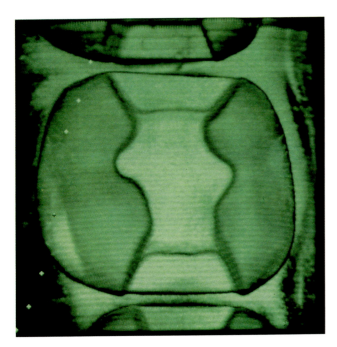

Abb. 15 Pseudoplastisches, kontrastverstärktes Videobild.

Dieses Bild erscheint bewegt „live" in der Suchphase und als Standbild zur Beurteilung des „Optischen Abdrucks" und bildet so die Zeichenunterlage für die Konstruktion.

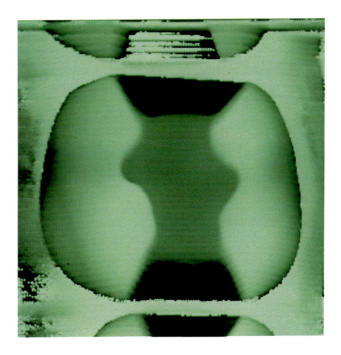

Abb. 16 Kongruentes Profilbild.

Die Gesamtheit der Tiefendaten bildet das Profilbild. Das Profilbild ist dem Video-Standbild (Abb. 15) kongruent hinterlegt. Die Information des Optischen Abdrucks ist in diesem Bildpaar enthalten.

Technischer Teil

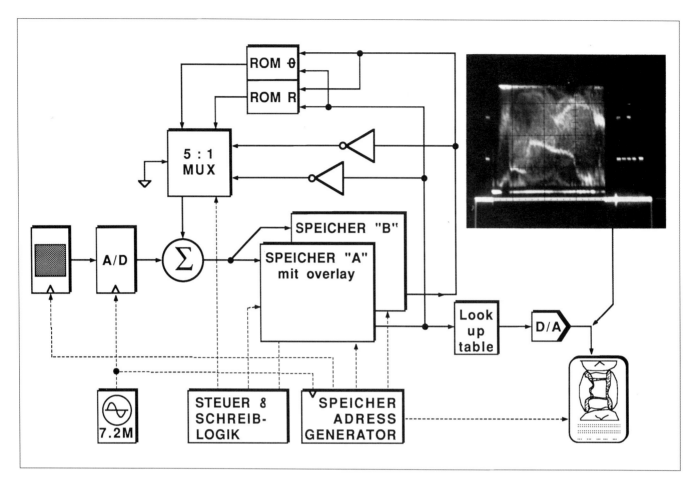

Abb. 17 Bildspeicher.

Der Bildspeicher besteht aus zwei Bildebenen, in denen die kongruenten Bilder abgelegt werden. Durch den Eingangsmultiplexer (MUX) und die Rückführschleife sind verschiedene Betriebszustände wählbar. Das Oszillogramm zeigt das Videosignal, wie es dem Monitor zugeführt wird. Die Präparation und die Signale zur Darstellung der Buchstaben sind sichtbar.

auf dunklem Hintergrund weiß und auf hellem Hintergrund schwarz darzustellen.

Neben dem Video-Ein- und -Ausgang steht der Bildspeicher mit dem Adreß- und Datenbus des zentralen Rechners in Verbindung (siehe nächsten Abschnitt). Die Bildspeicher- und die Rechnerplatine sind anlehnend an das Multibus®-Format aufgebaut und kommunizieren über einen 16 resp. 22 bit breiten Daten- und Adreßbus.

Zur Illustration der Funktionsweise des Bildspeichers dient die Abbildung 17. Wir erkennen die bereits bekannten Elemente. Analy-

sieren wir zuerst die Suchphase „Search Mode", während der ein Videobild „live", d. h. direkt, zur Anzeige gelangt:

In diesem Zustand werden eingangsseitig die von der Kamera anstehenden Helligkeitswerte über den A/D-Wandler digitalisiert und direkt, ohne daß im Addierbaustein etwas hinzugefügt wird, zeilenweise in den Speicher geschrieben. Da im Zeilensprungverfahren gearbeitet wird, erscheinen vom Bildsensor in jedem Halbbild nur jeweils die geraden oder ungeraden Zeilen. Die „fehlenden", zum anderen Halbbild gehörenden Zeilen werden aus dem Speicher gelesen, so daß kein Flimmern auftritt. Um neben dem Bild auch einige Zeilen Text sowie die „Softkey"-Funktionstasten-Beschriftungen darstellen zu können, wurde die Bildröhre um 90° gedreht („Portrait-Format"), die Zeilen laufen dementsprechend von oben nach unten.

Die zur Adressierung des Speichers benötigten Steuersignale sind die Horizontal- und Vertikaladressen, die über die Multiplexeinheit zugeführt werden. Aus den Zählerbausteinen für diese Adressen werden auch die Signale zur Synchronisation des Bildschirms, zur Darstellung der Zeichen und zur Austastung abgeleitet.

In der oben beschriebenen Funktion entspricht der Bildspeicher einem gewöhnlichen „Frame Grabber", der durch Anhalten der Schreibbefehle die gespeicherten Daten „einfrieren" kann.

In einer weiteren Funktion entspricht der Bildspeicher einer Grafikkarte, so wie sie heute nahezu in allen Computern zur Datenausgabe verwendet wird. Dazu muß die Möglichkeit bestehen, die vom zentralen Rechner ermittelten Werte (Punkte, Linien, Symbole) vom Daten- respektive Adreßbus zu übernehmen und in der Bildebene darzustellen.

Im vorliegenden Fall ist es außerdem notwendig, daß die im Speicher befindlichen Werte auch vom Rechner gelesen werden können. Diese Funktion ist bei einer normalen Grafikkarte nicht erforderlich.

Für die Kommunikation mit dem zentralen Rechner stehen der Adreßmultiplexer und die Datenbuffer zur Verfügung.

Damit die im Abschnitt „Meßverfahren" erwähnte Verarbeitung einer Sequenz von vier Bildern mit nachfolgender Transformation in kürzester Zeit ablaufen kann, wird die Einheit aber um einiges anspruchsvoller:

Die Forderung nach rascher Verarbeitung bedeutet, daß die notwendigen Operationen direkt im Bildspeicher ablaufen müssen; der Umweg über den Zentralrechner kostet zuviel Zeit. Außerdem sind die erforderlichen Phasen- und Betrags-Kalkulationen komplex und durch einen Mikroprozessor nicht effizient berechenbar. Die Bezeichnung Bildspeicher/-rechner deutet darauf hin, daß auf der Bildkarte ein Arithmetikblock direkt im Datenpfad eingebaut ist.

Zwei Maßnahmen wurden ergriffen:

1. Eine schnelle „read-modify-write"-Schleife führt den Ausgang des Speichers zum Eingangsaddierer, womit gleichzeitig mit dem Lesen ein Summen- oder Differenzwert in die jeweils angesprochene Speicherzelle zurückgeschrieben werden kann. Auf diese Weise werden die Differenzsignale augenblicklich berechnet und abgespeichert.

2. Die Schleife ist zusätzlich mit einer Einheit ausgestattet, die ein kartesisches Wertepaar (X/Y) in Phase und Betrag umrechnet. Diese Einheit wird zusammen mit dem RAM-Kontrollbaustein so eingesetzt, daß pro Zugriff immer zwei sich entsprechende Bildpunkte aus den Ebenen A und B gelesen und gleichzeitig die transformierten Werte in die beiden Ebenen abgelegt werden. Stehen also vor der Transformation die bekannten Differenzen 0° – 180° und 90° – 270° in den beiden Speicherebenen, so befinden sich dort anschließend die Phase und der Kontrastbetrag. Letzterer bildet die Punkte des Videobildes und erscheint sofort als Standbild auf dem Monitor.

Obwohl der zentrale Rechner in diesem Abschnitt nicht an der tatsächlichen Datenverarbeitung teilnimmt, spielt er doch die Rolle des Adreßgenerators. In einem Pseudo-Lesezyklus greift er hintereinander auf alle Bildpunkte zu. Der Kontrollbaustein übernimmt dabei die paarweise Auslese der entsprechen-

Technischer Teil

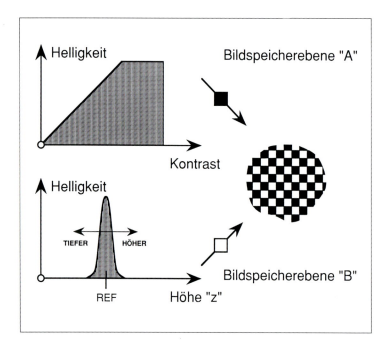 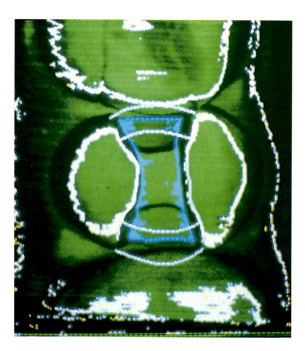

Abb. 18 Mischen der Bildpunkte aus „A" und „B" im Level-Mode.

Zur Darstellung der Höhe der Zeichenebene kann dem pseudoplastischen Bild ein Höhenband überlagert werden. Dieses kommt durch Mischen der Kontrastwerte mit den Profildaten zustande. Die Profildaten werden im Bereich, der durch die Zeichenkugel angewählt wird, hell dargestellt (Kapitel 2, Abb. 73).

den RAM-Zellen. Auf diese Weise geschieht die Umwandlung in ca. 150 ms, ohne daß zusätzliche Adreßgeneratoren benötigt wurden.

Der zur Feststellung der Äquator- und Randleistenlinien hilfreiche „Level-Mode" wird ebenfalls durch eine spezielle Bildspeicher-Manipulation ermöglicht. Im Level-Mode (Abb. 18) erscheint auf dem pseudoplastischen Bild ein Höhenband überlagert, welches sich mittels der Zeichenkugel in der Höhe verstellen läßt. Diese gemischte Darstellung kommt folgendermaßen zustande:

Die Werte aus den beiden Bildebenen A und B werden im Schachbrettmuster ausgelesen (Abb. 18), das Bild verliert dabei an Definition. Die Kontrastdaten durchlaufen die gewöhnliche Tabelle, erscheinen daher unverändert. Die aus dem Profilbild gelesenen Daten sind über die Tabelle so gewertet, daß

der gewählte Höhenbereich hell, der Rest dunkel erscheint. Wird die Zeichenkugel gerollt, um die Höhe zu verstellen, werden nur die 256 Werte der Tabelle neu beschrieben, die Profildaten bleiben unverändert.

Der zentrale Rechner, die Ein-/Ausgabe

Die zentrale Rechnereinheit besteht aus einem Motorola 68 000 Prozessor der mit 7,2 MHz getaktet ist. Von dieser Frequenz wird auch das gesamte Video-Timing abgeleitet. Die Programme sind teils in Festwert-, teils in Schreib-/Lesespeichern untergebracht. Die Festwertspeicher beinhalten außerdem umfangreiche Tabellen. Es sind keine zusätzlichen Arithmetik- oder Kontrollbausteine auf der Karte. Als Peripherietreiber sind Steuermodule für den Schrittmotorantrieb, das Diskettenlaufwerk

Der „Optische Abdruck"

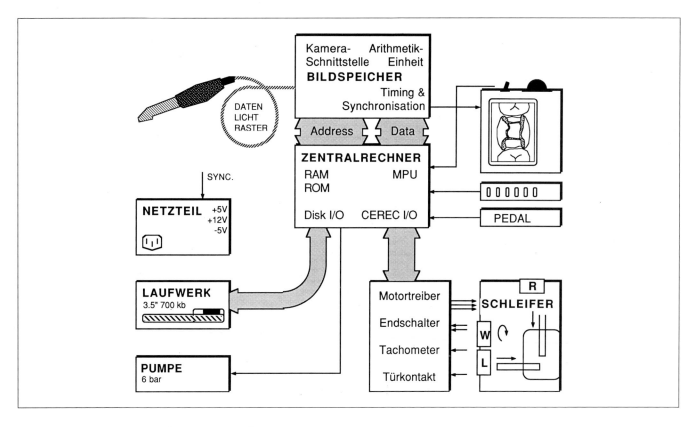

Abb. 19   Blockschema der CEREC-Einheit.

Alle Einheiten sind mit der zentralen Rechnerkarte verbunden. Die gesamte Einheit läuft synchron, d. h., alle Zeitsignale werden von einem 7,2-MHz-Taktgenerator abgeleitet, so daß keine Unsicherheit bei den Zugriffen auf die jeweiligen Speicher entsteht.

wie auch für die Tasten und Zeichenkugel vorhanden. Die Verknüpfung der verschiedenen Blöcke im CEREC-System ist in Abbildung 19 illustriert.

Um die oft parallel ablaufenden Vorgänge optimal zu bearbeiten, sind mehrere Interrupt-Levels ausgenutzt, die vor allem während der Aufnahme und des Schleifvorganges eine wesentliche Rolle spielen.

Gerade um diesen zeitkritischen Abschnitten gerecht zu werden, sind die Programme zum großen Teil in „Assembly Language" verfaßt.

Um das System jederzeit auf den neuesten Stand bringen zu können, sind die Benutzer-Programme ab Diskette nachladbar.

Überwachung der Aufnahme

Wie wir aus dem vorherigen Abschnitt wissen, erfolgt die Datenverarbeitung zur dreidimensionalen Aufnahme direkt im Bildspeicher. Dennoch spielt auch in dieser Phase der zentrale Rechner eine wesentliche Rolle. Dieser übernimmt neben der bereits beschriebenen Adreßgeneration die folgenden zusätzlichen Funktionen:

– Synchronisation der Such-/Aufnahmesequenz mit dem Video-Timing.
– Steuerung der Auslenkung der Strichplatte.
– Kontrolle der Helligkeit der Leuchtdiode über den Trackball.
– Überwachen der Steuerorgane (Tasten/Fußpedal).

Konstruktion auf pseudoplastischem Hintergrund

Aus der Technik sind verschiedene Verfahren bekannt, dreidimensionale Objekte auf dem Bildschirm abzubilden: Grundriß/Aufriß, die Darstellung verschiedener Schnitte oder perspektivische Ansichten sind die bekanntesten. Zur Konstruktion werden oft auch Rahmenlinien, „Wire Frames", verwendet.

Im vorliegenden restaurativen Fall müssen einige Besonderheiten berücksichtigt werden:

1. Die Konstruktion muß an eine vorhandene Präparation angepaßt werden. Die Merkmale der Präparation gehen in einem optischen Abdruck in Form einer graphischen Liniendarstellung weitgehend verloren.
2. Der Operateur ist ein Zahnarzt, der in den wenigsten Fällen als technischer Zeichner oder CAD-Experte ausgebildet ist. Vielmehr gestaltet der Zahnarzt seine Restaurationen aus dem vollen durch Füllen oder Abtragen von Masse.

Die CEREC-Entwickler suchten deshalb nach einem Kompromiß, der auf der einen Seite ein geometrisches, rechnertypisches Konstruieren ermöglicht, sich aber zugleich auf die plastische Eigenschaft der Präparation/Restauration und deren Interpretation durch den Zahnarzt stützt.

Dieses Verfahren wurde vom Autor M. B. als die Konstruktion auf pseudoplastischem Hintergrund bezeichnet.

Nach erfolgtem optischem Abdruck sind sowohl die Tiefenwerte als auch die Kontrastwerte jedes Bildpunktes erfaßt. Eine Darstellung der Tiefenwerte als helligkeitskodiertes Relief ist möglich, zeigt aber sehr wenig Detailinformation im Bereich der Präparationsgrenzen (Abb. 16). Gerade dieser Bereich ist aber für die Paßgenauigkeit maßgebend. Ein Vergleich zwischen den Abbildungen 15 und 16 zeigt die deutlichere Struktur des pseudoplastischen Kontrastbildes.

Grundsätzlich ist es denkbar, aus den Tiefenwerten durch Gradientenbildung eine Darstellung zu gewinnen, welche sehr plastisch erscheint. Diese Technik ist als „Hill Shading" bekannt. Aus der CEREC-Aufnahme kann diese Darstellung aber direkt gewonnen werden.

Es bietet sich deshalb an, das pseudoplastische Kontrastbild zur Darstellung herbeizuziehen. Dies beinhaltet die durch die Beleuchtung auf natürliche Weise entstehende Schattierung. Außerdem bleiben im Original kontrastarme Partien als dunkle Zonen erhalten.

Dieses Bild wird vom Sehzentrum des Gehirns als Abbild eines räumlichen Objektes aufgefaßt. Das pseudoplastische Bild hat sich inzwischen als Zeichenunterlage bestens bewährt.

Rahmenlinien auf MOD-Basis

Das Verfahren soll unabhängig vom jeweiligen Quadranten beschrieben werden; dementsprechend wurde die Nomenklatur gewählt. Wir sprechen von „linker" und „rechter" Seite, was je nach Aufnahmelage bukkal, lingual oder palatinal entspricht. Sinngemäß ist im CEREC-Bild-Koordinatensystem auch „oben" und „unten" definiert, obwohl für den Seitenzahnbereich eine eindeutige Zuordnung zu distal und mesial besteht.

Mit dem pseudoplastischen Bild als Zeichenunterlage gestaltet sich die Rekonstruktion folgendermaßen:

1. Der dreidimensionale Paßkörper wird stockwerkweise aufgebaut. Zuerst legt man das „Fundament", d. h., die Restauration wird an den Kavitätenboden angepaßt.

2. In der vorliegenden ersten Gerätegeneration wurde bewußt eine Vereinfachung vorgenommen, die dahin geht, daß eine große Zahl der Kavitäten vom MOD-Typ sind.

Was dem Kliniker als MOD bekannt ist, bedeutet für den Programmentwickler ein Objekt, dessen Begrenzungen sich nach zwei Hauptachsen orientieren lassen (Abb. 20).

Mathematisch gefaßt heißt das, die Konturen gliedern sich in obere/untere bzw. linke/rechte Segmente. Diese wiederum lassen sich entsprechend als Funktionen von „x" oder „y" beschreiben. So wird, als Beispiel, die linke Bodenbegrenzung durch zwei Funktionen definiert: x(y) entspricht dem Verlauf in der Bildebene und z(y) dem Höhenverlauf. Im Abschnitt „Weiterentwicklung" löst sich das Verfahren von dieser Einschränkung.

Gemäß dieser Gliederung geschieht als erstes die Eingrenzung des Inlaybodens. Die linke Grenzlinie wird zuerst eingezeichnet; anschließend wird nach der im klinischen Teil beschriebenen Methode verfahren.

Ist die Bodenfläche definiert und damit das „Fundament" gelegt, so werden die seitlichen Inlaywände links und rechts samt ihren okklusalen Rändern automatisch gefunden. Die okklusalen Inlayränder bilden die Rahmenstruktur für die Erstellung der Okklusalfläche. Mit dem Aufbau der seitlichen Wände und deren Oberkanten mit ihrem individuellen Höhenverlauf ist die Restauration in ihrer vollen Höhe zwischen Boden und Okklusalebene errichtet. Boden, seitliche Wände und okklusale Deckfläche der Konstruktion sind damit erstellt.

Die Approximalflächen und ihr Kontakt zu den Nachbarzähnen müssen synthetisiert werden. Es wird davon ausgegangen, daß die Approximalkontakte in der Äquatorebene des Zahnes liegen. Dies entspricht, in der Blickrichtung des optischen Abdrucks, der größten

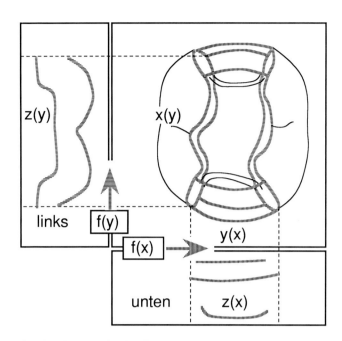

Abb. 20 Separation der Konstruktionslinien in Funktionen von X und Y.

Um die Organisation der abgespeicherten Daten sowie die Konstruktionsalgorithmen einfach zu gestalten, wurden die MOD-Rahmenlinien entsprechend den Hauptachsen orientiert. Jede Linie ist in ihrem Verlauf in der Zeichenebene und als Schritt beschrieben.

erkennbaren Umrißlinie des Zahnes. Aufgrund der morphologischen Erfahrungswerte wird angenommen, daß die Höhe der Äquatorebene näherungsweise auf zwei Dritteln der Distanz zwischen der Boden- und Okklusalebene liegt.

Damit ist die Konstruktion auf allen drei Ebenen, des Bodens, des Äquators und der Okklusalfläche, definiert (Abb. 21). Es fehlen noch die approximalen Begrenzungen in diesen Ebenen. Diese werden mit den Äquatorlinien und den okklusalen Randleisten eingegeben.

Von Fall zu Fall ist eine individuelle Höhenanpassung notwendig, welche dann mit Hilfe des Level-Mode geschieht. Dieser gestattet es, die jeweils eingestellte Höhe im Bild sicht-

Technischer Teil

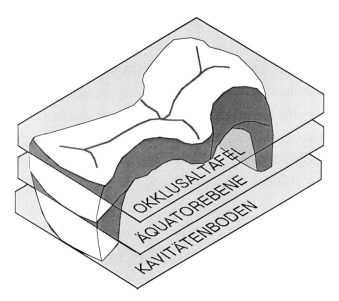

Abb. 21   Die drei Zeichenebenen.

Die gesamten Konstruktionseingaben geschehen anhand der Zeichenebene. Diese wird höhenmäßig in verschiedene Niveaus gelegt, je nachdem, ob der Boden, der Äquator oder die okklusale Begrenzung konstruiert werden muß.

bar zu machen (Abb. 18) und diese für den Äquatoranfangs- oder Endpunkt zu übernehmen. Unabhängig von solchen Modifikationen der Höhenlage wird die Äquatorumfangslinie in der horizontalen Bildebene eingezeichnet. Die Äquatorlinie setzt dabei die äußere Umfangslinie des Zahnes fort und tritt mit der Approximalkontur des Nachbarzahnes direkt in Kontakt. Auch hierbei dient der Level-Mode als Zeichenhilfe, mit der die Konturen der Nachbarfläche und deren Höhenlage kenntlich gemacht werden können.

Boden, Wände, Okklusionsfläche

Die Konstruktion des Paßkörpers geschieht im zentralen Bereich auf eine interaktive Weise. Dabei werden die vom Zahnarzt eingezeichneten Konturen als Leitlinien für die durch den Rechner ausgeführten Anpaß-Routinen verwendet.

Zwei Bereiche sollen an dieser Stelle etwas näher analysiert werden:

Die zervikale Stufe wird in ihrem Verlauf als Funktion Y(X) manuell festgelegt. In der dritten Dimension stellt sich hier ein Problem, denn stellenweise kann sich die so definierte Linie außerhalb der Präparation befinden. Das Programm arbeitet deshalb mit einer Sicherheitszugabe von 4 Bildpunkten, d. h., die der zervikalen Randlinie zugeordneten Z-Werte sind nicht direkt unter der Linie, sondern 0,2 mm einwärts zu suchen.

Der zwischen der linken und rechten Grenze liegende Bodenbereich wie auch die Inlaywände müssen der vermessenen Kavität konstruktiv angepaßt werden. Für den Boden geschieht das folgendermaßen:

Für jeden Schnitt spannt das Programm zuerst eine direkte Verbindung vom linken zum rechten Ende. Dann wird getestet, ob irgendwelche Bodenpunkte als „Inseln" über dieses Niveau hinausragen. Diese Situation ist unerwünscht, da sie zum Aufsitzen führt. Im Programmabschnitt WALLS hebt eine Schraffur eventuelle Aufsitzer heraus. Der Zahnarzt entscheidet, ob diese Stellen durch Nachkonturieren des Inlaybodens beseitigt werden müssen (2. Kapitel, Abb. 227).

Normalerweise durchstößt aber kein Bodenpunkt die gerade Verbindung von links nach rechts. Dann senkt das Programm den Boden ab, indem durch eine sukzessive Approximation eine optimale Anpassung gesucht wird. Die Bodenlinie besteht aus zwei kubischen Parabelsegmenten (Abb. 23).

Gleichzeitig mit der Bodenanpassung legt sich die Inlaywand jeweils links oder rechts an die Präparation an. Der Fußpunkt liegt wiederum auf der Bodenlinie.

Der okklusale Verlauf der Präparation wird

Abb. 22 Schrittweises Anpassen der Wandsegmentlinie an das Kavitätenprofil.

Ausgehend vom Bodenpunkt B_R spannt das Programm im ersten Schritt die Wandsegmentlinie zum Profilpunkt E_1. Da in dieser Lage, wie auch bei der Verbindung zu E_2, Profilpunkte kavitätenseitig liegen, wird die Wandlinie weiter aufgerichtet. Bei E_3 ist die Endlage gefunden. Der Rechner verwendet zur Generierung des Kreisbogensegmentes die gleiche Tabelle, die für die Form der Schleifscheibe im Bearbeitungsprogramm benutzt wird.

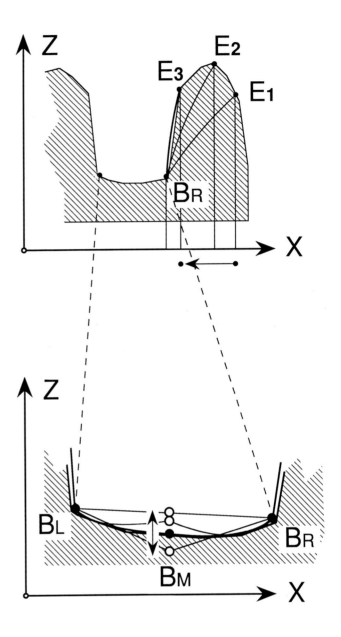

Abb. 23 Anpassen des Inlaybodens durch zwei kubische Segmente.

Zwischen den Bodenpunkten B_L und B_R, die durch die Eingabe der entsprechenden Grenzen festliegen, paßt das Programm einen konvexen Inlayboden in die Kavität. Der Mittelpunkt B_M wird senkrecht verschoben, bis die aus zwei kubischen Segmenten bestehende Bodenlinie nicht mehr aufsitzt. Dabei wird eine Toleranz berücksichtigt: 10 % der Bodenpunkte dürfen gleich oder höher als die vermessenen Bodenpunkte liegen.

punktweise folgendermaßen gefunden: Ähnlich wie bei der Bodenanpassung legt das Programm, ausgehend vom Fußpunkt, eine Wandsegmentlinie mit einem vorerst im Höckerbereich liegenden Endpunkt an das betreffende Profil z(x) an. Da diese Wandsegmentlinie von vielen die okklusale Kante bildenden Profilpunkten durchstoßen wird, wird die Wandsegmentlinie schrittweise zur Kavität hin aufgerichtet, bis sie innerhalb des Kavitätenprofils liegt und keine Profilpunkte kavitätenseitig vor ihr liegen (Abb. 22).

Um der Tatsache Rechnung zu tragen, daß beim Präparieren selten exakt gerade, sondern häufig zur Kavität leicht konvexe Wände entstehen, benützt der „Kantenfinder" keine gerade Wandsegmentlinie, sondern die Kreisbogenlinie des Schleifscheibenumfanges. Diese läßt auch bei leicht konvexer Wandpräparation die okklusale Grenze eindeutig identifizieren. Der Ablauf dieses Programmabschnitts ist in „GET WALLS" eindrücklich verfolgbar.

Die Okklusalfläche des Paßkörpers ist vor-

Technischer Teil

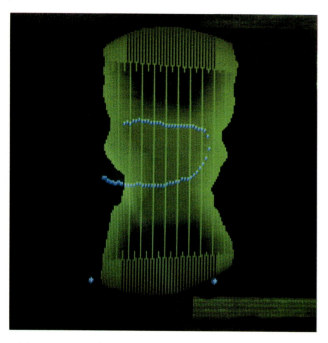

Abb. 24   Der komplette Inlay-Datensatz.

In dieser Aufnahme wird deutlich, aus welchen Bereichen das fertige Inlay besteht: Kavitätenseitig entsteht eine Fläche, die allseitig an Boden und Wände angepaßt wurde. Okklusal wird eine gerade Verbindung zwischen linker und rechter Präparationsgrenze gezogen. Dabei genügt es, nur jeden achten Punkt festzulegen. Durch Interpolation in der y/z-Richtung entstehen die Approximalpartien. Da zur Beschreibung des Inlays zu jedem Punkt in der x/y-Ebene zwei z-Werte benötigt werden, diese aber in der gleichen 9-bit-Speicherebene abgelegt werden müssen, sind obere und untere Punkte alternierend gespeichert. Der Schnitt der Distalpartie zeigt rechts eine Öffnung. Durch die Form der Scheibe entsteht dort die Wand als Kreisbogenstück. Links ensteht durch die Interpolation in der y/z-Ebene eine Rundung.

läufig in der einfachsten Form realisiert. Die linken und rechten Wand-Endpunkte werden geradlinig miteinander verbunden. Diese eingeschränkte Okklusalgestaltung wird im gesamten Bereich von der mesialen zur distalen Randleiste generiert (Abb. 24).

Approximale Morphologie

Der gesamte Approximalraum muß vom Programm synthetisiert werden. Als Begrenzung dienen die zervikale Grenze, der Äquator und die Randleiste. Zusätzlich spielen die okklusalen Präparationsgrenzen im Übergangsbereich zur Randleiste eine Rolle, indem sie dort die Starttangenten der approximalen Kanten festlegen.

Die Anfangs- und Endpunkte der Äquatorlinie spielen dabei eine besonders wichtige Rolle: Sie legen jeweils einen zusätzlichen Punkt fest, der den proximalen Rand des Inlays wesentlich beeinflußt.

Die approximale Oberfläche entsteht wie folgt: Entsprechend der Hauptachsenrichtung wird in mesiodistal verlaufenden Schnitten in engen Abständen ein Approximalsegment nach dem anderen berechnet, welches an der Randleiste startet, über den Äquator läuft, um schließlich an der zervikalen Stufe zu enden. Die „Spanten" werden durch kubische Interpolation berechnet. In der Abbildung 24 sind diese Segmente mesial und distal erkennbar.

Da in vorausbestimmten Schnittebenen gearbeitet wird, entsteht beidseitig der nun aufgebauten Approximalfläche ein nicht überdeckter Bereich. Infolge der Form des Schleifwerkzeuges (s. Abschnitt Schleifeinrichtung) ist es nicht notwendig, auch diesen Bereich durch ein entsprechendes Flechtwerk zu decken; es genügt, die Abschlußlinie, den approximalen Inlayrand, als äußere Kante festzulegen.

Einschränkungen

Wie wir gesehen haben, läuft im gegenwärtigen System alles entlang den Hauptachsen ab. Probleme treten naturgemäß in Bereichen auf, wo die Grenzlinien deutlich von diesen

Vorzugsrichtlinien abweichen. Als Beispiel sei der Fall erwähnt, wo entlang einer Fissur die Präparation nach bukkal aufgezogen wird (s. Klinischer Teil, Abb. 192 ff.). Im zentralen Bereich läuft dort die Bodenlinie mehr als 45° schräg nach außen. Der Kantenfinder-Algorithmus sucht dann nicht mehr senkrecht zur Wand, sondern streift diese. Dabei ist die korrekte Identifikation des Wandprofils nicht mehr möglich, die Kantenfindung „stürzt ab".

Im klinischen Teil wird erklärt, wie solche Kantenbereiche manuell konstruiert (editiert) werden können. Gleichzeitig sind auch die Regeln für den Fall von Extensionen und Höckerüberdeckungen detailliert erklärt.

Die Schleifeinrichtung

Die CEREC-Schleifeinrichtung ist nach folgenden Gesichtspunkten aufgebaut:

– Bearbeiten eines Teiles von 12 × 12 × 15 mm.
– Immunität gegen keramischen Abrieb.
– Baugröße/Lärmentwicklung an mobiles Gerät angepaßt.

Bevor die heutige Schleifeinheit realisiert wurde, bestand die Hoffnung, die Füllungskörper mittels einer konventionellen Turbine und gewöhnlichen dentalen FG-Instrumenten zu schleifen. Dieser Gedanke liegt auf der Hand, scheint es doch sinnvoll, das Gegenstück zur Präparation mit dem praktisch identischen Werkzeug zu gestalten. Daß dabei gewisse Mindestradien eingehalten werden müssen, kann in der Präparationstechnik berücksichtigt werden.

Als problematisch erwies sich jedoch der hohe Abtrag vom Materialblock. Am Zahn

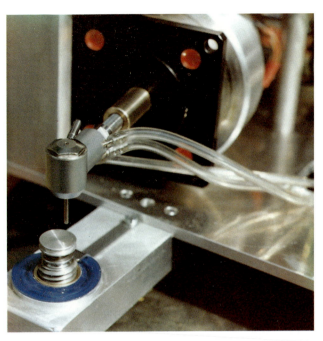

Abb. 25 Ansicht der historischen Schleifeinrichtung mit Luftturbine.

Eine mit doppelstöckigem Rotor bestückte Turbine wird durch zwei gelenkig gekoppelte Schrittmotoren in der Horizontalen positioniert. Das auf dem abgebildeten Träger aufgekittete Werkstück ist zudem senkrecht verstellbar. Die Bearbeitung erfolgt entlang immer enger werdenden Kreisbahnen. Die unterhalb der Äquatorlinie liegenden Partien können nicht in der gleichen Aufspannung bearbeitet werden. Der hohe Materialabtrag führt zu unzulässig kurzen Standzeiten des Schleifwerkzeuges.

wird vergleichsweise wenig Substanz abgetragen. Beim Formschleifen eines Inlays müssen bis zu 80 % des harten Porzellans vom Rohling weggeschliffen werden. Abbildung 25 zeigt einen historischen Aufbau, der mit einer BienAir-Doppelrotor-Turbine ausgerüstet war. Die Führung des Werkzeuges geschah über gekoppelte Schrittmotoren.

Technischer Teil

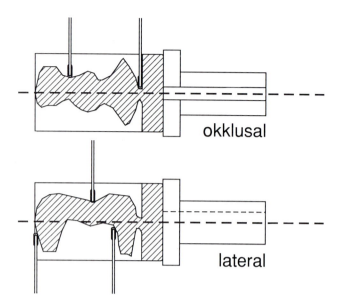

Abb. 26 Bearbeitung mittels Scheibe entlang der mesiodistalen Achse.

Wird die Scheibenachse parallel zur mesiodistalen Rohlingachse gewählt, können sehr kleine Radien erzielt werden. Außerdem ist, bis auf einen verbleibenden Materialzapfen, eine allseitige Bearbeitung möglich.

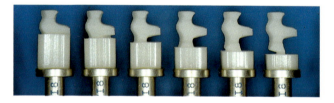

Abb. 27 Bearbeitungssequenz anhand eines MOD-Inlays mit Extension.

Die Bildfolge veranschaulicht den sukzessiven Vorgang des Formschleifens. Obwohl sich durch die Scheibengeometrie nicht alle Restaurationen fertigen lassen, sind dennoch recht komplexe Morphologien herstellbar.

Wenn auch die Turbinenleistung hinreichend groß war, so nutzten sich die Diamantbeläge in der Arbeitszone im vorderen Teil ab, bevor das Inlay geschliffen war.

Nach dieser Erfahrung mußte ein leistungsfähigeres Werkzeug gefunden werden. Der Einsatz einer Scheibe bot sich an. Eine Scheibe besitzt auf ihrem Umfang eine weit größere Anzahl Diamanten als ein schlankes, zylindrisches Werkzeug.

Bei Verwendung einer Scheibe müssen aber eine Anzahl Einschränkungen in Kauf genommen werden, da der große Durchmesser des Werkzeuges es nicht zuläßt, beliebige Formen aus dem Rohling herauszuarbeiten.

Während der Paßkörper in der historischen Schleifeinrichtung von der Bodenseite her bearbeitet wurde, erwies sich für die Bearbeitung mittels Schleifscheibe eine alternative Anordnung als vorteilhaft.

Abbildung 26 zeigt die Lage des zu bearbeitenden Rohlings in bezug auf die Achsen der Maschine einerseits und relativ zur Präparation andererseits. Der Rohling wird um die mesiodistale Achse gedreht und stetig vorgeschoben, während das Werkzeug senkrecht zu dieser Achse einstechen kann.

Obwohl diese Anordnung es nicht zuläßt, das okklusale Relief aus dem Körper herauszuarbeiten oder Bohrungen vorzunehmen, bietet sie doch wesentliche Vorteile. Ein Inlay kann in einer einzigen Aufspannung insgesamt geschliffen werden (Abb. 27), die approximalzervikalen Teile werden dabei deutlich besser gestaltet, als dies in der historischen Maschine bislang möglich war.

Die Schleiferkinematik

Ein Blick auf Abbildung 28 verdeutlicht den Aufbau der Schleifeinheit. Die zwei in die Schleifkammer ragenden Spindeln tragen ei-

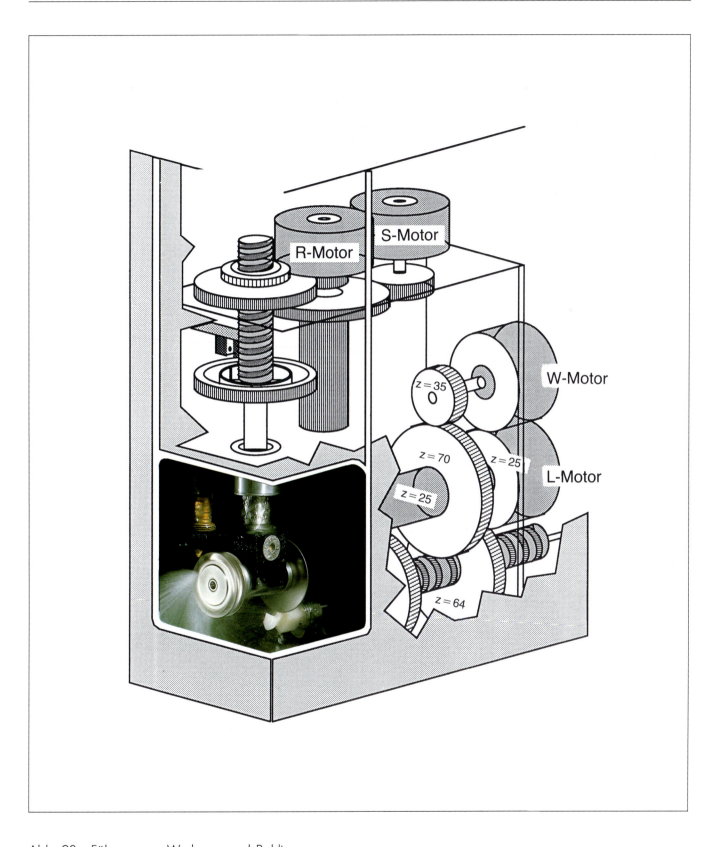

Abb. 28   Führung von Werkzeug und Rohling.

„Hinter den Kulissen" ist eine symmetrische Anordnung der Führungen für das Werkzeug und den Rohling erkennbar. Durch das Verhältnis der Drehzahl von W- und L-Motor wird ein schraubenförmiger Vorschub des Werkstückes erreicht. Das Werkzeug wird mittels des R-Motors senkrecht zur Drehachse des Rohlings verschoben.

nerseits das Werkstück und andererseits den Schleifkopf. Beide Spindeln sind so gelagert, daß sie sich sowohl längs verschieben als auch um ihre Achse drehen lassen.

Die verschiedenen Achsen sind wie folgt bezeichnet:

„**L**" = **L**ängsverschiebung,
„**W**" = **W**inkeldrehung,
„**R**" = **R**adialer Einstich,
„**S**" = **S**chwenken des Kopfes.

Zur Schleifkammer hin sind die Spindeln in einem zylindrischen Gleitlager geführt, das durch einen Abstreifer vor Nässe und Abrieb geschützt ist.

Diese Anordnung ist symmetrisch ausgelegt. Die horizontale Spindel führt den Rohling. Die Drehbewegung mittels W-Motor kommt wie folgt zustande: Das schleifkammerseitige, große Zahnrad (z = 64) sitzt starr auf der Spindel. Dieses Rad ist mit der darüberliegenden Walze (z = 25) im Eingriff. Die Walze trägt an ihrem hinteren Ende das große Zahnrad (z = 70), welches mit dem W-Motor-Zahnrad (z = 35) gekoppelt ist.

Der W-Motor ist ein sogenannter Schrittmotor, der pro Umdrehung 200 feste Positionen einnehmen kann. Alle drei Motoren „L", „W" und „R" sind vom gleichen Typ. Die „S"-Achse ist vorläufig nicht bestückt. Durch das gewählte Übersetzungsverhältnis 64 : 25 und 70 : 35 sind 1024 diskrete Winkelstellungen des Rohlings möglich.

Eine Drehung der Spindel um ihre Achse ergibt zugleich einen Vorschub; um eine reine Rotation zu erhalten, muß das Mutterrad gleichzeitig gedreht werden. Durch geeignete Wahl der Schrittfrequenz der beiden Motoren kann also jeder beliebige Vorschub in Form einer Schrauben-Bewegung programmiert werden.

Betrachten wir den L-Motor: Dieser trägt ein Zahnrad (z = 25) welches in ein großes Zahnrad (z = 64) eingreift. Dieses Zahnrad ist als Mutterrad ausgebildet und über ein Kugellager drehbar mit dem Gehäuse verbunden. Eine Drehbewegung des Zahnrades resultiert in einer Translation der Spindel, da diese sich, bei stillstehendem W-Motor, nicht drehen kann.

Die Steigung der Spindel beträgt 4 mm, d. h., mit der gewählten Übersetzung entsteht eine Auflösung des Vorschubes von 7,6 μm pro Schritt.

Die absolute Stellung des Rohlings wird durch Zählen der jeweiligen Schritte und unter Berücksichtigung der Drehrichtung im Rechner laufend mitgeführt. Dazu ist es erforderlich, die Maschine zuerst in eine definierte Endlage zu bringen.

Die dazu verwendete Vorrichtung ist an der symmetrischen R-Achse besser sichtbar. Das schleifkammerseitige Zahnrad weist auf der Hinterseite eine Rippe auf, welche in der Endlage eine Gabellichtschranke unterbricht. Die Rippe ist zudem an einer Stelle auf dem Umfang geschlitzt; dadurch kann das Steuerprogramm auch den Drehwinkel in eine bestimmte Ausgangslage bringen.

Umrechnung der Schleifdaten

Der Rohling wird bei der Bearbeitung um seine Achse gedreht und pro 360° um 55 μm vorwärtsgeschoben. Diese kombinierte Bewegung stellt einen Arbeitsgang (Tranche, Slice) dar. Zur Führung des Werkzeuges müssen die x/y/z-Oberflächendaten pro Arbeitsgang in polare Positionswerte bzw. zylindrische Koordinaten umgerechnet werden. Jede Tranche von 55 μm Dicke muß der Werkzeugsteuerung so präsentiert werden, daß für jeden Drehwinkel der Abstand zur Rotationsachse bekannt ist (Abb. 29).

Abb. 29 Umrechnung der Paßkörperdaten in zylindrische Koordinaten.

Der optische Abdruck und der Konstruktionsvorgang geschehen in einem kartesischen (x/y/z) Koordinatensystem. Um dem Aufbau der Schleifvorrichtung zu entsprechen, bei welcher das Werkstück um seine Achse gedreht wird, müssen sämtliche Daten in eine zylindrische Darstellung umgewandelt werden. Für jede Tranche werden die Umfangspunkte aus ihrer Lage im x/y/z-System in Winkel und Abstand konvertiert. Der Nullpunkt im kartesischen System liegt auf der Höhe 0 am linken Bildrand, der polare Nullpunkt sinngemäß in der Drehachse.

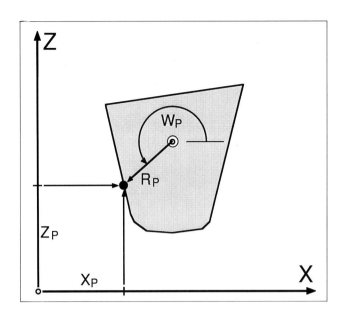

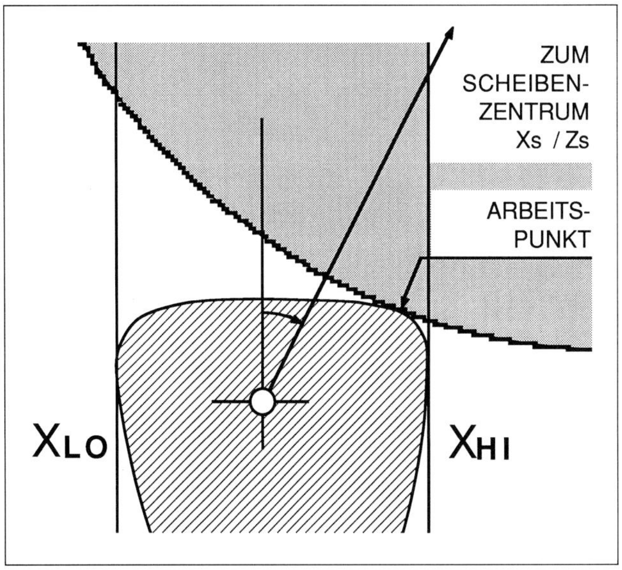

Abb. 30 Schrittweise Berechnung des Abstandes der Schleifscheibe.

Die Berechnung des Abstandes zwischen der Drehachse und dem Scheibenzentrum geschieht, indem die Scheibe schrittweise entlang der zu bearbeitenden Tranche geführt wird. Dabei wird stets zwischen x_{LO} und x_{HI} der Punkt ermittelt, bei dem das Scheibensegment mit der jeweiligen Tranche in Berührung kommt.

Theoretisch ist dieses Problem durch eine Koordinatenrotation zu lösen. Diese beinhaltet aber für jeden zu rotierenden Punkt zwei Multiplikationen sowie das Auslesen von zwei trigonometrischen Werten.

Um diese Operationen für jede der 256 Drehwinkel laufend auszuführen, wäre unser Rechner stark überfordert. (Zudem soll er sich gleichzeitig noch um die Ansteuerung und Überwachung der Maschine kümmern.)

Es wurde deshalb ein spezieller Algorithmus zur Umrechnung in das Schleifer-Koordinatensystem entwickelt. Bei diesem wird nicht das Werkstück rotiert, sondern die Scheibe um dasselbe „gerollt" (Abb. 30). Da die Scheibe kreisförmig ist, kann dieses Rollen auch durch ein entsprechendes Verschieben in jeweils X und Z geschehen, wobei sich das Scheibenzentrum von Mal zu Mal um den geforderten Winkel versetzen muß. Durch Differenzbildung

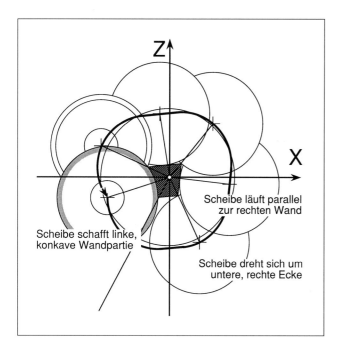

Abb. 31 Bahn des Scheibenzentrums bei trapezförmigem Inlayquerschnitt.

Um einen trapezförmigen Schnitt zu erzeugen, bewegt sich das Scheibenzentrum auf einer Bahn, die angenähert aus Viertelkreisen mit dazwischenliegenden geraden Stücken besteht. Soll eine leicht konkave Wand geschliffen werden, so erfährt die Bahnkurve dort einen Umkehrpunkt (linke Wand im Bild). Dieser schnelle Wechsel zwischen Einstechen und Zurückziehen des Werkzeuges führt zu hohen Beschleunigungen und muß durch eine Verminderung des Vorschubtaktes berücksichtigt werden. Zur Veranschaulichung der Scheibenbewegung ist im Bild auch die kreisförmige Bahnkurve eingezeichnet, die bei konstantem Abstand von der Drehachse entstehen würde.

aus den Werten des Inlays und der jeweiligen Scheibenhöhe wird im Bereich $X_{LO} \ldots X_{HI}$ der Berührungspunkt ermittelt. Schließlich läßt sich aus der Position des gefundenen Scheibenzentrums im X/Z-System der radiale Abstand errechnen (= 1 mal Multiplizieren). Die Dicke des Werkzeuges wird in Rechnung gestellt, indem immer neun Tranchen parallel betrachtet werden. Der Algorithmus ist so schnell, daß er simultan zum Schleifvorgang ablaufen kann und diesem immer vorauseilt.

Nachdem die jeweiligen Abstände gefunden sind, bestimmt der Rechner die Differenz zwischen aufeinanderfolgenden Positionen. Diese Differenz stellt den Weg dar, der vom R-Motor gefahren werden muß, während der Rohling um ein Winkelinkrement gedreht wird. Durch die Form des zu schleifenden Paßkörpers entsteht ein charakteristisches Muster. Betrachten wir einen Transversalschnitt durch ein Inlay im okklusalen Bereich, so stellt sich dieser als Trapez dar. Diese viereckige Fläche ergibt für das Werkzeugzentrum eine Bahnkurve, die einem gestreckten Kleeblatt ähnlich sieht (Abb. 31).

Bei dieser Bahnkurve liegen die „Spitzen" dort, wo die Schleifscheibe auf einer Seite des Trapezes anliegt. Dort findet eine schnelle Änderung zwischen Einstechen und Zurückziehen statt. Diese Bewegungen erfordern beträchtliche Beschleunigungen des Schleifkopfes und könnten vom R-Motor nicht ohne eine adaptive Regelung bewältigt werden.

Auf dem Bildschirm wird während des Schleifvorganges die Bewegung des Schleifkopfes als Abwicklung angezeigt (Abb. 32 sowie 2. Kapitel, Abb. 101). Zur Darstellung kommt die Geschwindigkeit der Schleifkopfbewegung, d. h. die Ableitung der Position. Aus dem abgewickelten Kleeblatt entsteht so die vierzackige Sägezahnkurve.

Die Adaptive Steuerung

Ohne eine intelligente Führung des Schleifvorganges müßte die Bearbeitung auf die größte zu erwartende Beanspruchung ausgelegt werden. Für den Anwender würde dies bedeuten, daß sie 20 Minuten im Einsatz wäre.

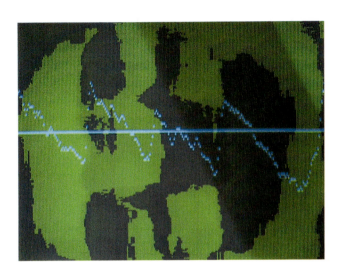

Abb. 32 Monitordarstellung während des Schleifvorganges.

Während der Bearbeitung werden am Monitor, wie bei einem Fahrtenschreiber, laufend die Geschwindigkeitsprotokolle von Werkzeug zu Werkstück aufgetragen. Die vierzackige Sägezahnkurve entsteht als zeitliche Ableitung der kleeblattförmigen Bahnkurve von Abbildung 31.

Da andererseits an vielen Stellen eine wesentlich schnellere Bearbeitung möglich ist, drängt sich eine adaptive Regelung auf.

Die Regelung der Bearbeitungsgeschwindigkeit wird von mehreren Stellgrößen beeinflußt:

— Drehzahl der Turbine
— Beschleunigung des R-Motors
— Geschwindigkeit des R-Motors
— Begrenzung durch das Programm

Die Drehzahl der Turbine wird alle 64 μs durch einen induktiven Geber gemessen und dem Regler zugeführt. Sie erscheint zudem als Kurve auf dem Bildschirm (2. Kapitel, Abb. 101). Dazu ist die Maschine mit verschiedenen „Gängen" ausgestattet. Im achten Gang läuft sie maximal schnell, im Gang „Null" im Schritttempo. Verändern der Geschwindigkeit bedeutet, daß der gesamte Prozeß (alle Achsen sind ja gekoppelt) langsamer oder schneller abläuft. Zwischen zwei Gängen besteht das Verhältnis von 1 : 1,4 ($\sqrt{2}$).

Auf der Rechnerkarte befinden sich zwei Timer, die je nach Gang mit verschiedenen, tabellierten Werten geladen werden, um sowohl Drehung/Vorschub als auch die Verschiebung des R-Motors auf eine ruckfreie Art und Weise zu gewährleisten.

Die Beschleunigung des R-Motors wird aus den Geschwindigkeitsdaten errechnet. Sie wird so berücksichtigt, daß bereits vor Auftritt einer großen Beschleunigung der Vorschub reduziert wird. Auf dem Monitor entstehen durch das Herunterschalten die charakteristischen Zacken in der angezeigten Gangkurve.

Am Ende des Schleifvorganges wird das Verhältnis der effektiven zur theoretischen Schleifdauer in Prozent angezeigt. Dabei sind im theoretischen Wert die oben genannten Reduktionen nicht berücksichtigt. Die Anzeige ist daher immer größer als 100 %.

Technischer Teil

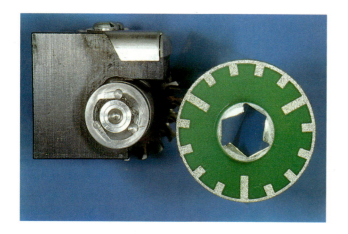

Abb. 33 Arretierung der Schleifscheibe.

Die Schleifscheibe ist durch einen Bajonettverschluß einfach auf dem Antriebskopf zu befestigen. Federlaschen sorgen für Zentrierung und guten Sitz. Die Scheibe weist einen segmentierten Belag auf, der einen wirkungsvollen spezifischen Anpreßdruck und eine gute Abfuhr des keramischen Abriebs sichert. Das Belagsmuster entsteht durch eine Farbschicht, welche vor der galvanischen Bindung der Diamanten aufgedruckt wird.

Der Schleifvorgang

Der Schleifvorgang gliedert sich in mehrere Etappen:

Zuerst ziehen sich beide Spindeln aus der Ladeposition zurück, um die Ausgangslage zu finden.

Dann wird die Referenzstelle des metallenen CEREC-Blockhalters von beiden Seiten her touchiert. Durch diese Eichung der Abrasivfläche auf das genaue Maß des Rohlinghalters kann die Abnützung der Schleifscheibe kompensiert werden.

Anschließend beginnt die Scheibe die Stirnseite des Rohlings planzuschleifen. Dabei wird in einem niedrigen Gang gearbeitet.

Nach zwei Umgängen beginnt das Ausarbeiten des eigentlichen Paßkörpers. Die Bearbeitung der approximalen Partien erfolgt mit halbem Vorschub, so daß eine möglichst feine Oberfläche resultiert. Im zentralen Teil wird mit vollem Vorschub (55 μ) gefahren.

Damit auf der distalen Seite beim Abstechen keine Ausbrüche am Formteil auftreten, setzt das Programm an diesem einen kleinen Nippel an. Erst nachdem dieser ausgearbeitet ist, erfolgt das Abstechen des Rohlingrestes.

Der Antrieb des Werkzeuges

Um die Bearbeitung effizient vorzunehmen, ist eine beachtliche Abtragsleistung auf kleinem Raum erforderlich. Gleichzeitig muß das Gewicht des Antriebes wegen der stellenweise hohen Beschleunigung gering gehalten werden. Das feuchte, durch Abrieb verschmutzte Milieu erfordert zudem einen robusten Schleifkopf.

Dieser Anforderungskatalog führte zur Konstruktion eines hydraulischen Antriebes. Das als Übertragungsmedium verwendete Leitungswasser kann dabei gleichzeitig zur Kühlung und Abfuhr des Schleifstaubs dienen.

Ein hydraulischer Antrieb besitzt eine fast lineare Drehmomentkennlinie, die maximale Leistung wird ungefähr bei der halben Leerlaufdrehzahl erreicht.

Die als Werkzeug verwendete Scheibe trägt ein D126-Korn, das galvanisch aufgebracht wird. Der Belag ist in Segmenten angeordnet; dadurch kann lokal ein höherer Anpreßdruck und zugleich eine bessere Selbstreinigung erzielt werden. Um den Scheibenwechsel einfach zu gestalten, ist der Aufspanndorn als Bajonett ausgebildet, auf dem die Scheibe von Hand, durch eine leichte Drehung, arretiert wird (Abb. 33).

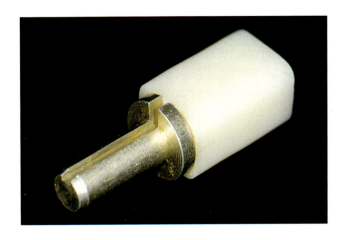

Abb. 34   Aufbau des CEREC-Blocks.

Der keramische Rohlingkörper ist zur Fixation in der Bearbeitungsmaschine mit einem Attachment versehen. Dieses legt eine eindeutige Lage in der Spannvorrichtung fest. Durch diese Kombination kann der Keramikteil im Strangpreßverfahren ohne zusätzliche Nacharbeit hergestellt werden.

Rohling und Attachment

Um das abzutragende Volumen möglichst klein zu halten, wurden verschiedene Rohlinggrößen geschaffen. Alle sind 15 mm lang; je nach Größe des Paßkörpers stehen 8, 10 und 12 mm CEREC-Blocks zur Verfügung. Für die Fertigung von Verblendschalen existiert überdies der Typ V5 (Kapitel 2, Abb. 92).

Durch den Sinterprozeß können die Rohlinge nur auf ca. ± 0,1 mm genau gefertigt werden. Diese Toleranz erschwert die Fixation in einer Bearbeitungsmaschine.

Um dennoch eine einfache Aufnahme des Materialblocks zu gewährleisten, wird diesem ein pilzförmiges Aluminium-Attachment aufgeklebt (Abb. 34).

Diese Kombination weist folgende Eigenschaften auf:
- Die Lage des Rohlings in der Maschine ist in allen Achsen genau definiert. Der Rohling läßt sich mittels eines „Friction Grip" einfach befestigen.
- Der ohne großen Aufwand exakt bearbeitbare Metallteil dient als Referenz.

Da die CEREC-Restaurationen primär im Seitenzahnbereich zur Anwendung kommen, ist die verfügbare Farbpalette vorläufig bewußt klein gehalten worden.

Ziele der Weiterentwicklung

Hauptachsenunabhängige Rekonstruktion

Die Erfahrung hat das Konzept bestätigt, daß die meisten Präparationsformen für Inlays und Onlays auf irgendeine Weise als MOD-Abwandlung beschrieben werden können und sich dementsprechend konstruieren lassen. Trotzdem ist diese Standardisierung im Interesse größerer Flexibilität und Leistungsfähigkeit bei Sonderformen auf längere Sicht verbesserungswürdig. Höckerüberdeckungen und Extensionen sind mit dem heutigen Konstruktionsprogramm schwierig zu gestalten.

Als erste Erweiterung des Systems drängt sich ein verallgemeinerndes Konzept auf, das von der MOD-Morphologie unabhängig ist. Die im Abschnitt „Konstruktion" behandelten Rahmenlinien müssen dazu einen beliebigen Verlauf nehmen können, sie müssen hauptachsenunabhängig werden.

Hinter dieser Forderung verbirgt sich eine ganze Zahl von Ansprüchen an die entsprechenden Rechenprogramme und die Datenorganisation. Beschränken wir uns hier auf die Konstruktionswerkzeuge für den Benutzer. Dazu soll das Beispiel MO (Abb. 35) dienen.

Technischer Teil

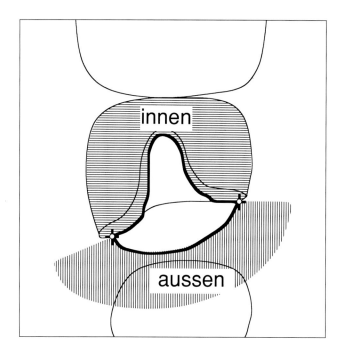

Abb. 35 Aufteilung einer MO-Kavität in einen inneren und einen äußeren Bereich.

Im Gegensatz zur derzeitigen, hauptachsenbezogenen Konstruktion wird eine MO-Präparation nur noch durch eine einzige Bodenlinie zur Kavitätenwand hin abgegrenzt.

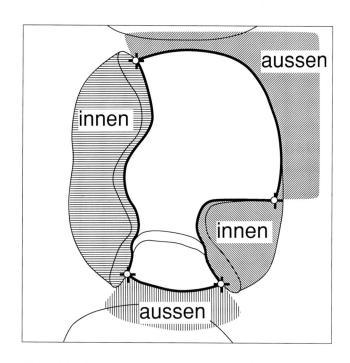

Abb. 36 Innere und äußere Bereiche bei einer Höckerüberdeckung.

Im aktuellen Konstruktionsprogramm geschieht die Trennung der oberen (distozervikalen) und der rechten Bodengrenzlinie am proximal-lateralen Übergang. Falsch gefundene „Wand"-Daten müsse manuell editiert werden. Neu wird nur noch im Bereich des bestehenden Höckers eine Wand gesucht, der neu aufzubauende Höcker wird voll durch die Eingabe von Äquator, Randleiste und Höckerspitze synthetisiert.

In der heutigen Konstruktionsweise wird ein MO-Inlay durch Einführen einer virtuellen Distalpartie wie ein MOD behandelt. Die distale okklusale Wand wird wie eine Approximalfläche konstruiert. Die Konstruktion kann aber einfacher gestaltet werden, indem die Präparation grundsätzlich in einen nach außen offenen und einen inneren Bereich aufgeteilt wird.

Als wesentliches, verbessertes Werkzeug bei dieser neuen Konstruktionsweise ist ein Kantenfinderalgorithmus erforderlich, der hauptachsenunabhängig arbeitet.

Der Aufbau des Inlays beginnt auch beim neuen Vorgehen auf der Bodenebene und ihren Grenzlinien. Im Innenbereich wird die gesamte Wand in einem Gang mit dem neuen Kantenfinderalgorithmus gefunden, der von der Bodenlinie jeweils senkrecht zur Wand hin arbeitet. Im Bereich der Außengrenzen, „Außen", erfolgt die Synthese des Approximalbereichs mittels Äquator und Randleiste. Da a priori nur die Bereiche „Innen" und „Außen" vorliegen, wird das System daraus den gesamten Inlay-Datensatz berechnen.

Das Konzept der Segmentierung in innere und äußere Zonen hilft aber vor allem, größere Füllkörper mit Extensionen oder, wie in Abbildung 36, mit Einbezug eines Höckers eleganter zu konstruieren. In diesem Fall ist die rechte, innere Bodenbegrenzung entsprechend kurz. Das Onlay wird nur im Bereich des noch bestehenden Höckers mit dem Kantenfinder an die Präparation angepaßt. Der neu aufzubauende Höcker wird entlang der gesamten Außengrenze durch eine ausgedehnte Randleiste und einen ebensolchen Äquator bestimmt. Zusätzlich muß die Höckerspitze in Lage und Höhe neu plaziert werden.

Zahnbibliothek

Das genannte Beispiel deutet auf die Schwierigkeiten hin, welche sich bei noch ausgedehnteren Restaurationen ergeben können. Beim Ersatz eines oder mehrerer Höcker ist es eine sehr schwierige und zeitraubende Aufgabe, die auftretenden Formen frei, in drei Dimensionen zu definieren. Sie kann stark erleichtert werden, wenn das System selbst einen Vorschlag anbietet. Dieser muß anschließend vom Zahnarzt an die jeweilige Situation angepaßt werden.

Um einen sinnvollen Vorschlag machen zu können, benötigt das System einen Satz Standard-Morphologien, der in geeigneter Form abgespeichert ist. Darunter versteht sich ein Format, das möglichst wenige Werte beinhaltet und aus dem, mit geeigneten Interpolationen, die gesamte Zahnoberfläche synthetisierbar ist.

Zum Erstellen einer Zahnbibliothek wird eine Musterzahnreihe mit dem CEREC-Gerät Zahn für Zahn aufgenommen (Abb. 37). Daraus lassen sich die jeweiligen Kronenpartien bis zur Äquatorlinie registrieren. Die zervikalen Partien der einzelnen Musterzähne wurden zusätzlich manuell eingegeben.

Die Wahl der in der Bibliothek gespeicherten Werte geschieht, indem wieder zervikale, äquatoriale und Randleisten-Rahmenlinien an

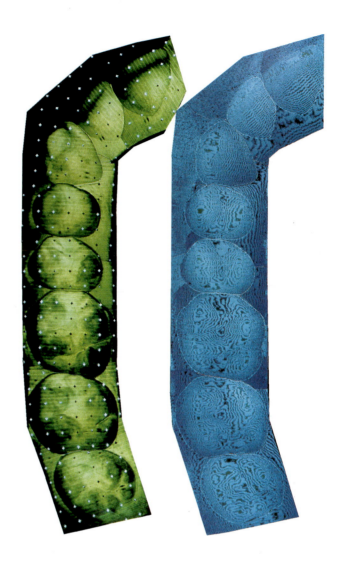

Abb. 37 Optischer Abdruck eines Oberkieferquadranten als Grundlage zur CEREC-Zahnbibliothek.

Als Vorlage zur Zahnbibliothek wird eine Modell-Zahnreihe mit der CEREC-Kamera vermessen. Hier stellen sich die aneinandergereihten Aufnahmen der Einzelzähne als Mosaik dar. Zur Verdeutlichung der 3D-Information wurde die Darstellung mit einem Pseudo-Moiré gewählt, welches verschiedene Höhenbänder abwechselnd hell und dunkel erscheinen läßt.

Technischer Teil

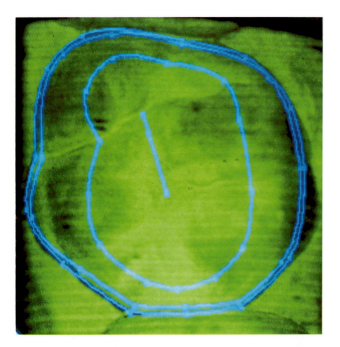

Abb. 38 Reduktion einer Molarenkontur auf den Bibliotheksdatensatz.

Eine Zahnmorphologie kann mit einer massiv reduzierten Datenmenge beschrieben werden, indem Rahmenlinien gelegt und auf diesen strategisch plazierte Stützpunkte in x, y und z definiert werden. Im dargestellten Fall geschieht diese Schablonisierung anhand einer Aufteilung in vier Sektoren.

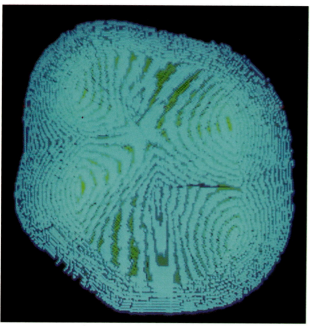

Abb. 39 Synthese des Modellzahnes aus den reduzierten Daten.

Aus den als Bibliotheksdaten abgespeicherten Stützpunkten (Abb. 38) läßt sich durch räumliche Interpolation zuerst jede Rahmenlinie und aus diesem Gerüst die gesamte Zahnoberfläche synthetisch aufbauen. Dieses Bild zeigt eine derart aufgebaute Morphologie (vgl. Zahn 16 in Abb. 37). Muß ein Modellzahn an eine bestehende Präparation angepaßt werden, so kann dies durch entsprechende Deformation der einzelnen Rahmenlinien geschehen. Aus den angepaßten Rahmenlinien wird dann die paßgenaue Restauration interpoliert.

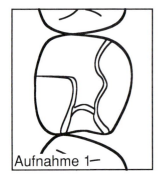 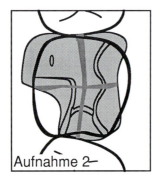

Abb. 40 Ausrichten des FGP-Registrats mit der Zielvorrichtung.

Der Zahnarzt erstellt zuerst einen optischen Abdruck der Präparation. Auf dem Standbild zeichnet er sowohl die Außenkontur des präparierten Zahnes als auch die der Nachbarn ein. Die erste Aufnahme wird anschließend abgespeichert. Zum Ausrichten der zweiten Aufnahme werden die gezeichneten Konturen im bewegten Videobild als Zielvorrichtung eingeblendet. Der Zahnarzt richtet damit die zweite Aufnahme auf die erste aus.

Ziele der Weiterentwicklung

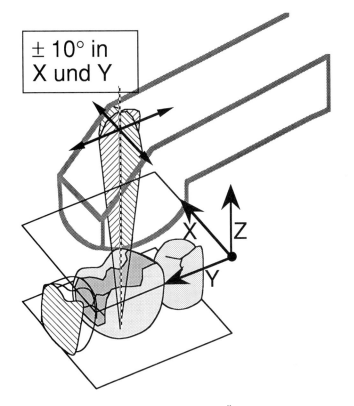

Abb. 41 Kipptoleranz bei der Überlagerung der zweiten Aufnahme.

Mit dem Rechner können Verschiebungen in x, y und z leicht bewerkstelligt werden. Drehungen und Kippungen erfordern jedoch großen Rechenaufwand und führen zu zusätzlichen Rundungsfehlern. Geschieht die zweite Aufnahme mit einer Kipptoleranz von ± 10°, so kann die Kippung durch linearisierte Berechnung berücksichtigt werden. Die in der Suchphase als Overlay eingeblendete Zielvorrichtung erlaubt ein exaktes Ausrichten in der x/y-Ebene, ein Einbehalten desselben z-Abstandes ist nicht erforderlich.

den Modellzahn angelegt werden. Dazu empfiehlt es sich, den jeweiligen Zahn, entsprechend seinen Höckern, in verschiedene Sektoren zu gliedern.

Die Abbildungen 38 und 39 zeigen, wie ein natürlicher Oberkiefermolar auf diese Weise vermessen und aus den reduzierten Daten synthetisiert wird.

Modellieren des okklusalen Reliefs

Heute wird der okklusale Teil der Rekonstruktion durch geradliniges Verbinden der linken und rechten Präparationsgrenze festgelegt. Eine erste Verbesserung besteht darin, die Höckerabhänge zu extrapolieren und damit für den Zahnarzt die Arbeit des Konturierens zu verringern.

Die Ausbildung der mesiodistalen Fissur bedingt jedoch einen Schleifkopf mit einem zusätzlichen Werkzeug. Dies bietet sich mit Rücksicht auf die Kosten-Nutzen-Relation erst bei der Erweiterung des Systems zur Kronenfertigung an.

Die morphologisch korrekte Gestaltung der Außenflächen eines Höckers wird bereits mit der bestehenden Schleifvorrichtung erreicht.

Funktionelles Registrat

Während das obige Verfahren bei Inlays/Onlays eine Verbesserung der okklusalen Gestalt bringt, kann bei ausgedehnten Restaurationen die funktionelle Bestimmung der Okklusion erforderlich werden. Als Methode bietet sich die zusätzliche Registrierung eines Funktionswachsbisses an („FGP": Functionally Generated Path). Es werden also zwei Aufnahmen benötigt, nämlich eine von der Kavität und eine vom auf der Kavität erstellten FGP-Registrat (Abb. 42).

Diese beiden optischen Abdrücke werden aus der gleichen Blickrichtung gemacht und anschließend einander überlagert. Zuerst wird der optische Abdruck von der Kavität genommen, weil die Einschubachse der Präparation die Blickrichtung der Kamera festlegt. Diese Aufnahme wird im Speicher abgelegt.

Um diesen ersten Abdruck mit der nachfolgenden Aufnahme des FGP-Registrats in

Technischer Teil

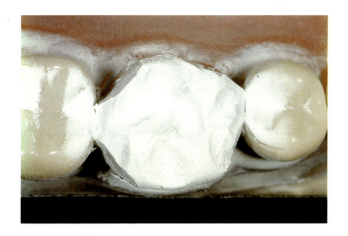

Abb. 42 Zur Aufnahme bereiter FGP.

Die auf dem Wachsregistrat festgehaltenen Bahnen werden mit der Aufnahme der Präparation ausgerichtet, indem die Nachbarn als Landmarken verwendet werden. Dadurch läßt sich das okklusale Profil nach funktionellen Gesichtspunkten gestalten.

Deckung bringen zu können, ist es notwendig, anhand der Nachbarn mesial und distal einen Bezug zu schaffen. Diese Bereiche werden in beiden Aufnahmen erfaßt und können zur Überlagerung herangezogen werden. Dann wird der optische Abdruck der mit Wachs gefüllten Präparation mit einem zentrischen oder Laterotrusionsregistrat vorgenommen.

Ist der Zustand des Reliefs der Okklusalfläche gefüllt oder ungefüllt als Vorlage brauchbar, so kann diese vor der Präparation mit dem optischen Abdruck aufgenommen und überlagert werden.

Die Überlagerung muß in drei Dimensionen geschehen, was grundsätzlich die Handhabung von sechs Freiheitsgraden bedingt. Die Verschiebungen sind vom Rechner relativ leicht, die Verkippungen nur mit Aufwand und zusätzlichen Rundungsfehlern zu meistern. Glücklicherweise ist durch den telezentrischen Strahlengang der Maßstab konstant.

Wenn die erste Aufnahme vom Zahnarzt mit Hilfe der Zeichenkugel durch Umrißlinien abgegrenzt wird, so steht diese Grenzlinie für die zweite Aufnahme als Zielvorrichtung zur Verfügung (Abb. 40). Wird anschließend die Aufnahme vom FGP-Registrat gemacht, kann der Zahnarzt die Kamera mit den Umrißlinien und den Nachbarreferenzen als Zielvorrichtung ausrichten. Dies braucht nur grob zu geschehen ($\pm 10°$, Abb. 41), die Feinjustierung kann der Rechner übernehmen, da sich in diesem Bereich die zur Berechnung der Rotationen notwendigen Winkelfunktionen linearisieren lassen.

Die Fusion der beiden Aufnahmen geschieht schließlich an der Nahtstelle, die durch die okklusale Präparationsgrenze und die Randleiste(n) festgelegt ist.

Die an dieser Stelle angedeuteten Möglichkeiten stellen eine Weiterführung des CEREC-Grundprinzips dar, wobei nach wie vor die räumliche Koordination des Zahnarztes die Rechenleistung der Maschine ergänzt.

Andere rechnergestützte Methoden

Seit 1971 sind eine Reihe von Verfahren bekannt geworden. Drei typische Konzepte, die Holodontographie nach Altschuler, das System Duret und das Konzept Rekow/Erdman werden kurz besprochen. Außerdem wird auf die Arbeiten weiterer Autoren verwiesen, deren Entwicklungsstatus uns nicht näher bekannt ist:

Barrut L., Becker G. und Weiden, H., Caudill R., Fujita T. et al., Heitlinger P., Holler W. et

Andere rechnergestützte Methoden

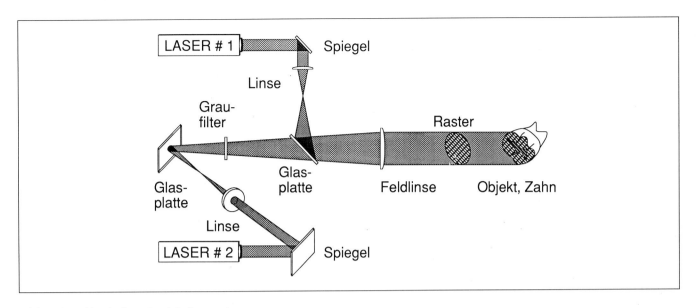

Abb. 43   Altschulersche Meßanordnung.

Jede Laserquelle erzeugt für sich ein Raster, welches durch Interferenz der Wellenfronten, die von den Oberflächen der jeweiligen halbdurchlässigen Glasplatte reflektiert werden, entsteht. Die Raster liegen rechtwinklig zueinander und erlauben so, die durch das Objekt entstehende Verzeichnung in räumliche Daten umzurechnen. Der Zahn wird dabei unter einem Winkel von beispielsweise 45° photographiert. N. B.: Auch hier ist, zumindest projektorseitig, für Telezentrizität gesorgt (Altschuler, 1975).

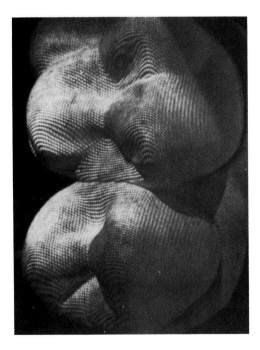

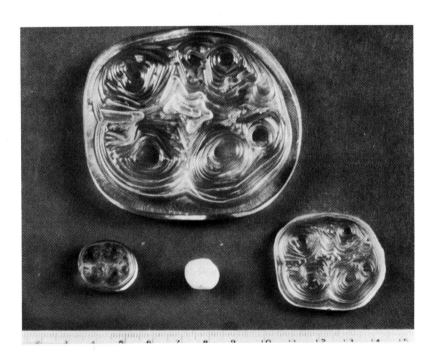

Abb. 44   Auf den Zahn projiziertes Muster.

Die Anordnung aus Abbildung 43 läßt zwei sich unter 90° schneidende Raster entstehen, deren Verzeichnung die Berechnung der Oberflächenkontur ermöglicht.

Abb. 45   Aus Acrylglas gefrästes Zahnrelief.

Die mit der obigen Anordnung gemachten Aufnahmen werden ausgewertet, und Konturlinien werden generiert. Anhand dieser Linien läßt sich eine Werkzeugbahn berechnen, so daß Replika in verschiedener Größe gefertigt werden können.

al., Kanazawa E. et al., Mushabac D. R., Swinson W. E., Wedendal et al. und Willer J. und Steinbichler H.

Holodontographie nach Altschuler

Hier handelt es sich um die erste Beschreibung eines Verfahrens, welches eine rechnergestützte Restauration ermöglicht.

Ein 1971 verfaßter Bericht führt aus, daß die Entwicklung der Laserholographie die Arbeitskonzepte und technischen Abläufe der zukünftigen Zahnheilkunde beeinflussen könnte. Beispielsweise sei es denkbar, daß durch die Modifikation und Kombination existierender Laser, der Holographie und Computertechnologie für den intraoralen Gebrauch individuelle „tooth-prints" direkt per Computer verarbeitet werden könnten. So könnte das Gebiß zum Zwecke der zahnärztlichen Untersuchung, aber auch zur forensischen Identifikation und zur prothetischen, rekonstruktiven Zahnheilkunde registriert werden. Eine weitere Anwendung wäre die computergestützte Fabrikation von Zahnkronen mit Hilfe von Konturhologrammen (Abb. 43 und 44).

Für die Fertigung von Kronen und Brücken sieht Altschuler folgendes Vorgehen: Ein Konturhologramm eines für eine Krone präparierten Zahnes könnte dazu benutzt werden, um die Information zu erlangen, die es dem Computer ermöglicht, eine Maschine zu steuern, um aus einem Stück Gold eine Zahnkrone auszufräsen (Abb. 45). Die Konturlinien würden im 25-µm-Abstand angeordnet, um eine genügende Genauigkeit zu erhalten.

Die computergestützte Präzisionsfräsmaschine würde die teuren Gußtechniken im Dentallabor ablösen und auch die Unexaktheiten ausschalten, welche bei der konventionellen Abdrucknahme entstehen. Die Maschine würde sowohl die internen als auch die externen und okklusalen Oberflächen ausarbeiten.

Die Informationen über die korrekte Okklusionsgestaltung könnte durch ein Hologramm von der Gegenzahnreihe oder von einem Hologramm eines funktionellen Registrates der zentrischen und lateralen Kieferbewegungen erhalten werden. Ein oder zwei zentrale Dentallabors könnten dann alle Zahnkronen und Brücken für das betreffende Land fabrizieren. Auch die Herstellung von Prothesenplatten aus Acrylatwerkstoff wäre auf diese Weise denkbar. Die Altschulerschen Ideen sind nach unserem Wissen nicht über den experimentellen Zustand hinausgekommen.

System Duret

Die französische Methode blickt auf eine lange Geschichte zurück. Ziel des Verfahrens ist das computergestützte Erstellen von Zahnersatz im weitesten Sinne. Das System ist aber hauptsächlich auf die Konstruktion und Fertigung von Kronen ausgerichtet.

Ursprünglich wurde versucht, mit Lasern die Präparation holographisch zu vermessen. Heute präsentiert sich das Verfahren bezüglich der Abtastmethode prinzipiell sehr ähnlich wie die optische Vermessung beim CEREC-System.

Im Unterschied zu diesem wird aber bei der Methode nach Duret die Präparation aus verschiedenen Blickrichtungen aufgenommen und abgespeichert. In der Regel wird mit einer bukkalen, einer lingualen, je einer approximalen und einer Aufnahme des Reliefs der Antagonisten gearbeitet. Um die Gestaltung der Okklusion zu erleichtern, kann zusätzlich eine Aufnahme des Schlußbisses von lateral registriert werden. Die verschiedenen Bilder werden anschließend im Rechner korreliert, um den Abdruck dreidimensional zu berechnen. Um diesen Vorgang zu erleichtern, plaziert der Zahnarzt vor der Aufnahme einige spezielle „Klammern" um die Präparation, die als Referenzmarken dienen.

Am Bildschirm wird anhand einer der gewählten Ansichten durch manuelle Eingaben mittels einer Maus die zervikale Begrenzung der Präparation umrissen. Mit Daten aus einer Zahnbibliothek wird dann eine synthetische Krone auf den vermessenen Stumpf konstruiert. Diese paßt sich an die Präparation an, indem ein Fügespalt für den Zement einkalkuliert wird.

Die Randverhältnisse können anhand frei wählbarer Schnitte verifiziert und nötigenfalls editiert werden.

Die gesamte Außenkontur läßt sich in allen Bereichen frei modellieren. Schließlich stehen verschiedene Modelle zur Gestaltung der Okklusion zur Verfügung.

Die Krone wird aus Dicor® oder Aristee®, einem faserverstärkten Spezialkomposit, geschliffen. Die verwendete Maschine führt das Werkzeug in drei Achsen und ist in der Lage, den Rohling 180° um seine Achse zu wenden. Acht verschiedene Schleifer können mit einem Revolver automatisch gewechselt werden.

Auf die maschinell gefertigten Kronen wird eine Farbglasur aufgebrannt oder die Krone mit Farbschichten hinterlegt. Das Einsetzen erfolgt mit konventionellem Zement.

Die gesamte Einrichtung kann in einer Praxis installiert werden, wobei für Konstruktion und Fertigung ein separater Raum empfohlen wird. Als weitere Einsatzmöglichkeit bietet sich an, nur die Aufnahmestation in der Praxis zu plazieren und die Meßdaten per Modem an ein Zentrallabor zur Bearbeitung zu übermitteln.

Konzept Rekow/Erdman

Auch die Methode, die sich bei Dr. Dianne Rekow an der University of Minnesota in Entwicklung befindet, besteht grundsätzlich aus den gleichen Systemkomponenten wie diejenigen der anderen Methoden.

Die Aufnahme geschieht hier allerdings mittels einer Kleinbildkamera, die mit einem speziellen Vorsatz ausgerüstet ist. Damit wird ein Stereo-Bildpaar von der Präparation im Munde erstellt.

Das Bildpaar wird anschließend in einem Scanner, der ähnlich wie ein Faksimilegerät arbeitet, mit sehr hoher Auflösung digitalisiert. Die derart gespeicherten Ansichten lassen sich durch ein räumliches Korrelationsprogramm zu einem dreidimensionalen Objekt umrechnen.

Da auch dieses System primär auf die Fertigung von Kronen ausgerichtet ist, besteht eine umfangreiche Datei, die Standard-Morphologien beinhaltet. Diese Standardformen lassen sich in die zu rekonstruierende Zahnreihe eingliedern, wobei auch die Artikulation mit berücksichtigt werden soll.

Zur Bearbeitung sollen sämtliche dentalen Materialien gelangen. Die Schleifmaschine ist zudem mit fünf Achsen bestückt.

Das System ist vor allem für die Zusammenarbeit mit einem zentralen Labor gedacht. Die notwendige Investition seitens des Zahnarztes wird dadurch minimal.

Bibliographie

1. Altschuler B. R.: Holodontography: an introduction to dental laser holography SAM-TR-73-4, Report #AD 758191, USAF School of Medicine (AFSC), Brooks Air Force Base, 1973

2. Altschuler B. R., Taboada J. and Altschuler M. D.: topographic comparator. US Pat #4 294 544, 1981

3. Barrut L.: Verfahren und Vorrichtung zum maschinellen Sanieren oder Korrigieren mindestens eines Zahnes oder zum maschinellen Vorbereiten eines Zahnes für eine festsitzende prothetische Restaurierung und zum maschinellen Herstellen der festsitzenden prothetischen Restaurierung. Pat. DE 32 03 937 C2, 1985

4. Becker G. und Weiden H.: Verfahren und Vorrichtung zur Herstellung eines Kronenteiles. Offenlegungsschrift DE 30 03 435 A1, 1981

5. Biemann L. H.: Three-dimensional machine vision. Photonics Spectra 22:81–92, 1988

6. Brandestini M. und Mörmann W.: Verfahren und Vorrichtung für die verwendungsfertige, formgestaltende Herstellung individuell passender Zahnrestaurationskörper. EPA 85 113 113.6, 1985

7. Brandestini M. und Mörmann W.: Rasche Zahnfüllungen per Computer, Neue Zürcher Zeitung, Nr. 227, S. 65, 1986

8. Brandestini M. und Mörmann W.: Verfahren und Vorrichtung zur Bestimmung und Darstellung der dreidimensionalen Gestalt von präparierten Zähnen. EPA 0 250 993, 1987

9. Butcher G. W. and Stephens C. D.: The reflex optical plotter. Br Dent J 151:304–305, 1981

10. Caudill R.: Computer-integrated dentistry. New Harbour Academy of Dentistry, 1988

11. Creath K.: Phase-measurement interferometry techniques. In: Wolf, E. ed Progress in optics. Elsevier, Amsterdam 1981; 351–393

12. Duret F.: CAD / CAM in dentistry. J Am Dent Assoc 117:715–720, 1988

13. Duret F., Termoz C. et Michallet E.: Procédé de réalisation d'une prothèse. EP 0 040 165, 1985

14. Fujita T. M., Yamamura H., Watanabe Y. et al.: Preliminary report of construction of prosthetic restorations by means of CAD and NC machine tools. Bull Kanagawa Dent Coll 12:79–80, 1984

15. Heitlinger P.: Verfahren zur Herstellung von Zahnersatz und Vorrichtung zur Durchführung des Verfahrens. Offenlegungsschrift DE 2936847, 1979

16. Holler W., Windischbauer G., Cabaj A. und Keck G.: Moiré-Topographie zur Darstellung von Zahnoberflächen. Biomed Techn 23:213–214, 1978

17. Kanazawa E., Sekikawa M. and Ozaki T.: Three-dimensional measurements of the occlusal surfaces of upper molars in a dutch population. J Dent Res 63:1298–1301, 1984

18. Mikhail E. M.: Chapters 17–19. In: Moffit E. H. ed: Photogrammetry. Harper & Row, Philadelphia 1980; 579–582.

19. Mörmann W. und Brandestini M.: Verfahren zur Herstellung medizinischer und zahntechnischer alloplastischer endo- und exoprothetischer Paßkörper. EP 0 054 785, 1981

20. Mörmann W. und Brandestini M.: Rohling zur Herstellung zahntechnischer Formteile. EP 0 160 797, 1988

21. Mushabac D. R.: Dental probe. US Pat #4,182,312, 1980

Bibliographie

22. Rekow E. D.: Computer-aided-design and manufacturing in dentistry: a review of the state of art. J Prosthet Dent 58:12–516, 1987
23. Rekow E. D.: Prostheses by computer. NY State Dent J 54:21–23, 1988
24. Swinson W. E.: Dental fitting process. US Pat #3,861,044, 1975
25. Takasaki H.: Moiré topography. Appl Optics 9:457–1472, 1970
26. Willer J. und Steinbichler H.: Abdruckloses, optisches Verfahren zur Erfassung und Wiedergabe präparierter Zahnformen ZWR 97:240–242, 1988
27. Williams A. G.: The Switzerland and Minnesota developments in CAD/CAM. J Dent Pract Adm 4:50–55, 1987
28. Young J. M. and Altschuler B. R.: Laser holography in dentistry. J Prosth Dent 38:216–225, 1977

2. Kapitel

Anwendungstechnischer Teil

Tutorial Step by Step

Allgemeine Präparationsregeln

Die wesentlichen Konstruktionsmerkmale werden anhand von Schemazeichnungen erläutert und die Gestaltung der Boden- und Wandpartien gezeigt. Auf ungeeignete Präparationsformen wird hingewiesen. Die Präparation berücksichtigt folgende Erfordernisse:

1. Optisches Abtastverfahren „Optischer Abdruck"
2. Rechnergestützte graphische Konstruktion
3. Vollautomatische Fertigung mit der 3-Achsen-Schleifmaschine

Kastenpräparation

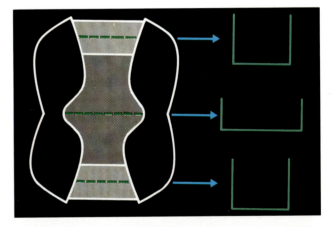

Abb. 1   Zum Erlernen der CEREC-Methode werden die Kavitäten am besten kastenförmig mit flachem Boden und geraden, senkrechten Wänden präpariert. Die Kavitäten können grazil oder ausgedehnt sein. Das Verfahren ist von der Kavitätengröße unabhängig. Vorteilhaft ist, daß die CEREC-Methode nicht von einer okklusal divergierenden Präparationsform abhängt.

Zylindrische Instrumente

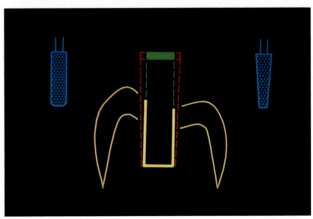

Abb. 2   Mit zylindrischen Instrumenten kann an inneren Höckerabhängen parallelwandig substanzsparend präpariert und ein markanter Kantenwinkel erzeugt werden.

Konstruktionsprinzip

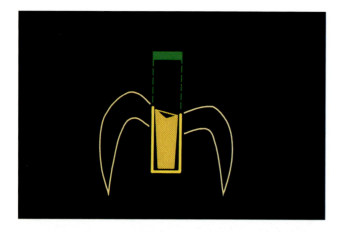

Abb. 3   Das Inlay wird in die Kavität hineinkonstruiert. Die Öffnung der Kavität, die Kavitätenränder und die Bodenfläche bestimmen im wesentlichen die Konstruktion. Bei parallelen Wänden entsteht ein leicht konischer Inlaykörper.

Okklusale Kante

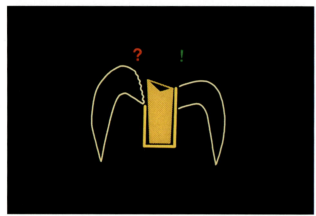

Abb. 4   Am besten eignen sich Kavitäten mit scharf präparierten Rändern, die im optischen Abdruck eindeutig erkennbar sind. Unklare Kanten sind im optischen Abdruck genauso schwer interpretierbar wie auf dem klassischen Abdruck und machen die automatische Wand- und Kantenfindung unmöglich.

Okklusale Wand

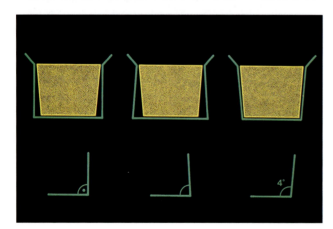

Abb. 5   Die okklusalen Wände können
- parallelwandig senkrecht
- nach okklusal konvergent
- oder leicht divergent

gestaltet werden. Dadurch ist bei Erstversorgungen und bei Zweitversorgungen, beispielsweise beim Ersatz von Amalgam, eine substanzsparende Präparation möglich. Unterschnitte werden beim optischen Abdruck nicht registriert. Die Öffnung der Seitenwände gegen okklusal mit einem Wandwinkel von ca. 4° bietet optimale Fügebedingungen. Hierzu ist aber die perfekt geradwandige Präparation ohne Variationen des Wandwinkels erforderlich.

Allgemeine Präparationsregeln

Ungeeignete Formen

Abb. 6   Folgende Formen sind ungeeignet:
- Randschrägungen und Wandwinkelungen
- Wandkonvexitäten
- Wandstufen

Solche Kennzeichen erschweren die optische Abdrucknahme, die exakte automatische Wand- und Kantenfindung wie auch eine klare Ausführung der Konstruktion. Wandfehler lassen sich okklusal durch eine leicht unter sich gehende Präparation vermeiden.

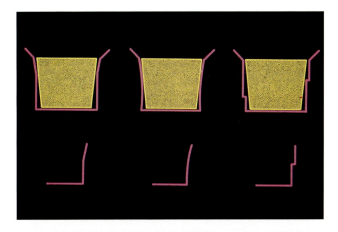

Welligkeit

Abb. 7   Günstige Voraussetzungen für die Bodenkonstruktion bietet die flache Gestaltung des okklusalen Bodens. Welligkeit kann dazu führen, daß das Inlay okklusal übersteht. Hierfür ist die Mittelung der Bodendaten zwischen den gegenüberliegenden Wandfußpunkten zur Berechnung der Inlayunterseite verantwortlich. Ein ungleichmäßiges Bodenprofil kann mit einer Glasionomerzementunterfüllung ausgeglichen werden.

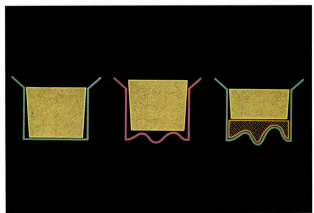

Konvexität

Abb. 8   Ein insgesamt konvexes Bodenprofil bewirkt das Aufsitzen des Inlays. Die oben erwähnte Konstruktionsweise des Bodens ist zu berücksichtigen. Das zirkumferenzielle Formschleifen mit einer diamantierten Scheibe von 30 mm Durchmesser erlaubt keine in das Inlay einspringende Formen. Der gleiche Effekt liegt bei Treppen und Stufen vor. Diese können am besten mit Hilfe einer Unterfüllung ausgeglichen werden.

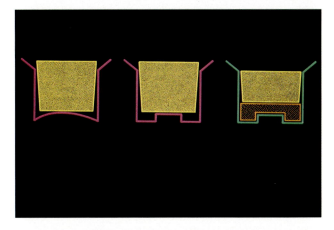

Exkavation

Abb. 9   Zentral tiefer liegende Bodenbereiche stören die Konstruktion nicht. Sie bedingen eine Konvexität auf der Seite des Inlays. Diese wird entsprechend dem registrierten Bodenprofil konstruktiv angepaßt und kann in der einfachen Form durch die Scheibe gefertigt werden. Zentral liegende Stufen werden überdeckt. Generell bewährt es sich, den schadensgerecht und substanzschonend präparierten Boden mit der Unterfüllung auszugleichen, weil die dreidimensional richtige Beurteilung unregelmäßiger Formen am Anfang schwierig ist.

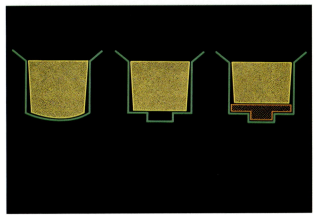

Ebene Gestaltung

Die ebene Gestaltung aller Anteile des Bodens und der Wände ergibt klare Kavitätenformen. Diese sind im optischen Abdruck gut beurteilbar. Sie kommen den Erfordernissen der computergestützten Konstruktion und der Abwicklung des automatischen Schleifprozesses entgegen.

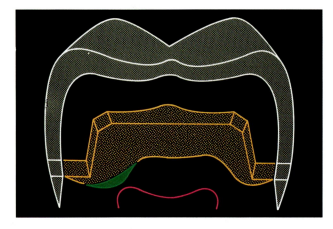

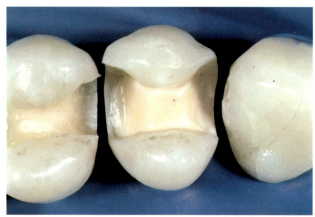

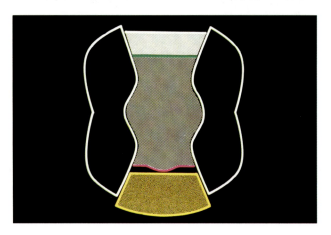

Unterfüllungsmaterialien

Abb. 10   In tiefen, pulpanahen Kavitätenabschnitten empfiehlt es sich, lokalisiert einen hart abbindenden Kalziumhydroxid-Liner zu applizieren. Die Menge dieses Materials sollte gering und die Schicht dünn sein, weil diese Materialien keine dauerhaft harte Unterlage gewährleisten. Dieses Material und das gesamte Bodendentin wird bei sehr tiefen Kavitäten mit einer aufbauenden Unterfüllung aus einem Glasionomerzement (GIC) überdeckt. Nach dem Abhärten des Unterfüllungsaufbaues wird dieser mit einem rotierenden Instrument, dem zylindrischen Finierdiamanten mit 40 μm Korngröße, nachgearbeitet.

GIC-Liner

Abb. 11   In mittleren Kavitäten mit klar geschnittenen Böden und Wänden kann auch ein GIC-Liner verwendet werden. Bei richtiger Mischtechnik lassen sich diese in geringer Dicke von ca. ≤ 0,5 mm applizieren. In diesem Fall sollte das gesamte Boden- und Wanddentin der Kavität mit dem GIC-Liner abgedeckt werden. GIC-Materialien sind während des Abbindens (ca. 3–4 min) gegen Feuchtigkeit und danach gegen Austrocknung empfindlich. Die Kavität ist während der Herstellung des Inlays mit einem feuchten Wattepellet gegen Austrocknung zu schützen. Die Kavitätentiefe soll im okklusalen Bereich unter Berücksichtigung des Fissurenreliefs eine Inlaystärke von mindestens 1 Millimeter Dicke gewährleisten.

Konvexitäten, pulpo-axiale Wand

Abb. 12   Alle quer zur mesiodistalen Konstruktionslängsachse des Inlays verlaufenden Wände werden am getreuesten rekonstruiert, wenn sie keine Partien enthalten, die von der Schleifscheibe nicht ausgearbeitet werden können. Bei Belassung konvexer Ausbauchungen bei der Präparation oder beim Trimmen der Unterfüllung an den pulpo-axialen Wänden kann die dazugehörige Konkavität an der entsprechenden Inlaywand von der Schleifscheibe nicht ausgeschliffen werden. Dies führt, wie in der Abbildung gezeigt, zu einem Aufsitzen des Inlays.

Allgemeine Präparationsregeln

Schräge pulpo-axiale Wandteile

Abb. 13 Diese bilden am Inlay einen Innenwinkel, der ebenfalls nicht mit der Scheibe ausgearbeitet werden kann. Solche Partien können beim Legen der Unterfüllung entstehen. Sie werden im Bereich der schräg stehenden Wand durch gerade Verbindung der linken und rechten Bodengrenzlinie ausgeschliffen und sitzen dann dort auf.

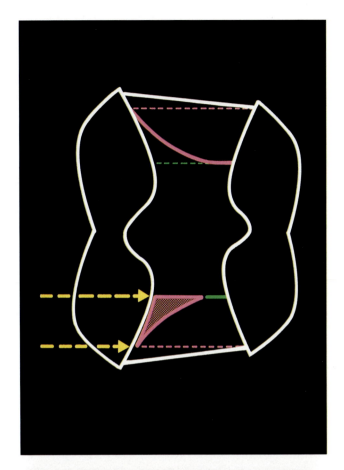

Schräge Innenkante

Abb. 14 Nur der Teil des approximalen Kastens, der in den Abbildungen außerhalb der durch Pfeile (Schleifrichtung) gekennzeichneten schrägen Wandpartie steht, wird vollständig entlang dem zervikalen Boden ausgeschliffen, der keilförmige Anteil bildet (rote Partie) an der Inlayunterseite einen schräg stehenden Innenwinkel, der von der Scheibe bei der Rotation des Inlays um die Inlaylängsachse nicht gefertigt werden kann. Die schräge okkluso-axiale Kante wirkt sich wie eine Bodenkonvexität aus, auf der das Inlay aufsitzen wird. Es ist empfehlenswert, die Unterfüllung auf solche Unregelmäßigkeiten zu überprüfen und diese zu entfernen.

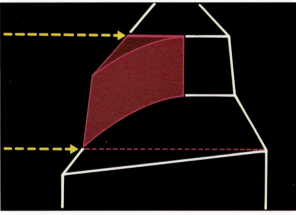

Unterschnitt, laterale Kastenwände

Abb. 15 Approximal können die lateralen Wände senkrecht oder mit leichtem Öffnungswinkel gegen okklusal gestaltet werden. Werden von der vorausgehenden Präparation (Amalgam) in diesem Bereich zufällig oder absichtlich, aus Gründen der Substanzerhaltung, Unterschnitte in Kauf genommen, so kann dieses Inlay trotzdem konstruiert und eingesetzt werden. Die entstehenden Unterschneidungen ergeben eine Verbreiterung der Zementierungsfuge im lateralen Bereich.

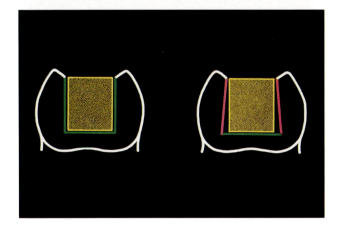

Tutorial Step by Step

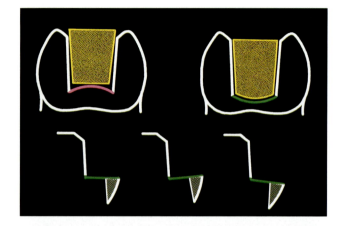

Zervikale Stufe: Verlauf, Stufenwinkel

Abb. 16 Der Boden im Bereich der zervikalen Stufe soll ohne Konvexitäten gegen okklusal präpariert sein. Diese führen zum Aufsitzen und Überstehen des Inlays. Konvexitäten der zervikalen Stufe entstehen unmerklich bei der Präparation von breiten approximalen Kästen, wenn der Präparationsdiamant leicht geneigt wird, um den seitlichen Kastenwänden den Öffnungswinkel gegen okklusal zu geben. Der Winkel der Stufe soll nicht kleiner als 90° sein, um Schmelzfrakturen und Schmelzausbrüche in diesem Bereich zu vermeiden. Wegen der Irregularität des Schmelzprismenverlaufes ist eine „ideale" Neigung der Schmelzstufe praktisch unmöglich; alle drei gezeigten Stufenkonfigurationen sind herstellbar.

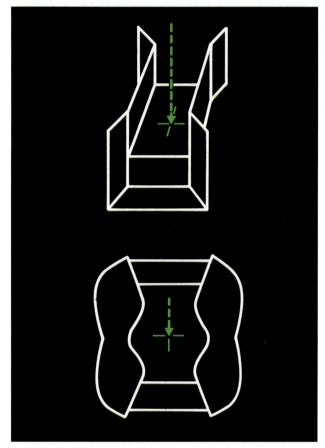

Einschubachse

Abb. 17 Die senkrechte Präparation der okklusalen und approximalen Wände ist substanzschonend und schafft die beste Voraussetzung für die Beurteilung des Kamerablickwinkels und dessen Ausrichtung entsprechend der idealen Einschubachse. Durch die allseits vertikale Präparation der Wände ist die Einschubrichtung eindeutig definiert. Es empfiehlt sich, die gewohnte Inlaypräparationstechnik auf diese Bedingungen einzustellen und auch darauf zu achten, daß möglichst geradlinig vom Boden bis zum okklusalen Rand aufsteigende Wände erzeugt werden.

Extremer Öffnungswinkel

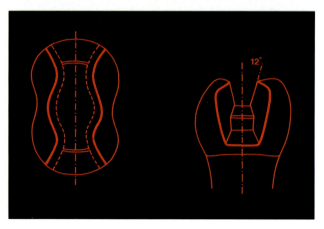

Abb. 18 Erst in einem zweiten Übungsschritt sollen die proximal-lateralen Wandwinkel wieder leicht geöffnet werden, wobei die zuvor festgelegte Einschubrichtung möglichst erhalten bleibt. Extreme Öffnungswinkel weiten die Kavität unnötig aus und erschweren die automatische Kantenfindung. Sie sind deshalb unbedingt zu vermeiden (rot = stop, vermeiden).

Allgemeine Präparationsregeln

Mäßiger Öffnungswinkel

Abb. 19 Mäßige Öffnungswinkel in der gesamten Kavität können angewendet werden, stellen aber bei Erstversorgungen und bei Zweitversorgungen von Amalgamkavitäten nicht die optimale zahnhartsubstanzschonende Präparation dar (gelb = gangbar, nicht optimal).

Zahnsubstanzschonende MOD-Kavität

Abb. 20 Bei Erstversorgung mäßig kariöser MOD-Läsionen soll möglichst viel gesunde Zahnhartsubstanz geschont werden. Dies ist mit okklusal parallelwandiger bzw. unter sich gehender Präparation möglich; approximal kann parallelwandig oder mit leichtem Öffnungswinkel präpariert werden. Die leichte Konizität der approximalen Wände zentriert das Inlay und reduziert den lateralen Fügespalt (grün = optimal).

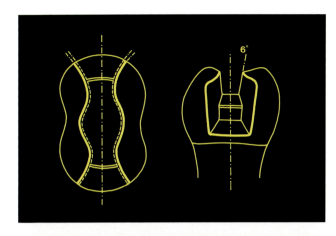

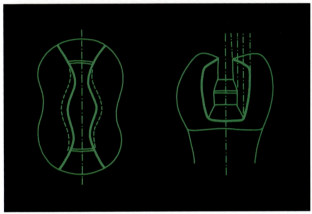

Vorbereitung: Optischer Abdruck

Klinische Bedingungen

Neben der exakten Präparation ist die Beherrschung des Arbeitsfeldes im Munde erforderlich. Hierzu gehört die mundhygienische Vorbereitung bis zur Herstellung der Entzündungsfreiheit des marginalen Parodonts (1). Bei proximal tiefen Läsionen kann die Freilegung der Präparationsränder (2) durch Papillektomie erforderlich sein. Das gesamte Arbeitsfeld ist durch absolute Trockenlegung mit Kofferdamm gegen Exsudat, Blut, Speichel und Atemfeuchtigkeit zu isolieren (3).

CEREC-Puder

Abb. 21 Die Kavität muß zur Abtastung mit einer dünnen, opaken Puderschicht bedeckt werden, die eine gleichmäßige Streuung des Lichtes bewirkt und Blendeffekte ausschließt. Dies ist die Voraussetzung für ein kontrastreiches Vermessungsbild und die optische Vermessung. CEREC-Puder besteht im wesentlichen aus Titandioxid, welches eine optimale Lichtstreuung garantiert.

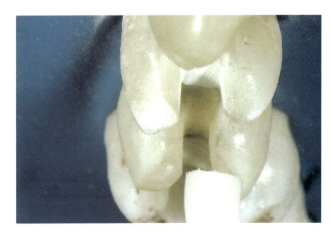

Tutorial Step by Step

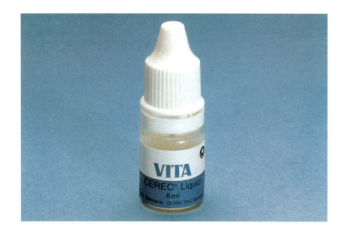

CEREC-Liquid

Abb. 22   Die Puderpartikeln werden mit einer Flüssigkeit zur Haftung auf dem Schmelz gebracht, auf dem sie sonst nicht genügend haften würden. Das CEREC-Liquid, eine wäßrige Polysorbatlösung, ist der abspülbare Haftvermittler für den Puder.

Liquid-Applikation

Abb. 23 und 24   Das Liquid wird mit dem Pinsel aufgetragen und dann mit dem Luftbläser zu einer dünnen Schicht ausgeblasen. Es dürfen keine Ansammlungen von Liquid belassen werden.

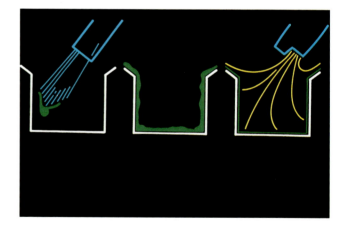

Puderapplikation

Abb. 25   Der CEREC-Puder wird mit Hilfe von (fluorkohlenwasserstofffreiem) Treibgas verblasen. Der Puder füllt die untere Hälfte der Vorratsflasche und wird durch den eintretenden Gasstrom verwirbelt. Die Puderflasche ist frei schwenkbar befestigt und soll stets senkrecht ausgerichtet sein, um eine optimale Verwirbelung zu gewährleisten. Der Puder tritt dann durch die Kanüle aus. Die Kanüle ist drehbar und kann so auf alle Kavitätenabschnitte im OK und UK ausgerichtet werden.

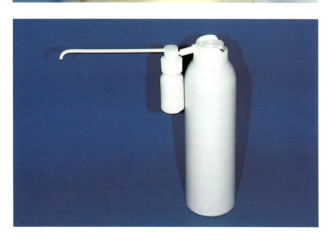

Allgemeine Präparationsregeln

Applikationsrichtung

Abb. 26 Wesentlich ist es, mit dem Puder alle Rand- und Kantenbezirke einzudecken. Es empfiehlt sich, die Kanüle direkt auf die Ränder und Kanten zu richten. Das direkte Beblasen des Bodens kann eine zu dicke Puderschicht erzeugen, die zur Paßungenauigkeit führen würde. Puderüberschüsse können mit der Preßluft des Luftbläsers wieder entfernt werden.

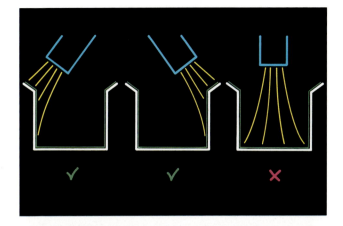

Demarkierung der zervikalen Stufe

Abb. 27 Die zervikalen und lateralen Kanten werden von proximal aus beschichtet. Liegt die zervikale Stufe auf gleicher Höhe mit dem Gingivarand, so kann der Puder die Grenzlinie zwischen den beiden Strukturen zudecken. Durch Abfahren der Stufe mit einer feinen Sonde oder durch laterales Ziehen am Kofferdam-Gummi wird sie wieder markiert. Vor der Einpuderung kann Zahnseide locker eingelegt werden, die danach wieder sorgfältig entfernt wird. Exsudation oder Speichelnässe beeinträchtigt die optischen Eigenschaften des Puders.

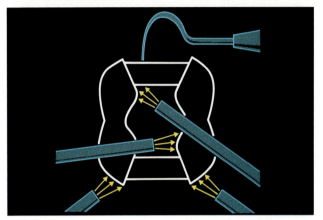

Beurteilung der Puderbeschichtung

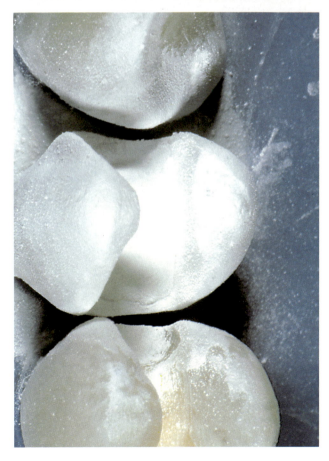

Abb. 28 Die okklusalen, lateralen und zervikalen Kavitätenränder stellen sich vollständig eingepudert, scharfkantig und frei dar. Die Kavität ist für den optischen Abdruck bereit.

Tutorial Step by Step

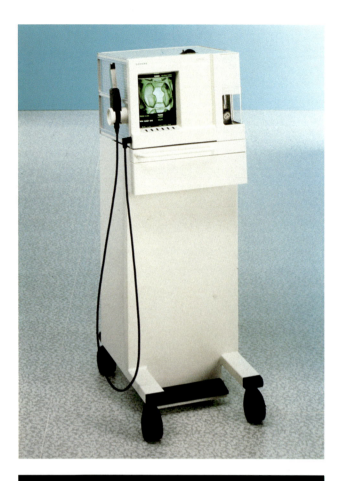

Optischer Abdruck

CEREC-Einheit

Abb. 29   Das CEREC-Gerät ist neben dem Behandlungsstuhl betriebsbereit (Betriebsanleitung) gerichtet. Es ist lediglich der elektrische Anschluß mit dem Netzstecker herzustellen. Die Zu- und Abfuhr von Wasser ist nicht erforderlich. Die Einheit ist mobil und kann so leicht in den verschiedenen Räumen einer Praxis benutzt werden.

ACQUIRE Aufnahmeprogramm

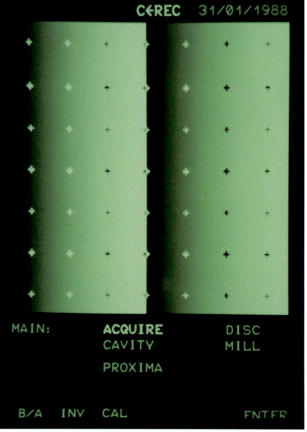

Abb. 30   Nach dem Einschalten des Gerätes kommt das Hauptmenü zur Darstellung. Im Hauptmenü wird mit der Zeichenkugel das Aktivierungsfenster auf „ACQUIRE" bewegt, dieses leuchtet auf und wird durch die Taste ENTER oder Antippen des Fußpedals geöffnet.

Allgemeine Präparationsregeln

Kamera und Monitor

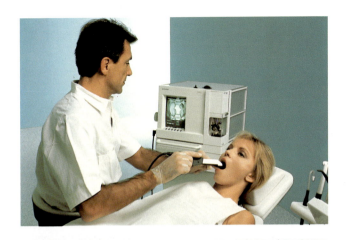

Abb. 31   Die Kamera wird aus ihrem Köcher an der rechten Geräteseite entnommen und über den Zahn mit der Kavität gehalten. Die exakte Ausrichtung der Kamera erfolgt erst, wenn sie eingeschaltet ist und das Videobild der Präparation auf dem Monitor beobachtet werden kann. Dies gelingt am besten mit bimanueller Abstützung. Die Koordination der Kameraführung mit dem Monitorbild bedarf einiger Übung.

TRACKING Bereitschaft zur Aufnahme

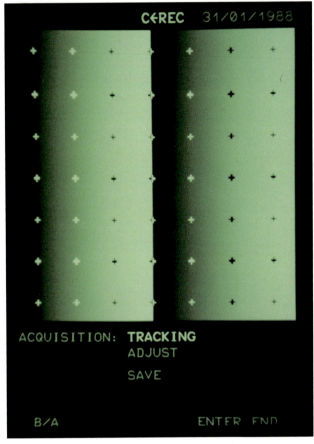

Abb. 32   ACQUISITION, das Aufnahmeprogramm, zeigt an, daß die Kamera aufnahmebereit ist, „TRACKING" ist aktiviert. In der folgenden Aufnahmephase wird die Kamera mit dem Fußpedal gesteuert, während der Zahnarzt sich auf die Ausrichtung der Kamera konzentriert. Anhand des gezeigten Monitorbildes läßt sich vor der optischen Abdrucknahme kontrollieren, ob die Bildhelligkeit und der Kontrast optimal eingestellt sind; dies ist im gegebenen Beispiel der Fall.

Abstützen der Kamera

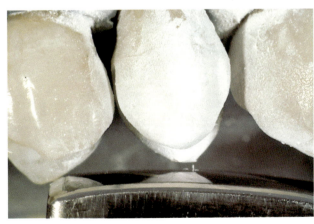

Abb. 33   Die Kamera kann in günstigen Fällen auf dem distalen Nachbarn des präparierten Zahnes abgestützt werden. Berührt die Optik gepuderte Oberflächen, so bleibt in der Regel Puder auf der Objektivoberfläche hängen und beeinträchtigt die Bildqualität. Die Objektivoberfläche ist kratzfest und kann mit einem mit Alkohol befeuchteten Tuch abgewischt werden.

Tutorial Step by Step

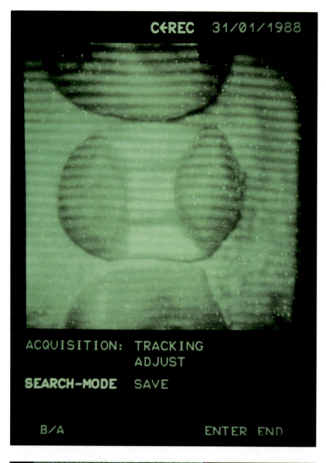

SEARCH-MODE Suchphase

Abb. 34 Durch Belasten des Fußpedals wird die Kamera eingeschaltet und das Videosuchbild erscheint auf dem Monitor, solange das Fußpedal gedrückt bleibt. Das Bild gibt während des Suchens nach der geeigneten Kamerablickachse die Bewegungen der Kamera wieder. Dem Videobild ist das zur Vermessung erforderliche Muster paralleler Streifen überlagert.

Schärfentiefe, Fokussieren

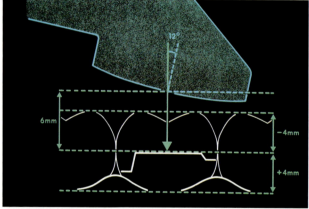

Abb. 35 Die telezentrische Optik hat eine Schärfentiefe von ca. 10 mm. Dies genügt, um tiefe Präparationen zu erfassen. Die scharfe Abbildung wird vom Abstand der Kamera zur Präparation bestimmt. Auf dem Monitor ist zu prüfen, ob sich die zervikalen Stufen und gleichzeitig auch die okklusalen Ränder mit genügender Schärfe darstellen. Das Zentrum der Schärfe wird am besten auf die mittlere Höhe der Kavität, z. B. auf den okklusalen Boden, ausgerichtet.

Anstellwinkel/Steilheit

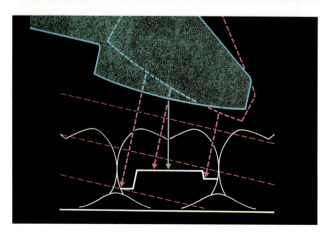

Abb. 36 Bei zu großem Anstellwinkel der Kamera bewegt sich die mesiale zervikale Stufe (links im Bild) aus dem Tiefenschärfebereich der Kamera heraus. Distal (rechts) wird bei der gezeigten zu steilen Anstellung die Randleiste des distalen Nachbarn über die zervikale Stufe projiziert. Dies führt zu einem ungenügenden „optischen Abdruck".

Allgemeine Präparationsregeln

Feineinstellung der Kamera

Abb. 37 Die Aufnahmerichtung soll sich mit der vom Zahnarzt präparierten Einschubachse der Inlaykavität decken. Die Blickrichtung im Bild ist leicht mesialexzentrisch. Am mesiopalatinalen Abhang des Prämolaren ist die Kontinuität der Puderschicht durch eine Berührung mit dem Kameraobjektiv zerstört. Wird ein Fehler an der Puderschicht festgestellt, so ist die vollständige Erneuerung zu empfehlen. Lediglich Nachpudern könnte eine zu dicke Puderschicht bewirken.

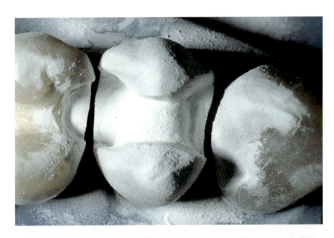

Lateral schräge Aufnahmeposition

Abb. 38 Wird die Kamera schräg gehalten (rechts, rot), so wird die objektivnahe Wand mit einem Unterschnitt registriert; die objektivferne Wand wird voll eingesehen, wodurch sich der okklusale Kantenwinkel dort ungünstig präsentiert und die automatische Kantenfindung erschwert ist.

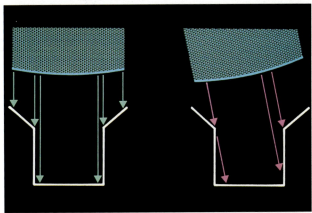

Mesiodistale Achse

Abb. 39 Dem Kameraobjektiv vorgelagert ist ein Tiefenmeßbereich von 10 mm (Abb. 35 und 36) auf einer Fläche von 14 × 14 mm. Dies ergibt einen Meßraum von 14 × 14 × 10 mm vor dem Objektiv. Die Position der Kamera bestimmt, welche räumliche Lage die Kavität im Meßraum der Kamera einnimmt. Die Orientierung in der Bildebene ist einfach, weil die Schleifachse praktisch mit der Längsachse der Kamera übereinstimmt und parallel zur Y-Koordinatenachse der Bildebene verläuft. Es ist sinnvoll, die Kamera so auszurichten, daß das Inlay möglichst gut in den achsenorientierten CEREC-Block paßt und alle Inlaypartien gut schleifbar sind.

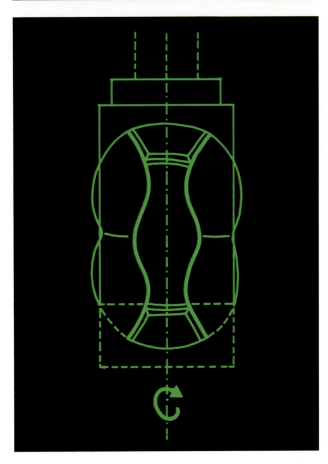

Tutorial Step by Step

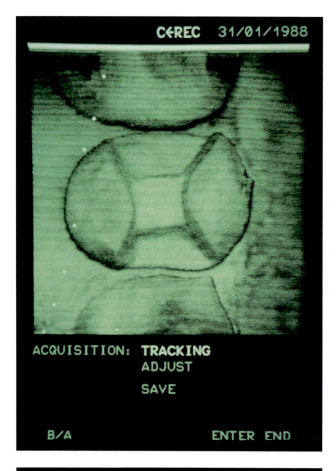

Auslösen des optischen Abdruckes

Abb. 40 Das Auslösen erfolgt durch Entlasten des Fußpedals. Verwacklungsfreie Aufnahmen sind während der 0,2 s dauernden Vermessung mit beidhändiger Abstützung der Kamera auf der Zahnreihe sehr gut möglich.

Beurteilung des „Optischen Abdruckes"

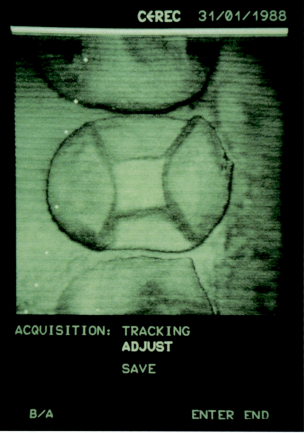

Abb. 41 Das zuletzt im Suchbild eingestellte Videobild liegt nach Ablauf der Vermessung als kontrastverstärktes Videostandbild vor. Dieses zweidimensionale Bild besitzt durch seine Grautonabstufungen einen pseudoplastischen Charakter, der als Zeichenunterlage sehr gut geeignet ist. Tatsächlich repräsentiert es den optischen Abdruck, weil jedem Flächenbildpunkt im Bildspeicher ein Z-Wert zugeordnet ist. Die im Grautonbild bestens erkennbaren Präparations-, Boden- und Wandbegrenzungen werden durch das Einzeichnen von Linien zum Bestandteil der räumlichen Inlaykonstruktion. Die genaue Erkennbarkeit der Präparationsränder, der Kanten und der Einschubrichtung ist deshalb wichtig. Liegen Fokussierfehler vor oder war die Ausrichtung der Kamera nicht korrekt, so kann die Vermessung durch sofortige Wiederholungen optimiert werden. War die Präparation unexakt, so wird diese korrigiert.

Allgemeine Präparationsregeln

ADJUST Helligkeitsskala

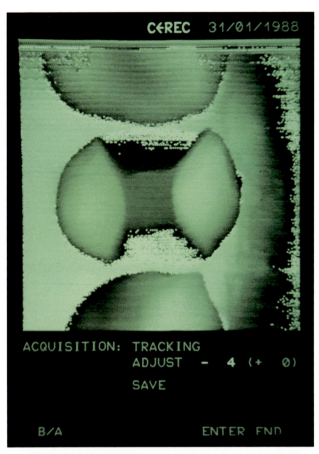

Abb. 42   Durch die Vermessung wurde für jeden der 254(X) × 254(Y) = 64 516 Bildpunkte auf dem Monitor ein Profilwert Z berechnet. Die numerischen Z-Werte werden in der Bildebene B für jeden Bildpunkt nach einer Hell-Dunkel-Skala mit 255 abgestuften Helligkeitswerten kodiert. Wegen der Periodizität der numerischen Z-Werte in einem Tiefenbereich von ca. 7 mm liegt der Periodensprung der Skala vom dunkelsten zum hellsten Wert häufig innerhalb des Höhenbereichs der Kavität. Für die korrekte Zuordnung der Z-Werte bei einer Konstruktion ist die kontinuierliche Höhenskalierung der Kavität erforderlich. Die Z-Wertskala muß somit adjustiert werden.

ADJUST Kontinuierliche Helligkeitswerte

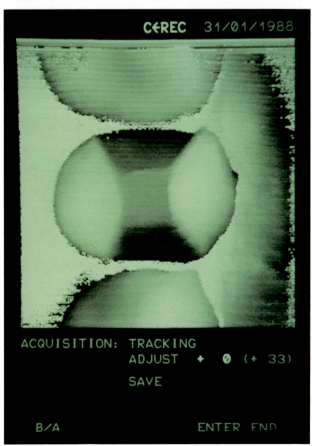

Abb. 43   Im Programmteil ADJUST wird die Helligkeitsskala durch Bewegen der Zeichenkugel in anterior-posteriore Richtung so lange verschoben, bis sich die Kavität in kontinuierlichen Helligkeitswerten präsentiert.

Tutorial Step by Step

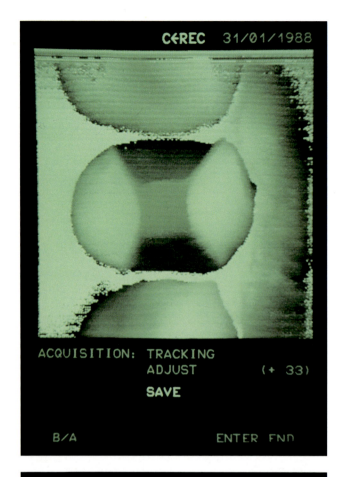

ADJUST/END Profilbildbearbeitung

Abb. 44 Die tiefliegenden Kavitätenteile sind jetzt dunkel und die Höcker hell kodiert. Die Justierung ist abgeschlossen. Der Benutzer muß dies durch Drücken der Taste END quittieren. Das Programm bietet dann den nächsten Schritt „SAVE" an, nämlich die Speicherung des bearbeiteten optischen Abdruckes, bestehend aus dem pseudoplastischen Videostandbild mit den X- und Y-Koordinaten der Bildpunkte und dem justierten helligkeitskodierten Profilbild mit den Z-Werten der Bildpunkte.

DISC-I/O, SAVING B

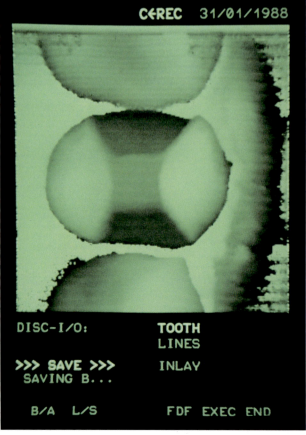

Abb. 45 „SAVE" wird durch Antippen des Fußpedals ausgelöst. Das DISC-I/O-Menü (DISC-Input/Output) erscheint, die Z-Werte werden als Profilbild unter „TOOTH" auf dem Disk gespeichert, im Bildspeicher sind sie in der Ebene B. Soll aus irgendwelchen Gründen der optische Abdruck doch noch einmal wiederholt werden, so kann über die Taste END ins Hauptmenü zurückgekehrt werden.

Konstruktion eines MOD-Inlays

DISC-I/O, SAVING A

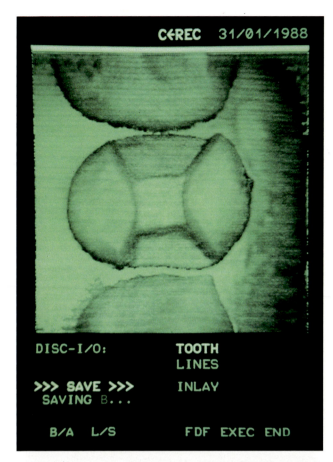

Abb. 46 Das Videobild in Bildebene A wird ebenfalls auf der Diskette gespeichert. Videobild (A) und Profilbild (B) sind im Bildspeicher deckungsgleich gespeichert und können über die Taste B/A aufgerufen werden.

Funktionstasten:

B/A	Bildebene B und A wechseln
L/S	LOAD/SAVE: LOAD = Laden von der Diskette in den Gerätespeicher
SAVE	Sichern vom Speicher auf die Diskette
FDF	Formatieren einer fabrikneuen Diskette
EXEC	Ausführen des gewählten Vorganges
END	Zurück ins Hauptmenü

Konstruktion eines MOD-Inlays

Hauptmenü CAVITY & PROXIMA

Die Konstruktion eines CEREC-Inlays erfolgt auf dem optischen Abdruck mit Hilfe der beiden Programmteile CAVITY & PROXIMA. In beiden sind manuell mit Hilfe der Zeichenkugel und dem Markierungskreuz [+] (Cursor) Konstruktionslinien zu setzen, die mit Unterstützung des Rechners automatisch ergänzt werden.

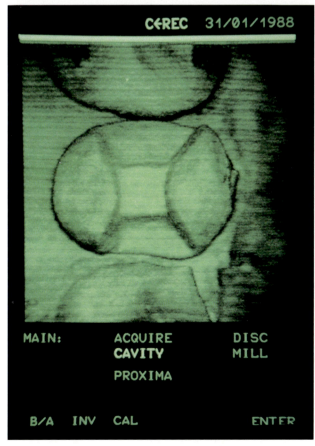

CAVITY Boden-Wandprogramm

Abb. 47 „CAVITY" leuchtet auf. Im CAVITY-Programmteil werden der Boden und die Seitenwände konstruiert. Der jeweils nächste Programmschritt wird durch die Betätigung des Fußpedals ausgelöst.

Tutorial Step by Step

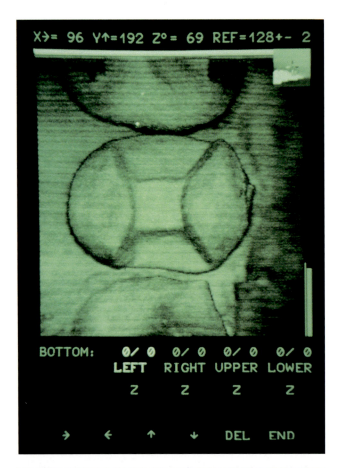

BOTTOM Bodeneingrenzung

Abb. 48 Der BOTTOM-Programmteil wird dargestellt. Der Benutzer umreißt den Kavitätenboden durch Eingeben von vier Grenzlinien LEFT, RIGHT, UPPER, LOWER (LINKS, RECHTS, OBEN, UNTEN). Bildschirmbezogene Richtungsbezeichnungen wurden gewählt, weil z. B. „bukkal" entsprechend der Körperseite auf dem Monitor rechts oder links dargestellt wird. Stets jedoch ist „UPPER" = distal und „LOWER" = mesial. „0/0 LEFT" für die linke Kavitätenboden-Begrenzung leuchtet als erste Aufgabe auf. Der Cursor ✛ taucht im Bereich der distalen Stufe auf.

0/0 LEFT linke Bodenlinie

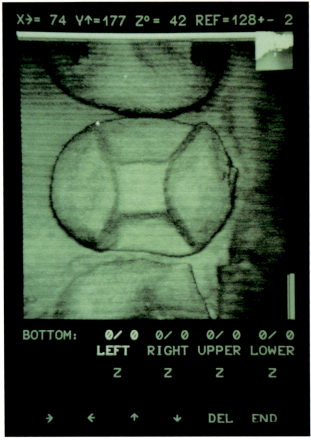

Abb. 49 Der Cursor ✛ wird mit der Zeichenkugel zur linken Kavitätenecke bewegt. Dabei geben in der Kopfzeile die Werte für X, Y und Z° für jede Cursorposition die Koordinatenwerte an. Im Bild betragen die Positionswerte X = 74, Y = 177, Z° = 42.

0/0: registriert die eingegebenen Cursorpunkte
0/ : vordere Zahl in X/Y-Ebene
 /0: hintere Zahl Eingaben in Z

1/0 LEFT Linker Anfangs-Eckpunkt

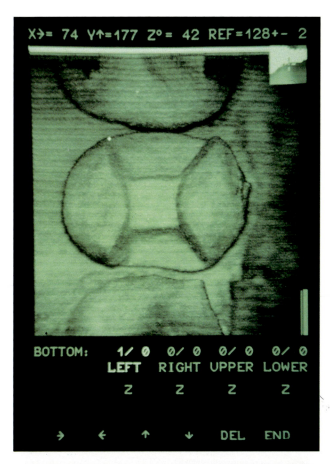

Abb. 50 Die Bodengrenzlinie startet und endet in einem Eckpunkt. Dieser legt die Inlayecke fest. Er soll eindeutig in der Ecke der zervikalen Stufe gesetzt werden. Cursorpositionen in der Wand und außerhalb der zervikalen Stufe sind zu vermeiden. Im Bild ist die Position korrekt. Zum Finden der geeigneten Position ist die Kontrolle des Z-Wertes (hier $Z° = 42$) wertvoll. Durch Hin- und Herbewegen des Cursors in der Eckregion gewinnt man einen Eindruck vom durchschnittlichen Höhenwert des Eckenbodens, der bei exakter Präparation und Pudereindeckung im Beispiel nicht mehr als $Z = 42 \pm 2$ schwanken sollte. Die Position wird mit dem Fußpedal eingegeben; es erscheint: LEFT 1/0.

2/0 LEFT Zweiter Punkt

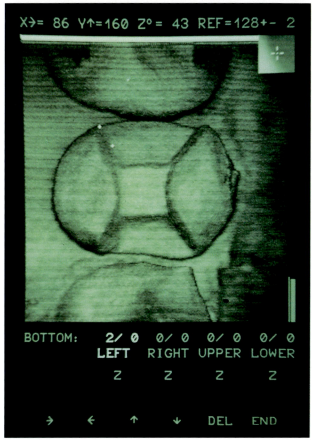

Abb. 51 Der zweite Bodengrenzpunkt hat den Wert $Z° = 43$, d. h., er befindet sich noch auf demselben Niveau der zervikalen Stufe wie der erste Punkt. Die Plazierung der weiteren Cursorpunkte erfolgt eindeutig im hellen Bodenbereich, entlang der linken inneren Boden/Wandecke, die sich als Grenzlinie zwischen der hellen Boden- und der dunkel erscheinenden Wandpartie gut absetzt.

Tutorial Step by Step

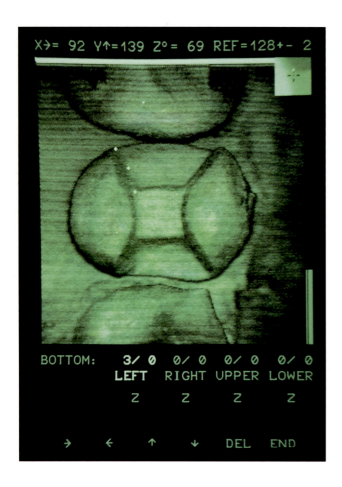

3/0 LEFT Dritter Punkt

Abb. 52   Der dritte Punkt ist im Bereich des okklusalen Kavitätenbodens gesetzt worden. Er besitzt den $Z°$-Wert, $Z° = 69$, und zeigt damit, daß das okklusale Niveau 26 Z-Werte höher liegt, das sind $26 \times 0,055 = 1,43$ mm Höhenunterschied. Der Abstand der Cursorpunkte ist im Bild richtig gewählt. Er kann bei völlig geradlinigem Verlauf in großen Kavitäten verdoppelt werden und ist bei engen Biegungen auf die Hälfte oder ein Viertel zu reduzieren:

$$+ \quad +^+ \qquad +\,+_+ \quad +^+{}_+{}^+ \qquad +$$

Auf diese Art und Weise passen sich die Kurven der Morphologie optimal an und das Punktesetzen kann rationell gestaltet werden.

Konstruktionshilfen

Das Einzeichnen der zervikalen Kantenlinien erfordert im Vergleich zu den innerhalb der Kavität verlaufenden Bodengrenzlinien mehr Präzision. Die zervikalen Kantenlinien definieren zusammen mit den Eckpunkten die späteren zervikalen Ränder des Inlays. Die Position der Eckpunkte legt zudem den zervikalen Endpunkt des approximal lateralen Kavitätenrandes fest, der als laterale Inlaykante in die Konstruktion eingeht. Die korrekte Identifizierung der Eckpunkte und der Ränder ist deshalb wesentlich. Die wichtigste Voraussetzung hierzu ist die eindeutige Präparation.

Profilbild/Cursor-Einblendung rechts oben

Als Konstruktionshilfe auf dem optischen Abdruck im Bereich von Ecken und freien Kanten kann die Einblendung des Profilbildausschnittes in der rechten, oberen Ecke des Monitorbildes dienen. Sie ist dort besonders dann hilfreich, wenn ausgeprägte Höhendifferenzen vorliegen, z. B. wenn sich das Niveau der im Profilbild dunkel kodierten zervikalen Stufe deutlich vom Niveau der papillären Gingiva unterscheidet. Ein tieferes Interdentalniveau stellt sich dann wegen der Periodizität der Helligkeitsskala wieder hell dar. Die Kante hebt sich somit in einem scharfen Hell-Dunkel-Kontrast ab, welcher die exakte Plazierung der Markierungspunkte erlaubt.

Höhensäulen rechts unten

Die gleiche Voraussetzung gilt für die graphische Zeichenhilfe, die Höhensäulen rechts unten im Bild. Die Säulenhöhe des schmalen Balkens zeigt den Z-Wert der jeweiligen Cursorposition und die breite Säule einen Sammelwert von drei mal drei Bildpunkten im Quadrat, mit dem Cursorbildpunkt im Zentrum. Wird mit dem Cursor über eine Kante oder in eine Wand gefahren, so zeigt die breite Säule zuerst eine Änderung an und macht auf die kritische Situation aufmerksam. Gelangt das Cursorzentrum über eine Kante oder Wand, so übersteigt die dünne Säule zunächst die breite, bis alle Punkte auf dem neuen Niveau liegen.

7/0 LEFT End-Eckpunkt

Abb. 53   Im okklusalen Kavitätenbereich sind Markierungen, die um 1–2 Cursorbreiten vom Wandfußpunkt entfernt oder eine Cursorbreite in der Wand liegen, unkritisch. Es kann somit zügig gearbeitet werden. Die Markierungen werden bis zum Eckpunkt links unten fortgeführt, der am gezeigten Zahn 14 dem mesiopalatinalen Eckpunkt entspricht. Der Cursor ist dort so exakt wie möglich in die Ecke zu setzen. Die breite Säule zeigt in der Abbildung 53 eine größere Höhe an als die schmale, während der Cursor im Profilbildausschnitt oben rechts eindeutig in der schwarzen Region der zervikalen Stufe liegt. Dies weist darauf hin, daß der Cursor hier einen Bildpunkt zu weit über die Kante hinaus gesetzt wurde.

7/0 LEFT, 0/0 RIGHT Profillinie

Abb. 54   Nach dem Setzen des letzten Cursorpunktes ist das Fußpedal ein zweites Mal zu betätigen, ohne daß der Cursor bewegt wird. Die gesetzten 7 Punkte werden dadurch automatisch verbunden. Gleichzeitig kommt links außen das Profil der soeben fertiggestellten linken Bodengrenzlinie zur Darstellung. Es besteht aus den Z-Werten jedes Punktes der linken Bodengrenzlinie. Aus diesen wird automatisch eine geglättete Profilkurve berechnet und dargestellt. Die Profilkurve zeigt im vorliegenden Fall einen eindeutigen Verlauf der Profildaten als Zeichen einer klaren Präparation. Die ebene Gestaltung der zervikalen Stufen, die pulpoaxialen Wände und der okklusale Boden stellen sich in ihrem Höhenverlauf entlang der eingezeichneten Bodengrenzlinie dar. Damit ist LEFT abgeschlossen, RIGHT wird angeboten und leuchtet auf. Durch Betätigen des Fußpedals wird 0/0 RIGHT geöffnet.

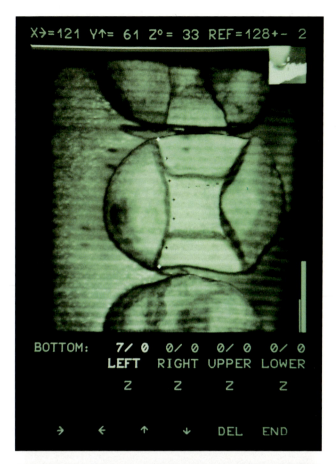

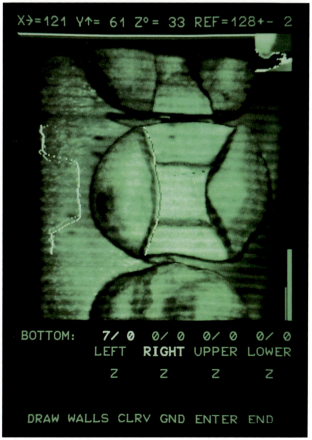

Tutorial Step by Step

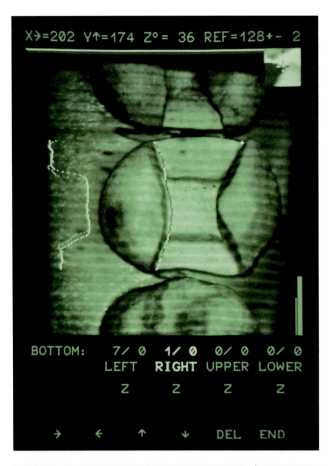

1/0 RIGHT **Anfangs-Eckpunkt rechts**

Abb. 55 Die rechte Bodengrenzlinie wird in der gleichen Weise markiert. Links außen bleibt die Profillinie der linken Bodenlinie dargestellt.

7/0 RIGHT **End-Eckpunkt rechts**

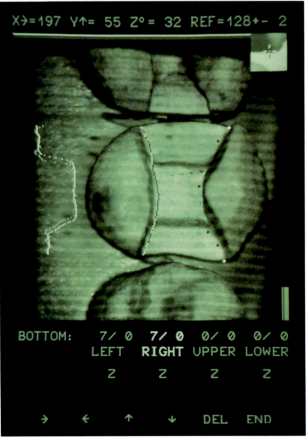

Abb. 56 Der End-Eckpunkt rechts ist eingegeben. Da es sich um den Endpunkt handelt, ist eine erste Betätigung des Fußpedals für die Eingabe des Punktes, eine zweite für die Verbindung der Punkte erforderlich. Der Befehl zum Verbinden der Punktelinie funktioniert nur, wenn der Cursor inzwischen nicht bewegt wurde.

4/0 UPPER „Obere" zervikale Kante

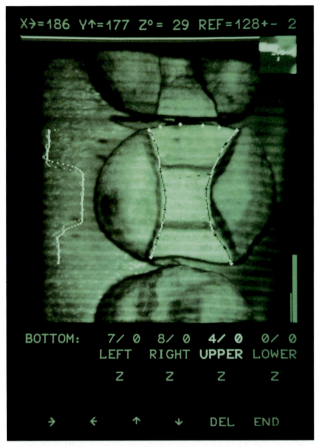

Abb. 57 Bereits vier Markierungspunkte der oberen zervikalen Kante „UPPER" sind gesetzt worden. Die Markierungspunkte werden direkt auf die Außenkante gesetzt. Die Richtung „oben" auf dem Monitor bzw. auf dem optischen Abdruck entspricht dem Kopfende der Mundkamera; dieses liegt bei der Aufnahme distal. Die obere zervikale Kante UPPER ist demnach bei Aufnahmen im Seitenzahnbereich immer die distale Kante.

6/0 UPPER-0/0 LOWER Zervikales Profil

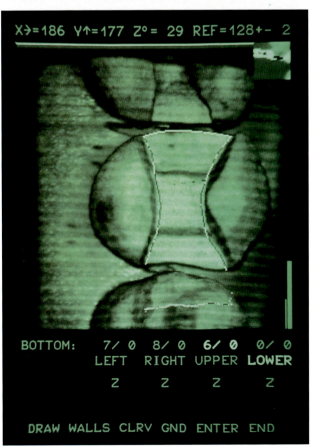

Abb. 58 Die distozervikale Kantenlinie wurde durch Doppelklicken mit dem Fußpedal vervollständigt. Gleichzeitig erscheint ihr Profil am unteren Bildrand. Dieses besteht wiederum aus der Punktelinie der einzelnen Z-Werte und der daraus berechneten, geglätteten Profilkurve. Es ist zu erkennen, daß eine annähernd geradlinige, von links nach rechts leicht ansteigende Kante vorliegt, die offenbar auch mit der Punktemarkierung einwandfrei erfaßt wurde. Am rechten Ende der Linie sind noch restliche Punkte in einer ansteigenden Kurve zu erkennen, die in die berechnete definitive Höhenlinie nicht einbezogen wurden. Dies deutet darauf hin, daß der Anfangs-Eckpunkt der rechten Bodenlinie leicht innerhalb der rechten Wand gesetzt wurde.

Tutorial Step by Step

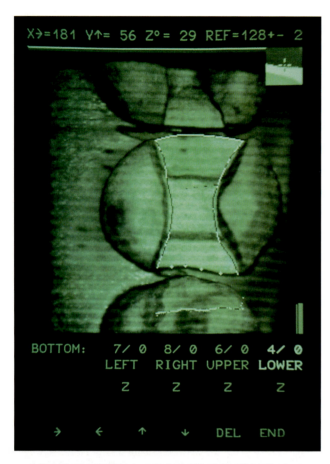

4/0 LOWER Mesiale Kante, Feinsteuerung

Abb. 59 Vier Punkte wurden gesetzt, um die mesiale Kante LOWER zu kennzeichnen. Die Kantenpunkte markieren den Verlauf zwischen den Eckpunkten. Diese Eckpunkte sind geschützt und können nicht doppelt gesetzt werden. Sowohl die Cursor/Profilbildeinblendung oben rechts als auch die Säulendarstellung rechts unten zeigen, daß der Punkt 4/0 exakt auf der Kante liegt. Hilfreich für die exakte Plazierung ist auch die Feinsteuerung des Cursors, die mit den Richtungspfeil-Funktionstasten möglich ist. Drücken bewegt den Cursor um einen Bildpunkt in der betreffenden Richtung. Falsch gesetzte Punkte werden mit DEL wieder gelöscht.

6/0 LOWER Mesiale Kante, WALLS

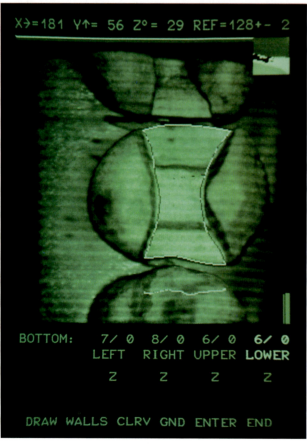

Abb. 60 Das Profil der mesiozervikalen Kantenlinie erscheint am unteren Bildrand. Die Unregelmäßigkeit der Profillinie kann durch die Präparation bedingt sein. Variationen in dieser Form und Größe werden beim Formschleifen nivelliert. Durch Aktivierung von Z sind Korrekturen der Profillinie möglich. Die Bodeneingrenzung ist jetzt beendet. Neue Funktionstasten:

CLRV	Löschen der Linien vom Bild
DRAW	Einzelnes Aufrufen von Linien: LEFT, RIGHT, UPPER, LOWER
WALLS	Akzeptieren der Bodenlinien, Berechnung des Bodenprofils, Öffnung des WALLS-Programmes
GND	Nur Linien zeigen auf schwarzem Hintergrund

WALLS, LEFT GET

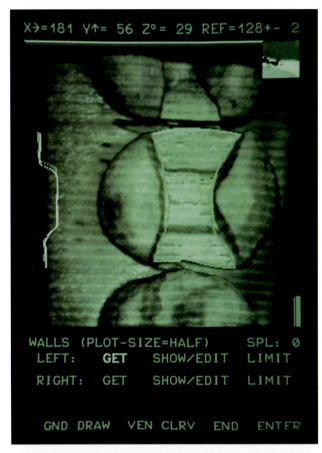

Abb. 61 Mit dem Drücken von WALLS akzeptiert der Bediener die Bodeneingrenzung. Das gesamte Bodenprofil wird berechnet. Schraffierte Partien zeigen an, wo das Inlay auf dem Boden aufsitzt. In diesem Programmteil wird zunächst die linke Wand inklusive der okklusalen Kante automatisch mit dem Kantenfinderalgorithmus gefunden. Der Kantenfinder legt für jeden einzelnen Punkt der Bodenlinie ein Wandsegment an das Kavitätenwandprofil von mesial nach distal fortlaufend an.

WALLS, Wand und Kanten

WALLS, LEFT GET **Kantenfinder**

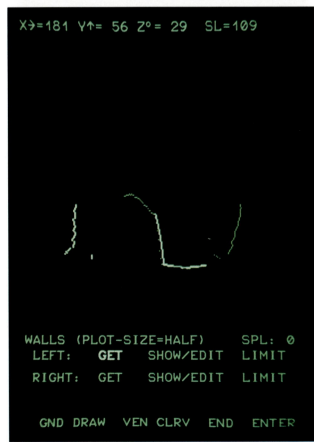

Abb. 62 Der Wand- und Kantenfinder wird mit dem Fußpedal ausgelöst. Die einzelnen Wand-Boden-Profilsegmente stellen sich in der Mitte des Bildes dar und werden als SLICES (SL) bezeichnet. Die automatische Kantenfindung wird für jeden einzelnen SLICE sequentiell dargestellt. In der Kopfzeile wird die Zahl der bereits gefundenen Bodenwandsegmente gezählt, im Bild ist SL = 109. Zwei Linien werden zusätzlich gezeigt, und zwar die Höhenprofillinie Y/Z links und der Verlauf der okklusalen Kante in X/Y rechts. Diese Darstellungen erlauben eine sehr gute Kontrolle der Kantenfindung.

Tutorial Step by Step

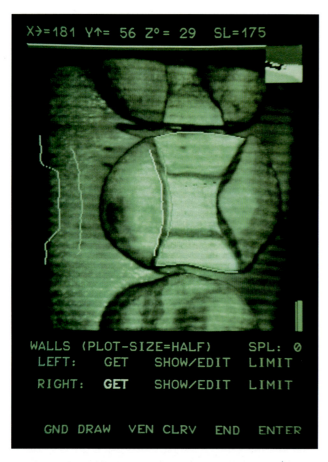

LEFT Linke Wand- und Okklusalkante

Abb. 63 Der Wand- und Kantenfindungsprozeß an der linken Kavitätenwand ist nun abgeschlossen. Insgesamt besteht die Wand aus 175 Segmenten, wie in der Kopfzeile abzulesen ist, SL = 175. Im optischen Abdruck ist der gefundene okklusale Rand als Linie eingezeichnet. Links außen wird die Wand mit halber Höhe (wegen der Übersichtlichkeit) mit ihren Boden- und Wandprofilen dargestellt.

RIGHT GET Kantenfinder

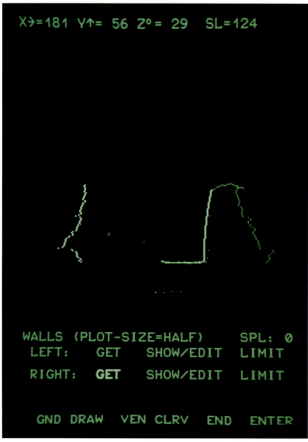

Abb. 64 Der Kantenfinder läuft an der rechten Wand- und Okklusalkante ab. Im Bild ist Slice Nr. 124 gezeigt. Bei der Betrachtung des Wandsegmentes fällt auf, daß es nicht gerade ist, sondern eine leichte Krümmung aufweist. Der Krümmungsradius beträgt 15 mm und entspricht damit dem Radius der Schleifscheibe. Die experimentelle Erfahrung hat gezeigt, daß die seitlichen Kavitätenwände auch bei sehr sorgfältiger Präparation häufig Konvexitäten und leichte Winkelungen aufweisen. Das Anlegen des gekrümmten Wandsegmentes und die automatische Kantenfindung funktionieren auf diese Weise sicherer als beim Anlegen eines geraden Wandsegmentes.

Konstruktion eines MOD-Inlays

LIMIT Kürzen der Okklusalkante

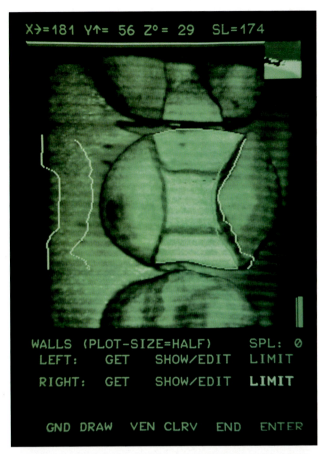

Abb. 65 Die rechte Wand und Okklusalkante sind gefunden worden, sie werden aus 174 Slices gebildet, SL = 174. Rechts unten hat sich die Kantenfindung leicht verirrt. Die im Bereich der lateralen Kante gefundene okklusale Kantenlinie ist nicht verwertbar und deshalb überflüssig. Auch im Kantenprofil links außen zeigt sich ein artifizieller Anstieg des Profils, der für die weitere Konstruktion unbrauchbar ist. Die überflüssige Kantenlinie samt Profil kann im Programmteil LIMIT entfernt werden. LIMIT wird mit Hilfe der Zeichenkugel aktiviert und leuchtet auf.

LIMIT, CUT Kürzen der Kantenlinie

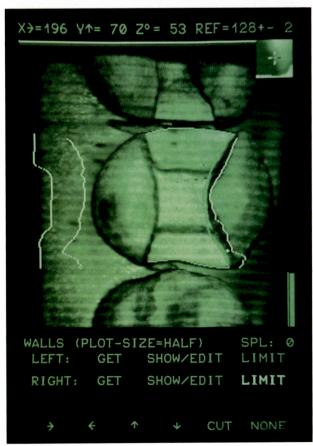

Abb. 66 Wenn „LIMIT" aktiviert ist, wird mit dem Fußpedaltippen der Cursor aufgerufen. Der Cursor erscheint, und gleichzeitig stellt sich das LIMIT-Programm mit seinen Funktionstasten in der Fußzeile dar. Die mit Pfeilen gekennzeichneten Tasten erlauben die Feinsteuerung des Cursors, CUT löst den Befehl zum Abschneiden des jeweils approximal liegenden Teils der Kanten- und Profillinie aus, NONE bewirkt den Ausstieg aus dem LIMIT-Programm, wenn CUT nicht betätigt werden soll. Der Cursor befindet sich jetzt am geplanten Schnittpunkt, nach Drücken von CUT verschwindet der fehlerhafte Kantenteil.

Tutorial Step by Step

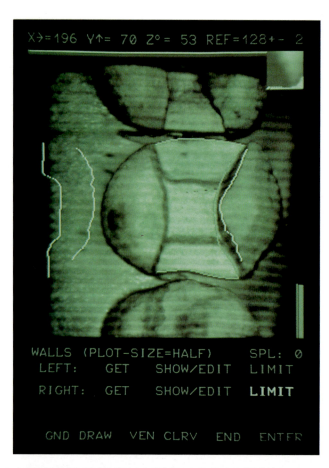

Korrigierte Wand und Kante

Abb. 67 Die jetzt gezeigte, gekürzte Kante wird samt Profil auf ihre Brauchbarkeit kontrolliert. Die Kantenlinie reicht normalerweise bis zum Übergang der Okklusalfläche in die Approximalfläche, den Schulterbereich der Kante. Die neue Situation wird auch im Profil überprüft und ist im vorliegenden Fall in Ordnung. Über die Taste END wird das WALLS-Programm verlassen.

Approximalflächen

PROXIMA-Programm

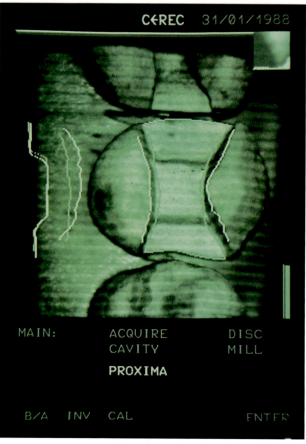

Abb. 68 Durch die Beendigung des Programmteiles CAVITY wird das Hauptmenü dargestellt, in welchem der nächstfolgende Konstruktionsabschnitt „PROXIMA" aufleuchtet. Die Approximalflächen mit den Kontaktbeziehungen zu den Nachbarflächen werden in diesem Programmteil konstruiert. Die zuvor erstellte Bodenfläche und die beiden seitlichen Wandteile werden dabei als vorhanden vorausgesetzt.

Boden-, Äquator- und Okklusalebene

Abb. 69 Die Konstruktion folgt dem Prinzip, das Inlay zwischen
1. dem Boden,
2. den okklusalen Kanten und
3. den Äquatorlinien

aufzubauen. Die Abbildung zeigt die drei Konstruktionsebenen. Durch das Einzeichnen von Grenzlinien in drei übereinander liegenden Ebenen und deren spätere Verbindung in der Vertikalen entsteht die dreidimensionale Konstruktion.

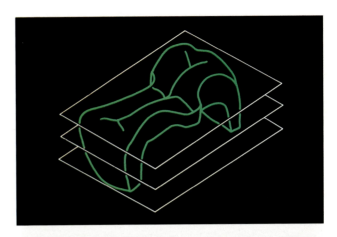

Okklusale und proximale Seitenwand

Abb. 70 Die Darstellung repräsentiert die automatische Wand- und Kantenfindung mit angedeuteten Profilsegmenten (SLICES) in Form von senkrechten gestrichelten Linien und der okklusalen Kante. Die Kavitätenwand ist im Bereich von Schulter zu Schulter dargestellt, wobei die Kantenendpunkte durch Kreuze markiert sind. Zu erkennen sind die Bodengrenzlinien am Fuße der Wand und die Eckpunkte der beiden zervikalen Stufen. Die approximale Seitenkante läuft zwischen dem jeweiligen Endpunkt der okklusalen Kante und dem dazugehörigen Bodeneckpunkt. Es ist zu erkennen, daß die Kurvatur durch den Äquatorpunkt bestimmt wird. Dessen Höhenlage wird routinemäßig auf zwei Drittel der Höhe zwischen dem okklusalen Endpunkt der Kante und dem Bodeneckpunkt berechnet, er kann aber auch manuell auf eine andere Höhe festgelegt werden.

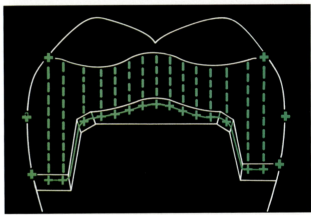

Äquator

PROXIMA 0/0 D-PRO Distaler Äquator

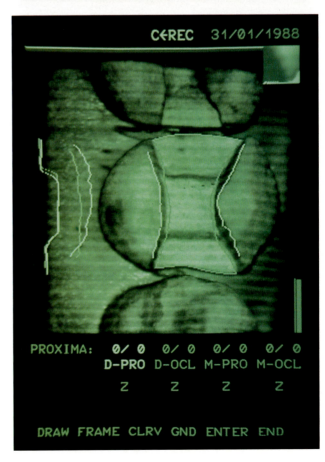

Abb. 71 Zur Konstruktion des distoproximalen Äquators „D-PRO" werden links außen die beiden Kanten-Wandprofile und die linke und rechte Okklusalkante dargestellt. Die Konstruktion beginnt immer oben links.

Tutorial Step by Step

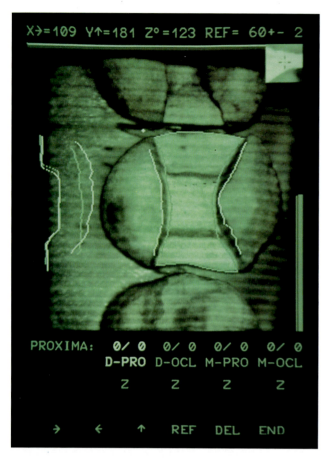

0/0 D-PRO Äquator-Anfangspunkt

Abb. 72 Durch Bedienen des Fußpedals in 0/0 D-PRO erscheint der Cursor an der linken oberen Seitenkante. Für die exakte Plazierung des ersten Äquatorpunktes ist die gute Erkennbarkeit der proximalen Seitenkante wichtig. Diese ist bei genügender Puderbeschichtung gut lokalisierbar. Eine sichere Regel ist es, den Cursor genau im Schnittpunkt des äußeren Zahnumfangs mit der okklusalen Kante zu plazieren. Für die Identifizierung dieser Schnittstelle kann auch die Niveaudarstellung, der sogenannte Level-Mode, zu Hilfe genommen werden.

0/0 D-PRO Höhenniveau Level-Mode I

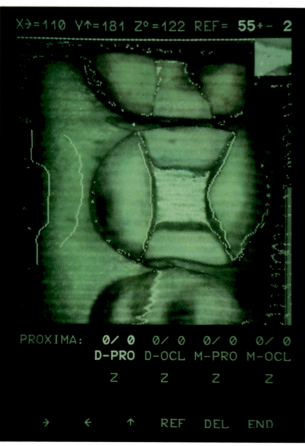

Abb. 73 Beim Betätigen des Kippschalters auf der Oberseite des Gerätes neben der Zeichenkugel werden alle Höhenpunkte markiert, die sich auf gleichem Niveau befinden. Ähnlich einem Wasserspiegel, der angehoben oder abgesenkt wird, kann die Niveaumarkierung über die Zeichenkugel in der Höhe verändert werden. Das Niveau wird in der Kopfzeile mit seinem mittleren Höhenwert Z bei REF angezeigt. Augenblicklich ist REF = 55 ± 2 aktiviert. Die Streuung ± 2 bedeutet, daß das Niveau mit einer Breite von ± 2 markiert wird. Im Bild ist zu erkennen, daß der gesamte okklusale Boden im Level-Mode markiert ist und somit auf der Referenzhöhe 55 liegt. Eine feine Höhenmarkierungslinie zieht sich vom okklusalen Niveau bis zur oberen linken Präparationskante. Dies ist die geeignete Stelle für den ersten Äquatorpunkt. Zum Bewegen des Cursors muß der Kippschalter losgelassen werden, der Level-Mode ist damit aus- und der Cursor eingeschaltet. Dadurch wird auch REF deaktiviert.

0/0 D-PRO Höhenniveau Level-Mode II

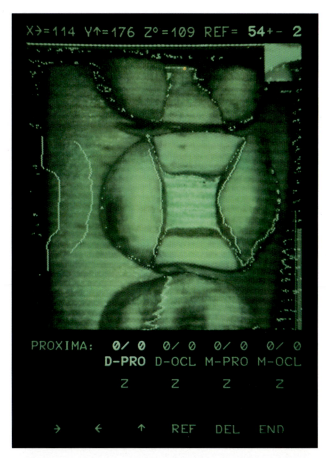

Abb. 74 Der Cursor wird in die vorher erkannte Eckposition bewegt und der Level-Mode nochmals zum Verifizieren der Position eingeschaltet. Die Höhenlage REF leuchtet wieder auf. Wird der Cursor in dieser Position durch Betätigung des Fußpedals eingegeben, während REF aufleuchtet, so erhält dieser den Höhenwert des REF-Wertes. Wurde der Cursor nochmals bewegt und dadurch der REF-Wert deaktiviert, so erhält der Äquatorendpunkt einen Höhenwert, der etwa ⅔ der Kavitätenhöhe entspricht. In den meisten Fällen kann diese automatisch eingestellte Höhe für die Konstruktion des Äquators übernommen werden.

2/0 D-PRO Äquator-Punktelinie I

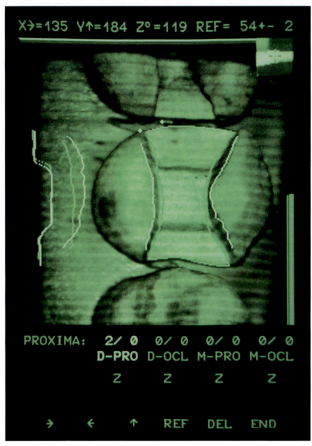

Abb. 75 Weitere Äquatorpunkte werden nun in der gezeigten Weise eingegeben. Sie setzen in ihrem Linienverlauf den äußeren Umriß des Zahnes fort und ergänzen den Umfang. Die Platzverhältnisse des Interdentalraumes sind zu berücksichtigen und Über- bzw. Unterkonturierungen zu vermeiden.

Tutorial Step by Step

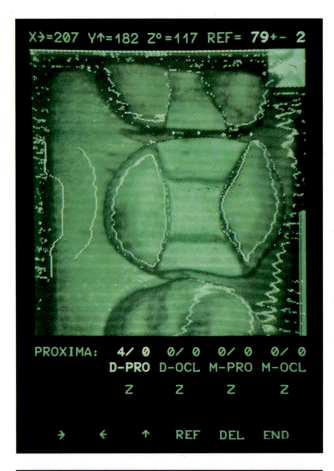

4/0 D-PRO **Äquator-Eckpunkt rechts**

Abb. 76 Zum Finden des geeigneten Äquatorpunktes rechts wird wieder der Level-Mode benutzt. Das Referenzniveau von 79 ± 2 stellt eine geeignete Höhe dar, liegt aber gegenüber dem Referenzniveau des linken Höckers (54/55) deutlich höher.

5/0 D-PRO **Äquatorpunkte vollständig**

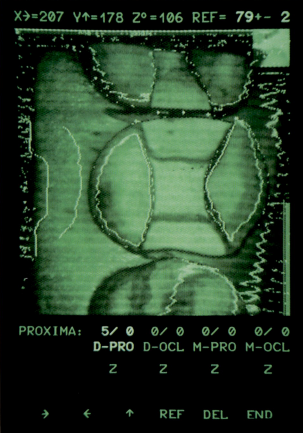

Abb. 77 Der Äquator-Eckpunkt rechts ist jetzt, während REF aktiviert war, auf dem Niveau REF = 79 durch Drücken des Fußpedals eingegeben worden. Bei deaktiviertem REF wäre automatisch der ⅔-Wert der Kavitätenhöhe berechnet und verwendet worden. Der linke (54) und der rechte (79) Äquator-Endpunkt liegen unterschiedlich hoch.

5/2 D-PRO 0/0 D-OCL Äquatorlinie

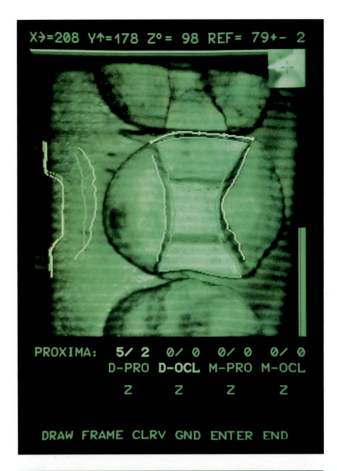

Abb. 78   Durch doppelte Betätigung des Fußpedals beim Eckpunkt werden die gesetzten Äquatorpunkte zur Äquatorlinie verbunden. Für den Äquator-Anfangs- und den -End-Eckpunkt werden in der Punktebilanz 5/2 zwei Z-Werte /2 registriert. Dies bedeutet, daß der Höhenverlauf der Äquatorlinie zwischen dem linken (Z = 54) und dem rechten (Z = 79) Endpunkt ohne Zwischenwerte geradlinig ansteigt.

0/0 D-OCL Disto-okklusale Randleiste

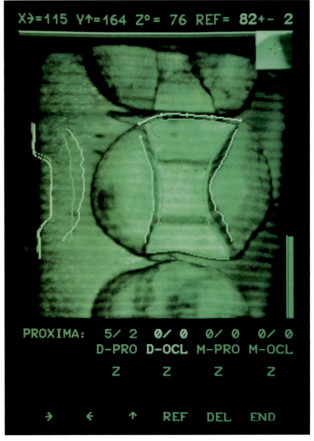

Abb. 79   Im okklusalen Bereich ist zum Abschluß der Konstruktion das Einzeichnen der disto-okklusalen Randleistenlinie erforderlich. Automatisch mit der Aktivierung dieses Programmabschnittes durch die Betätigung des Fußpedals taucht am Endpunkt der linken Okklusalkante der Cursor auf.

Tutorial Step by Step

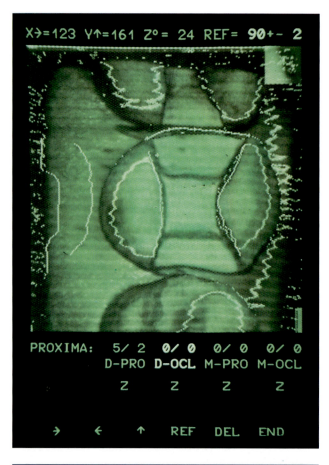

0/0 D-OCL **Randleiste, Höhenverlauf**

Abb. 80 Die richtige morphologische Gestaltung des okkluso-approximalen Überganges und der Schulterbereiche auf beiden Seiten wird im allgemeinen erzielt, wenn die Randleistenlinie von links nach rechts nicht einfach parallel zum Äquator geführt wird, sondern wenn Schulterpunkte gleicher Höhe miteinander verbunden werden. Zum Auffinden dieser geeigneten Anschlagspunkte wird wieder der Level-Mode verwendet; im Bild ist das Referenzniveau REF = 92 gezeigt.

5/0 D-OCL **Randleistenpunkte**

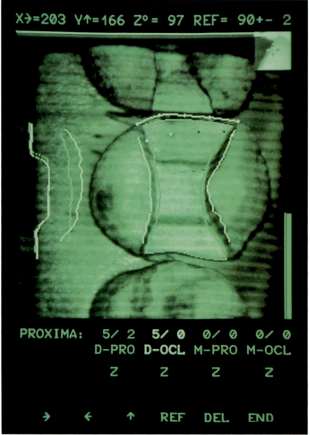

Abb. 81 Fünf Randleistenpunkte sind in der beschriebenen Richtung gesetzt. Im Gegensatz zur Äquatorlinie müssen die Endpunkte nicht präzise auf die Kante gesetzt werden. Auch Cursormarkierungen, die kurz vor der Okklusalkante oder jenseits, im Bereich des Höckers, liegen, werden automatisch richtig an der Kantenlinie angeschlagen.

5/2 D-OCL, M-PRO Randleistenlinie fertig

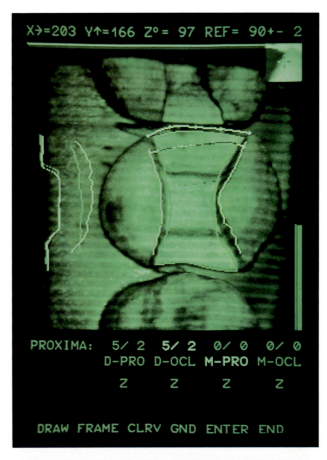

Abb. 82 Die distale Randleistenlinie ist fertiggestellt. Sie entspricht dem vorgesehenen Verlauf. Der nächste Schritt M-PRO ist im Programmdisplay aktiviert und leuchtet auf.

4/0 M-PRO Äquator, Approximalkontakt

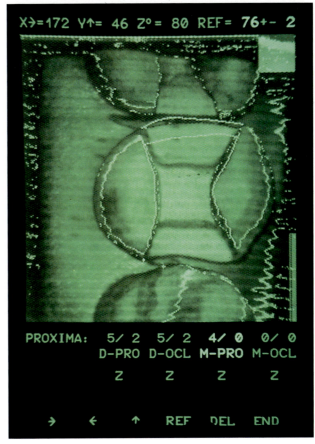

Abb. 83 Vier Äquatorpunkte wurden bereits gesetzt. Wiederum wurde der Level-Mode auf das Äquatorniveau eingestellt; es beträgt für die Einstellung der linken unteren (oralen) Äquatorkante REF = 76. Der mesiale Nachbar ist der Eckzahn. An seiner Distalfläche stellt sich dasselbe Niveau ebenfalls dar. Diese Markierung wird als Orientierungshilfe für den Approximalkontakt benutzt, die Äquatorpunkte werden direkt auf der Niveaulinie an die Distalfläche des Eckzahnes angelegt.

Tutorial Step by Step

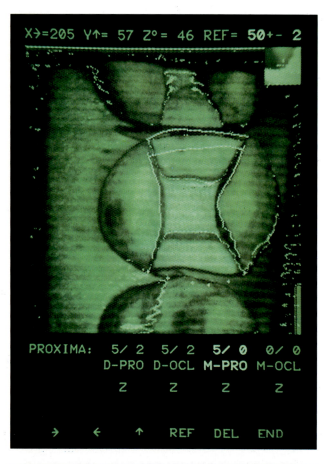

5/0 M-PRO Äquator-Endpunkt

Abb. 84 Um den mesiobukkalen Äquator-Endpunkt exakt plazieren zu können, muß der Level-Mode neu eingestellt werden. Die deutlichste Darstellung der mesiobukkalen Kante (rechts unten) liegt bei REF = 50 vor. Die restlichen Äquatorpunkte werden so gesetzt, daß die neue Umfangslinie den Zahn in seinem morphologischen Umriß natürlich ergänzt und gleichzeitig der Kontakt zum mesialen Nachbarn hergestellt wird.

6/2 M-PRO, 0/0 M-OCL Äquator mesial

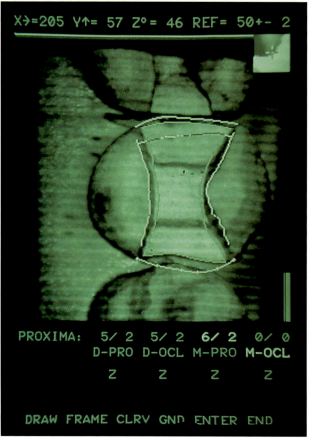

Abb. 85 Die Äquatorlinie mesial ist nun durch Doppelklicken mit dem Fußpedal fertiggestellt. Im Programmteil ist die nächste und letzte manuelle Konstruktionseingabe, das Einzeichnen der mesialen okklusalen Randleiste, M-OCL, vorgegeben.

Konstruktion eines MOD-Inlays

Fertigstellung

4/0 M-OCL Mesial-okklusale Randleiste

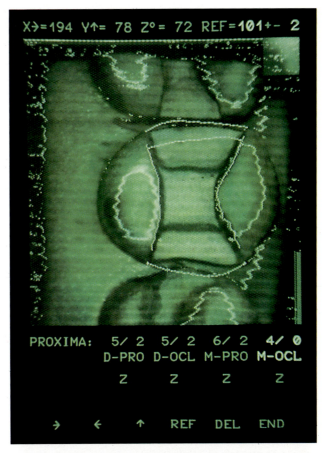

Abb. 86   Die mesial-okklusale Randleiste ist bereits mit 4 Punkten markiert. Der Level-Mode ist auf die Höhe von REF = „101" eingestellt. Um beim Setzen der Punktelinie die Kontrolle über die einzuschlagende Richtung zu behalten, kann die Funktionstaste REF in der Fußzeile gedrückt werden. Mit dieser Funktion wird während der Bewegung des Cursors der Level-Mode auf der eingestellten Referenz REF = 101 ± 2 zugeschaltet. Kommt der Cursor zum Stillstand, so ist in der Kopfzeile wieder die Koordinatendarstellung aktiv. Erneutes Drücken der Taste REF schaltet die Funktion wieder aus. Der gewählte Verlauf der Randleiste ist der Morphologie des mesialen Schulterbereichs angepaßt und so konstruktiv richtig.

4/2 M-OCL Rahmenkonstruktion FRAME

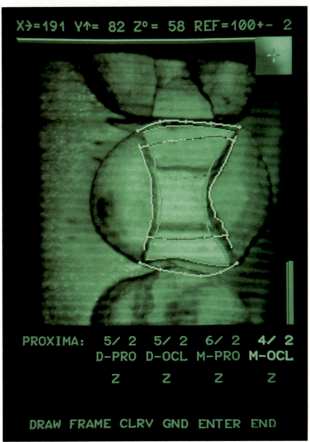

Abb. 87   Mit der mesial-okklusalen Randleistenlinie M-OCL ist das Rahmengerüst der MOD-Konstruktion abgeschlossen. Als Funktionstasten tauchen in der Fußzeile Funktionen auf, die vom BOTTOM-Programmteil her schon bekannt sind. Sie ermöglichen es, die auf dem optischen Abdruck gezeichneten Konstruktionslinien („Overlay") wieder abzurufen, so daß diese vom Bild verschwinden („Clear Overlay", CLRV). Aktivierung eines Konstruktionsteiles mit Hilfe der Zeichenkugel, z. B. M-OCL (leuchtet auf) und Drücken von DRAW ruft diese Linie einzeln auf. Sie kann in der Einzeldarstellung gut kontrolliert werden. Ist die Konstruktion zufriedenstellend, so wird sie mit FRAME abgeschlossen.

Tutorial Step by Step

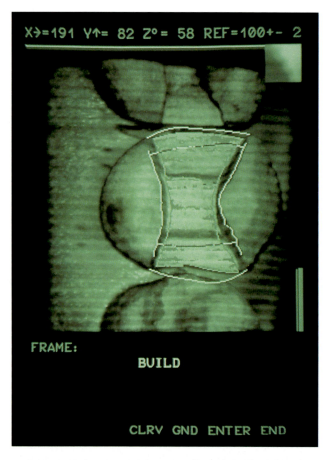

FRAME Fertige MOD-Rahmenkonstruktion

Abb. 88 Im Programmteil FRAME wird der Konstruktionsprozeß beendet. Alle berechneten Boden- und Wandelemente und die approximalen Konstruktionslinien werden aufgerufen. Zur Vervollständigung der Konstruktion fehlen approximal noch die seitlich axialen Kantenlinien.

BUILD Ergänzen und Isolieren der Konstruktion

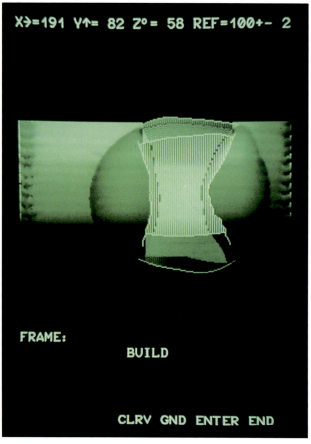

Abb. 89 In diesem letzten automatischen Konstruktionsschritt geschieht folgendes:

1. Die okklusalen Flächen werden berechnet, indem zwischen der mesialen und der distalen Randleistenlinie einander gegenüberliegende okklusale Kantenpunkte in der X-Achse geradlinig miteinander verbunden werden.
2. Die Approximalflächen werden durch kubische Interpolation zwischen der zervikalen Kante, der Äquator- und der Randleistenlinie ergänzt.
3. Die lateralen Kanten werden approximal axial automatisch durch das Anlegen von Kurven vom jeweiligen Endpunkt der okklusalen Kante über den Äquator-Endpunkt zum zervikalen Eckpunkt gebildet.
4. Außerhalb der Konstruktion liegende Daten werden gelöscht.

Konstruktion eines MOD-Inlays

MAIN, MILL Fertiger Inlay-Schleifplan

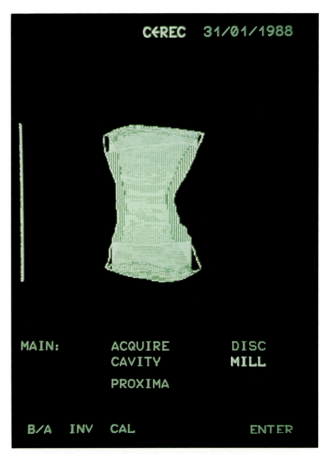

Abb. 90   Der fertige Datensatz der Restauration wird automatisch abgespeichert und die Konstruktion in der Monitormitte zentriert. Wenn im DISC-I/O-Menü der Vorgang <<<SAVE>>>INLAY abgelaufen ist, erscheint das Hauptmenü und bietet den Einstieg in das Schleifprogramm MILL an.

MILL Schleifprogramm, **INS**ert

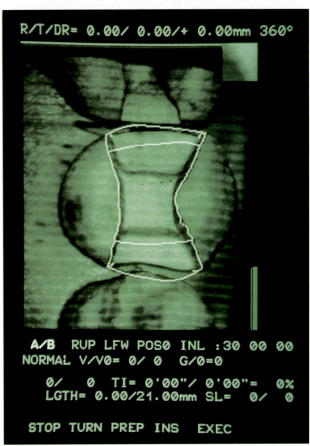

Abb. 91   Beim Eintritt in das MILL-Programm leuchtet „A/B" auf und der optische Abdruck mit der vollständigen Inlay-Rahmenkonstruktion erscheint. In dieser Darstellung ist approximal die automatisch erfolgte Rekonstruktion der lateralen Inlaykanten zu überprüfen. Diese Kanten liegen wie im Bild exakt an der Präparation an, wenn die Okklusalkantenendpunkte, die Äquator-Endpunkte und die zervikalen Eckpunkte korrekt plaziert wurden. Durch Drücken der Taste INS wird die horizontale Führungsachse zur Aufnahme des CEREC-Blocks bereitgestellt.

Tutorial Step by Step

Der Schleifprozeß

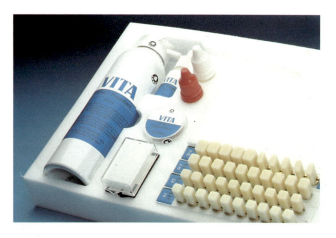

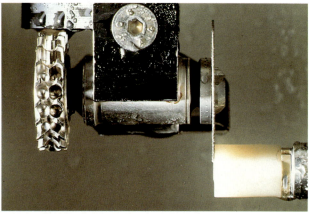

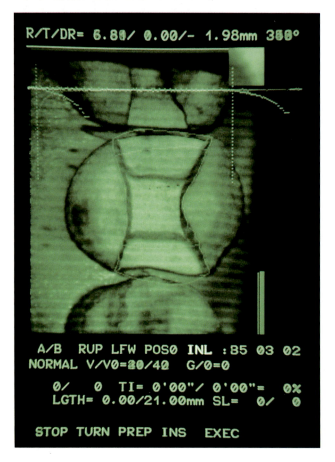

CEREC-Materialblock, Materialsortiment

Abb. 92 Ein CEREC-Block in der geeigneten Farbe und in einer der Kavität angepaßten Größe wird aus dem Sortiment ausgewählt. Die CEREC-Materialblocks gibt es in den Größen I_8 (8 × 8 × 15 mm), I_{10} (10 × 9 × 15 mm) und I_{12} (12 × 10 × 15 mm) für kleine, mittlere und große Inlays und Onlays. Außerdem gibt es die Größe V_5 (15 × 5 × 15 mm) für Veneerschalen. Die Vita-CEREC-Blocks sind vorläufig in den Farben A1c und A2c erhältlich. Weitere Farben und Materialien sind in Vorbereitung. Die Bezeichnung „c" (clear) bei der Farbe bedeutet, daß es sich um eine transparente Variante handelt.

CEREC-Block einsetzen, EXEC, Eichung

Abb. 93 Der CEREC-Block wird mit seinem Adapter bis zum Anschlag in die Halterung der Schleifachse eingeschoben. Die Nut am Adapter muß dabei nach oben zeigen. Das Sichtfenster wird geschlossen, die Maschine ist startbereit. Der Schleifvorgang wird durch Drücken der Taste EXEC ausgelöst. Die rotierende Schleifscheibe fährt den freien Eichumfang des metallenen CEREC-Block-Adapters zur Eichung an. Dabei wird eine Bremskerbe erzeugt, die deutlich erkennbar ist.

Der Eichwert

Abb. 94 Die Eichberührung erfolgt zweimal. Aus den Eichmessungen wird ein Eichwert errechnet, der in der Mitte der Kopfzeile des Monitors bei /0.00/ angezeigt wird. Im oberen Monitorabschnitt sind die beiden Eichkurven zu sehen. Die rotierende Scheibe wird bei der Berührung gebremst, der Geschwindigkeitsabfall und damit der Moment der Berührung wird durch die beiden abfallenden Kurven dokumentiert. Durch die vor jedem Schleifvorgang erfolgende Eichung wird jedes Mal die Distanz des Scheibenradius zur Drehachse des CEREC-Blocks neu definiert.

Der Schleifprozeß

MILL „INL" Planschleifen des Materialblocks

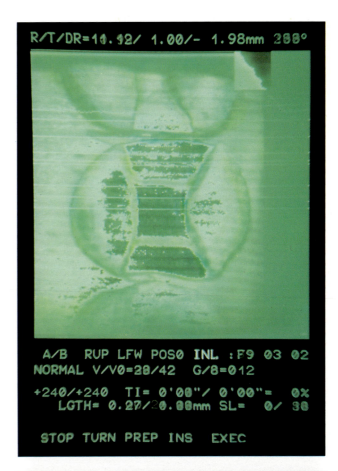

Abb. 95 In der Mitte der Kopfzeile erscheint der Eichwert /1.00/. Zu Beginn des Schleifprozesses wird die Stirnfläche des Materialblocks plangeschliffen. Dies erfolgt mit einem Viertel der vollen Vorschubgeschwindigkeit, der Stufe G = 2, und wird in der zweiten Zeile unter dem optischen Abdruck auf dem Monitor angezeigt: G/8 = 012. In derselben Zeile wird die Umfangsgeschwindigkeit m/s der Schleifscheibe registriert: V/V_0 = 28/42, die Leerlaufgeschwindigkeit ist 42 m/s und die Arbeitsgeschwindigkeit beträgt im Augenblick 28 m/s.

Schleifprozeß entlang der zentralen Achse

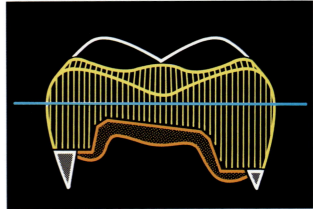

Abb. 96 Zur Steuerung der Schleifmaschine werden die Konstruktionsdaten von mesial nach distal scheibenweise segmentiert, wie dies im Bild zu sehen ist. Beim vorliegenden Inlay werden dies 218 SLICES, SL = 218, sein. Die mesiodistale „Dicke" dieser SLICES beträgt im Approximalbereich 27,5 µm und im okklusalen Teil 55 µm. Die Slicedicke ist gleich dem Vorschub des Materialblocks gegen die Schleifscheibe bei einer Umdrehung des Blocks um 360°. Das Inlay wird praktisch von mesial nach distal in diesen Scheibeninkrementen abgedreht bzw. abgeschliffen.

Schleifdaten

MILL „INL" Ausplotten der Schleifdaten

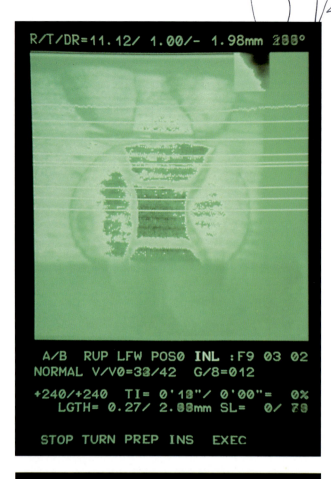

Abb. 97 Für den Schleifprozeß müssen die Konstruktionsdaten in Schleifdaten transformiert werden. Mit dem Starten des Schleifprozesses durch Drücken der Taste EXEC beginnt gleichzeitig diese Umwandlung. Formbestimmend für den Restaurationskörper ist bei der Rotation des Materialblocks in jeder Winkelstellung die Radialdistanz der Schleifscheibe von der zentralen Rotationsachse. Diese Radialdistanzen werden SLICE für SLICE hell/dunkelkodiert auf dem Monitor von unten nach oben ausgeplottet, im Bild momentan bis SL = 78.

MILL „INL" Beginn Formschleifen

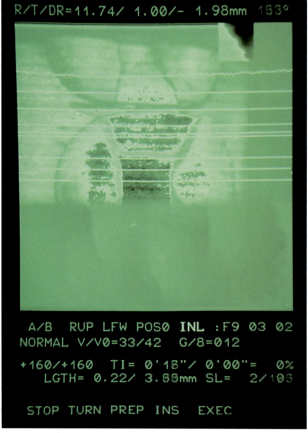

Abb. 98 Die Distanzänderungen der Schleifscheibe, d. h. die Auf- und Abbewegungen des Schleifkopfes, sind die zentrale steuerungstechnische Aufgabe. Diese Distanzänderungen pro Umdrehung des Materialblocks werden durch einen der drei sog. Schrittmotoren angetrieben, den Radialmotor, der, auf den Eichwert bezogen, die entsprechende Anzahl Bewegungsinkremente vorwärts oder rückwärts ausführt. Die SLICES sind jetzt bis Nr. 108 ausgeplottet, während der Schleifprozeß erst bei SL = 2 steht.

Der Schleifprozeß

Wasserturbinenantrieb, Schleifprozeß

Abb. 99 Das Hochleistungsformschleifen von Keramik, Porzellan oder auch von Kompositwerkstoffen benötigt eine genügende Wasserspülung zum Abtransport der Schleifpartikeln und zur Kühlung des Schleifinstrumentes und des Werkstoffes. Der Wasserturbinenantrieb gestattet eine miniaturisierte leistungsfähige Bauweise, die einfach ist und eine hohe Betriebssicherheit aufweist. Als Schleifinstrument findet eine einfach auswechselbare Schleifscheibe Verwendung. Die Scheibe ist mit Galvanotechnik diamantbelegt (Korngröße 126 µm). Im Durchschnitt können mit einer Scheibe bei Verwendung eines I_8-Blocks aus Vita-CEREC-Material 15–20 Inlays geschliffen werden.

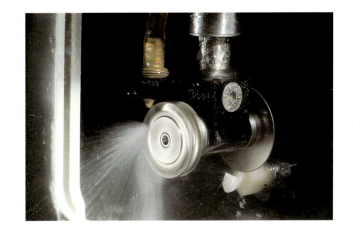

Schleiffortschritt, Schleifdaten, Halbschritte

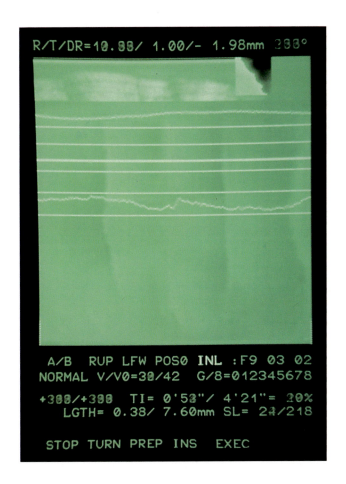

Abb. 100 Alle 218 SLICES der Inlay-Konstruktion sind ausgeplottet, über 20 Slices sind bereits geschliffen, SL = 24/218. Die Schleifgeschwindigkeit V/V_0 = 38/42 zeigt am geringen Unterschied zwischen der Leerlaufdrehzahl, 42 m/s, und der Drehzahl unter Last, 38 m/s, daß der Schleifprozeß im approximalen Halbschrittbereich hoch effizient ist. Es wird im höchsten Gang, G/8 = 012345678, gearbeitet.

Tutorial Step by Step

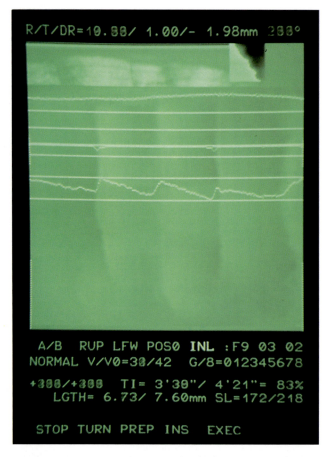

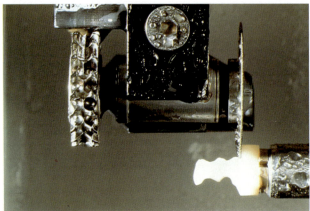

Schleifstatus SL 172/218, 83 %

Abb. 101 Der Schleifprozeß befindet sich kurz vor dem distalen Approximalbereich des Inlays. Die Länge des Inlays wurde auf 7,60 mm berechnet, davon sind 6,73 mm bereits geschliffen. Die theoretische Schleifzeit wurde auf 4 min 21 s berechnet (4'21"), die bis zum Slice 172 benötigte Schleifzeit beträgt 3 min 38 s (3'38"). Mit Linien wird der dynamische Ablauf protokolliert. Die obere veränderliche Linie zeigt die Scheibengeschwindigkeit an. Die erste gerade Linie ist das 25-m/s-Niveau, bei deren Unterschreitung geschaltet wird. Die dicke Linie zeigt die Gangschaltung. Beim Herunterschalten setzt sich eine dünne Linie nach unten ab. Die Auf- und Abbewegungen des Radialmotors werden ebenfalls registriert. Ein steiler Kurvenanstieg bedeutet eine große Beschleunigung des Radialmotors; hier wird, wie im Bild beim ersten Anstieg, ebenfalls geschaltet.

Abschluß des Formschleifens

Abb. 102 Mit dem Formschleifen der distalen Approximalfläche wird das Inlay fertiggestellt. Nach der Abwicklung der letzten Slices wird das Inlay vom restlichen Materialblock abgetrennt und fällt in das Bodensieb. Von dort wird es zum Einsetzen entnommen. Mittels des CEREC-Formschleifprozesses ist es möglich, das Inlay in einer einzigen Aufspannung in einem Zuge fertigzustellen.

Kontrolle des Schluß-Status

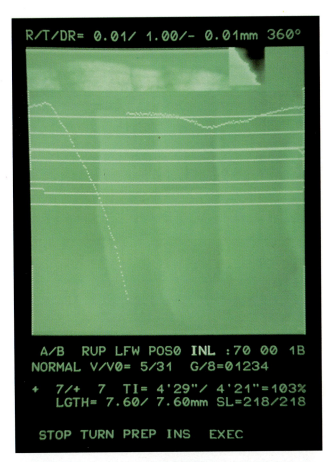

Abb. 103 Der DR-Wert in der Kopfzeile oben rechts zeigt den Schrittverlust des Radialmotors mit /−0,01 mm an. Schwankungen des Wertes im Bereich von ± 0,02 sind normal. Bei schnittiger Schleifscheibe und vernünftigem Verhältnis zwischen der gewählten Rohlinggröße und der zu schleifenden Form liegt die Schleifzeit normalerweise zwischen 103 % und 110 %. Steigt die Schleifgeschwindigkeit über 120 %, so ist die Schleifscheibe stumpf und muß ausgetauscht werden.

Adhäsives Zementieren

Einprobe

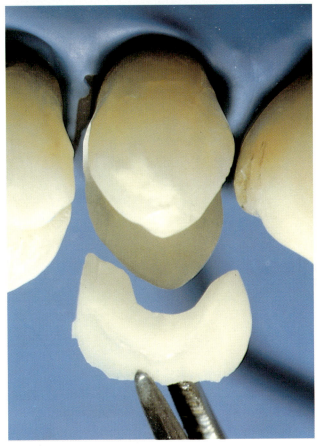

Abb. 104 Nach dem Schleifen wird das Inlay einprobiert, um den exakten Sitz zu überprüfen. Eventuell sind leichte Schleifkorrekturen an den Bodenkanten vorzunehmen, um einen völlig perfekten Sitz zu erzielen. Auch der schleiftechnisch bedingte Materialzapfen distal ist noch zu entfernen.

Tutorial Step by Step

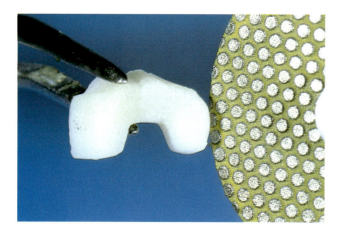

Abschleifen des Materialzapfens

Abb. 105 Der stehengebliebene Materialzapfen kann, wie im Bild gezeigt, mit diamantierten, flexiblen Disks, Flexi-Disc (Renfert), durchgeführt werden. Die diamantierten Disks sind sehr effizient und müssen mit Vorsicht angewendet werden, um eine zu große Materialabtragung und damit einen Materialunterschuß auf der Approximalfläche zu vermeiden. Die Abtragung kann auch mit Konturierdiamanten oder mit flexiblen, Al_2O_3-belegten Disks (Sof-Lex, 3M) erfolgen.

Passung okklusal

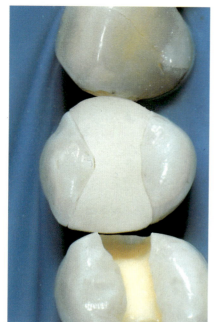

Abb. 106 Die im Bild gezeigte okklusale Passung ist zufriedenstellend. Die Approximalkonturen und Kontaktverhältnisse entsprechen der Konstruktion auf dem optischen Abdruck. Eine leichte Korrektur könnte an der distalen Approximalfläche an der Kontaktstelle mit der mesiobukkalen Präparationskante des zweiten Prämolaren erforderlich werden.

Vorverkeilen, okklusal grob ausarbeiten

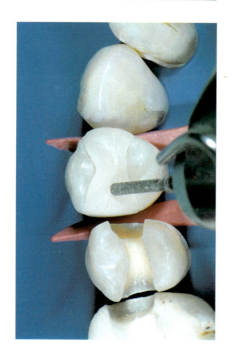

Abb. 107 Bei der Einprobe empfiehlt es sich, den präparierten Zahn in beiden Interdentalräumen stark vorzuverkeilen. Dies schafft den für eine spannungsfreie Einprobe erforderlichen Spielraum. Erfolgt die Anpassung von leichten Überkonturen nach einer Vorverkeilung, so sind auch nach der Politur noch satte Kontakte sichergestellt. Die Okklusion des CEREC-Inlays kann während der Einprobe grob ausgearbeitet werden. Zylindrische Konturierdiamanten eignen sich hierzu.

Nacharbeiten der Inlayränder

Abb. 108 Nach dem Einpassen und dem Grobausarbeiten der Okklusion ist die Mikromorphologie der Inlayränder noch durch das Formschleifen mit der relativ grobkörnigen Diamantscheibe geprägt. Eine Überarbeitung des Randes mit dem mittelfeinen Sof-Lex-Disk zielt darauf ab, die oberflächliche, mit Mikrotraumen behaftete Keramikoberfläche an der Kante im Bereich von 25 µm abzutragen, um Mikroausbrüche nach dem adhäsiven Zementieren zu vermeiden.

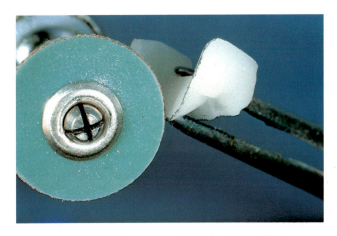

Vorpolitur der Approximalflächen

Abb. 109 Die approximalen Oberflächen weisen nach dem Formschleifen in der CEREC-Maschine die Arbeitsspuren des Scheibendiamantkorns (126 µm, ca. 50 % galvanisch mit Nickel eingedeckt) und die durch die Rotation und den Vorschub bedingte, spiralförmige Arbeitsspur der Schleifscheibe von ca. 25 µm auf. Diese Oberfläche wird mit dem groben (schwarz) und mittleren (dunkelblau) Sof-Lex-Disk vorpoliert. Das Inlay ist für die weiteren Schritte der Adhäsivtechnik vorbereitet.

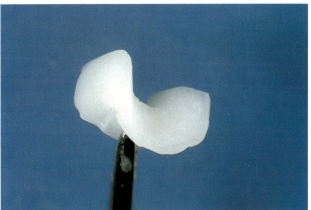

Passung approximal

Abb. 110 Die approximale Passung wird nochmals kontrolliert. Nach Wegnahme der Keile liegt auf dem mesialen Kontakt gegen den Eckzahn etwas Spannung, die das Inlay leicht nach distal disloziert. Die Ausarbeitung ist okklusal und im Bereich der Randwülste noch sparsam. Der größere Teil der ausarbeitungsbedingten Materialreduktion wird erst nach dem Zementieren ausgeführt. Dies vermindert die Gefahr von Frakturen.

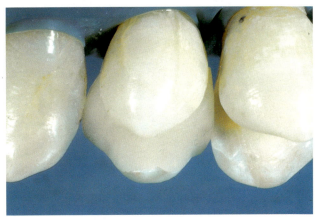

Passung zervikal

Abb. 111 Das CEREC-Konstruktionsverfahren vermeidet die Bildung von Über- bzw. Unterschüssen. Die Approximalkonturen stimmen mit der Morphologie des Zahnes überein, die proximalen Randleisten werden nach dem Zementieren definitiv konturiert.

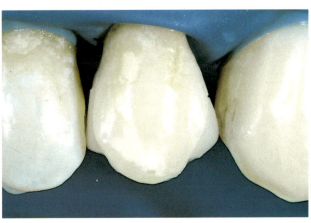

Adhäsives Finieren des Schmelzes

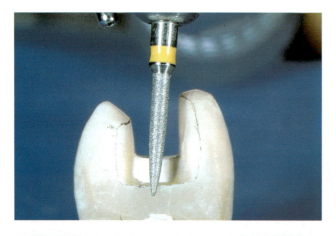

Abb. 112 Die approximalen Schmelzränder werden zur Vermeidung von Schmelzfrakturen vor dem Ätzen im äußeren Drittel mit dem Feindiamanten, der eine Diamantkorngröße von maximal 40 µm aufweist, im Winkel von 45° geschrägt.

Adhäsive Schrägung zervikal

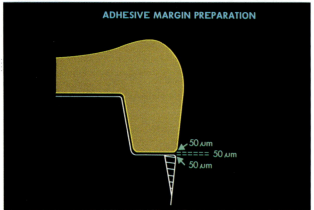

Abb. 113 Schmelzrandfrakturen sind bei Belastungstests in vitro häufig am zervikalen Schmelz zu beobachten. Mit der adhäsiven Schrägung der äußeren Schmelzanteile werden die gefährdeten Schmelzbereiche gefaßt.

Adhäsive Schrägung approximal-lateral

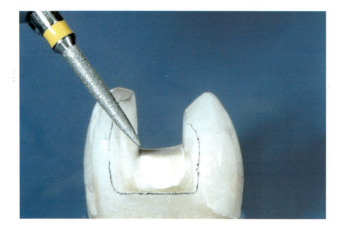

Abb. 114 Auch im Bereich der axialen Schmelzränder vermeidet die adhäsive Fassung des Schmelzes Schmelzrandfrakturen und ist in diesem Bereich empfehlenswert. Sie kann bis zu 500 µm betragen (Fett et al. 1989).

Adhäsives Zementieren

Keine adhäsive Schrägung okklusal

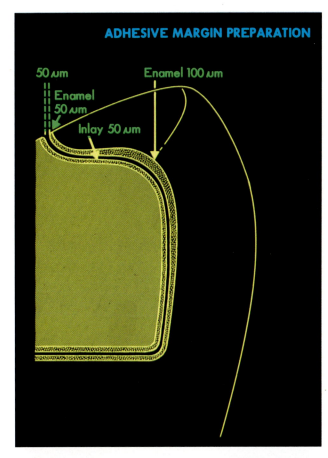

Abb. 115 Im Bereich des okklusalen Randes ist die adhäsive Schrägung abzuwägen. Auch hier eliminiert sie das Vorkommen von Schmelzfrakturen. Die Verbreiterung des Fügebereichs durch die adhäsive Schrägung exponiert mehr Kompositmaterial. Dieses hat im Vergleich zu Schmelz und Keramik eine geringere Abrasionsfestigkeit. Okklusal ist dies in Betracht zu ziehen, obwohl sogenanntes seitenzahntaugliches Komposit verwendet wird. Kommt es zu Schmelzrandfrakturen, so ist der betreffende Rand undicht.

Schmelzätzen

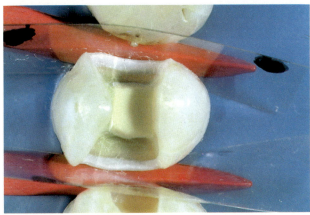

Abb. 116 Zur Ätzung und zum folgenden Zementieren werden zugeschnittene kurze, schmale Plastikstreifen mit Holzkeilen oder, falls passend, mit Leuchtkeilen fest verkeilt. Die adhäsive Schmelzschrägung ist am Schmelz der zervikalen Stufen deutlich erkennbar. Die dichte Verkeilung ist zur Vermeidung zervikaler Überschüsse durch den Kompositzement wesentlich. Das zervikale Dentin wird vor dem Schmelzätzen mit Glasionomerzement-Liner abgedeckt.

Einsetzkontrolle

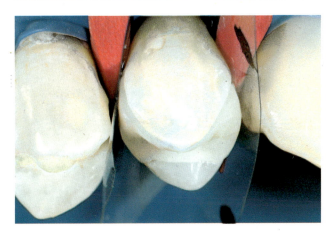

Abb. 117 Vor dem Ätzen der Schmelzränder wird nochmals geprüft, ob sich das Inlay auch nach dem Verkeilen noch vollständig einschieben läßt. Gegebenenfalls sind die Keile zu trimmen, um das störungsfreie Einsetzen zu gewährleisten.

Applikation des Ätzgels

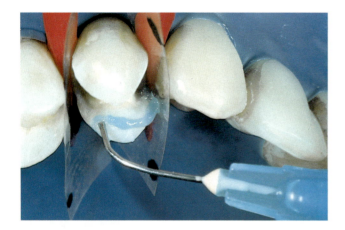

Abb. 118 Die Applikation des Ätzgels erfolgt am besten mit Hilfe einer Spritze, die mit einer feinen Kanüle eine gezielte Applikation des Ätzgels zuläßt. Nur der Schmelz wird geätzt. Das Ätzen freiliegender Dentinpartien ist zu vermeiden, besonders aus diesem Grund ist die Verwendung von Kanülenapplikatoren unbedingt zu empfehlen. Geätztes Dentin exponiert erweiterte Tubulusöffnungen und ist Hauptursache für eine Hypersensibilität des Zahnes. Auch ungewöhnliche Belastungsschmerzen können dadurch verursacht werden.

Ätzdauer – Liegedauer des Ätzgels

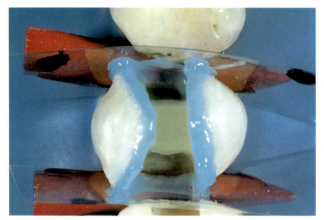

Abb. 119 Die gesamte Ätzzeit soll 30 Sekunden nicht überschreiten. Der Umgang mit der Schmelzätzung im Seitenzahnbereich ist ungewohnt. Es wird deshalb keine maximale mikromorphologische Veränderung der Schmelzoberflächen, sondern lediglich eine für die Erzielung einer optimalen Adhäsion erforderliche Ätzung vogenommen. Eine 15–30 s dauernde Liegezeit des Ätzgels ist hierfür genügend. Vorsicht ist besonders approximal-zervikal geboten. Ist die Ätzung dort nicht kontrollierbar, so soll im Zweifelsfalle auf die Ätzung in diesem Bereich verzichtet werden!

Mikroretentives Schmelzätzmuster

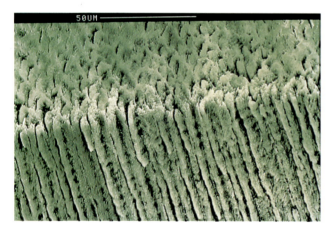

Abb. 120 Schmelzätzung mit Phosphorsäure (37 %): Die Schmelzadhäsion ist im wesentlichen durch die mikromechanische Verankerung im gut benetzten Ätzmuster bedingt. Der geätzte 90°-Schmelzrand zeigt die Situation der Schmelzprismen in diesem Bereich. Die Ätzung bewirkt eine starke Vergrößerung der Oberfläche. Die geätzten Schmelzflächen besitzen eine niedrige Oberflächenspannung und sind sehr gut benetzbar.

Schmelzprismenverlauf, Kohäsion

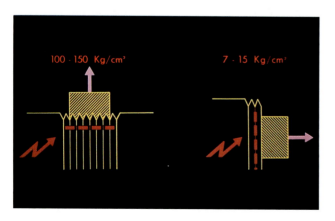

Abb. 121 Die Darstellung zeigt, daß die Kohäsionskraft des Schmelzes in der Richtung der Schmelzprismen wesentlich größer ist als seitlich dazu. Treten Zugkräfte seitlich, im Winkel von 90° zu den Prismenachsen, auf, so ist die Kohäsionskraft zwischen den Prismen relativ niedrig, und es kommt leichter zur Fraktur zwischen den Prismen.

Grenzfläche geätzter Schmelz/Komposit I

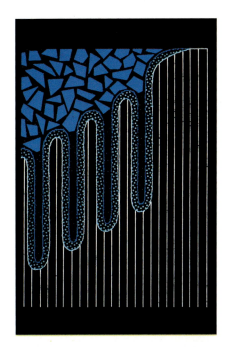

Abb. 122 Das Schmelz-Ätzmuster kann von einem mit Füllerpartikeln angereicherten, hochviskösen Kompositmaterial nicht bzw. nur unvollkommen benetzt werden. Ein Vorstrich mit ungefülltem Bonding Agent ist deshalb zur Erzielung der gewünschten Adhäsion unerläßlich. Die Darstellung veranschaulicht, wie das ungefüllte Adhäsiv in das Ätzmuster eindringt. Das gefüllte Material steht an der Außenfront des Ätzmusters an.

Grenzfläche geätzter Schmelz/Komposit II

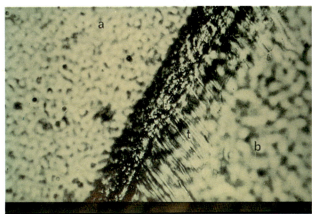

Abb. 123 Das Präparat zeigt links das Kompositmaterial (a) und schräg in der Mitte die Grenzfläche zum geätzten Schmelz rechts. Deutlich ist die „Zone der Zotten" erkennbar mit den in den geätzten Schmelz (b) vordringenden Ausläufern des Bonding Agent, den sog. „tags" (t).

Geätzte okklusale Kante

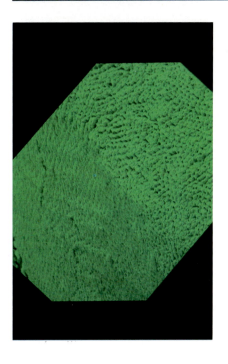

Abb. 124 Situation einer geätzten Okklusalkante. Klinisch ist es wegen der strukturellen Irregularität des Schmelzprismenverlaufes kaum zu entscheiden, ob eine günstige oder ungünstige Schmelzprismensituation vorliegt. Wichtig ist die Benetzung der Oberflächenstrukturen durch ein niedrig visköses Adhäsiv, das sog. Bonding Agent.

Tutorial Step by Step

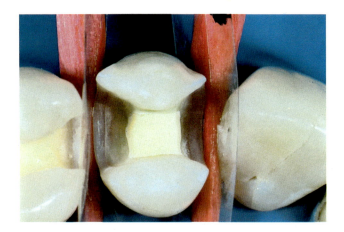

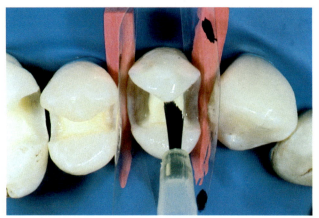

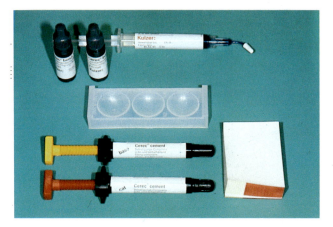

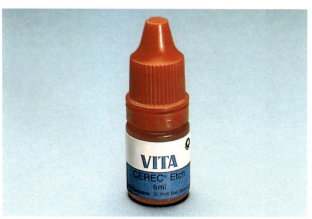

Schmelzätzung, klinische Beurteilung

Abb. 125 Der Effekt der Schmelzätzung ist klinisch lediglich am kreidig matten Erscheinungsbild erkennbar. Das Anlegen der Matrizen während der Ätzung schützt die Nachbarzähne vor unfreiwilliger Ätzung. In der klinischen Situation ist es wesentlich, daß der geätzte Schmelz nach Ablauf der Ätzzeit sehr gut, mindestens 20 s, mit dem Luftwasserspray abgespült wird. Es dürfen keinerlei Reste des Ätzgels in der Kavität oder zervikal im Bereich der Matrize liegenbleiben. Danach ist die Kavität sorgfältig mit Hilfe des Luftbläsers (ölfreie Luft) zu trocknen.

Applikation von Bonding Agent

Abb. 126 Besonders wichtig ist es, daß die Kavität mit ihren geätzten Schmelzoberflächen nicht mehr von Sekret, Blut, Speichel oder Luftfeuchtigkeit kontaminiert wird. Lichthärtendes Bonding Agent wird überall in der Kavität mit dem Pinsel dünn aufgetragen und mit dem Luftbläser dünn ausgeblasen. Die wesentliche Aufgabe des Bonding-Agent-Materials ist es, die Oberflächen intensiv zu benetzen. Dickere Schichten des Materials sind unerwünscht. Das Material muß nicht separat ausgehärtet werden. Die benetzende Schicht härtet beim Polymerisieren des Befestigungskomposits mit aus.

CEREC-Adhäsivmaterial

Abb. 127 Speziell auf die Bedürfnisse der CEREC-Technik abgestimmte Adhäsivmaterialien stehen zur Verfügung. Wesentlich für den Zementierungserfolg ist die abgestimmte Viskosität und Konsistenz des licht- und chemischhärtenden Zementierungsmaterials.

Ätzung des Porzellaninlays

Abb. 128 Zur Ätzung des Inlays wird Keramikätzgel benutzt. Es enthält schwach konzentrierte Flußsäure (HF 4,9 %). Bei Beachtung einfacher Sorgfalt ist der Umgang mit diesem Material ähnlich unproblematisch wie der mit dem Schmelzätzgel.

Applikation des Porzellanätzgels

Abb. 129 Eine geringe Menge des Materials wird in eine Plastikschale gegeben und von dort aus auf die kavitätenseitigen Flächen des Inlays und die Ränder mit dem Pinsel aufgetragen. Das Inlay wird 60 Sekunden lang geätzt, das Keramikätzgel mit reichlich Wasser im Waschbecken abgespült und über der Mundspülschale mit dem Wasserspray 20 Sekunden lang abgesprayt. Es ist darauf zu achten, daß Gelpartien nicht im Waschbecken oder in der Mundspülschale hängenbleiben, da sonst Ätzflecken entstehen können.

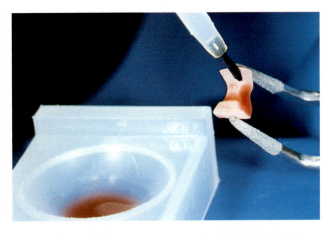

Effekt der Ätzung

Abb. 130 Das geätzte Inlay zeigt den Effekt der Ätzung durch opake Oberflächen an. Durch die Ätzung werden neben der Erzeugung eines Ätzmusters auch die durch das Formschleifen erzeugten Oberflächenspannungen abgebaut.

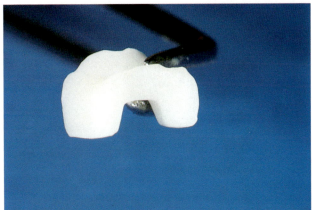

Porzellanätzmuster

Abb. 131 Auf einem polierten Präparat von Vita-CEREC-Porzellan ist links die geätzte und rechts die ungeätzte Keramikoberfläche zu erkennen. Das Ätzmuster ist mikroretentiv und erlaubt die intensive Benetzung mit dem Bonding Agent. Trotz der geringen Konzentration ist das Keramikätzgel für die Haut und Schleimhäute ätzend. Das Material soll deshalb bei Kontakt sofort mit viel Wasser abgespült werden. Auf den Lack- und Metalloberflächen der Praxiseinrichtung erzeugt es Flecken. Der Materialrest in der Plastik-Dappenschale wird am besten mit einem Zellstoffläppchen ausgewischt.

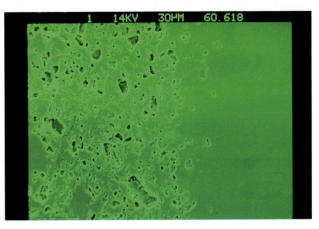

Endpolitur der Approximalflächen

Abb. 132 Vor dem Aufbringen der Silanlösung werden die Approximalflächen nochmals mit feinen und feinsten flexiblen Disks poliert. Dies geschieht, um die erst mit einer Vorpolitur versehenen Oberflächen vollständig zu glätten. Partien der Approximalfläche, die bei der Keramikätzung in größerem Maße aus Versehen mitgeätzt wurden, werden dabei ebenfalls wieder geglättet.

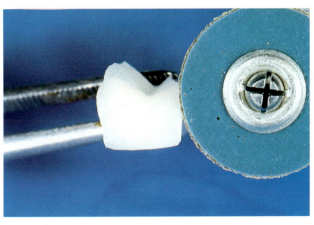

Tutorial Step by Step

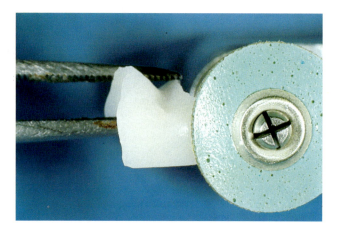

Hochglanzpolitur der Approximalflächen

Abb. 133 Das dichte und praktisch porenfreie Vita-CEREC-Porzellan ist mit Sof-Lex-Disks auf Hochglanz polierbar. Die sorgfältige Politur der Approximalfläche ist für die Interdentalhygiene und damit die Gesunderhaltung des marginalen Parodonts eine unverzichtbare Voraussetzung.

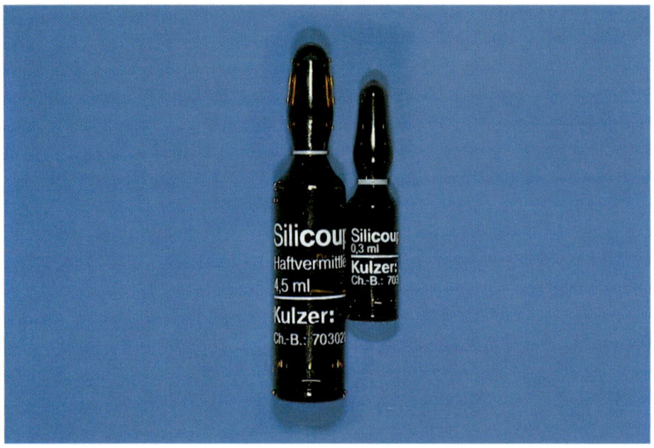

Silanisierung des Inlays

Abb. 134 Zur Silanisierung von Restaurationen aus Vita-CEREC-Porzellan wird Silicoup (Kulzer) empfohlen. Die Gebrauchslösung wird aus den Lösungen A und B frisch angemacht und in einem verschließbaren Plastikbehälter aufbewahrt. Die Gebrauchslösung ist 4 Wochen lang haltbar. Danach ist sie zu ersetzen und neu anzumachen (vgl. Abb. 162, 266ff.).

Applikation der Silanlösung

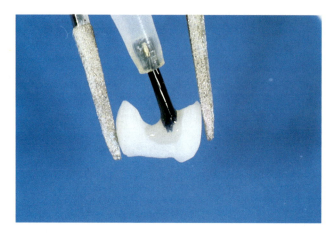

Abb. 135 Die geätzte Keramik wird mit der Silanlösung bestrichen und 20 Sekunden lang mit dem Luftbläser getrocknet. Das Silan geht mit der Keramikoberfläche einen chemischen Verbund ein und stellt für das Bonding Agent, welches nach der Endpolitur der Approximalflächen aufgetragen wird, eine hochreaktive Oberfläche zur Verfügung.

Bonding-Agent-Applikation auf das Inlay

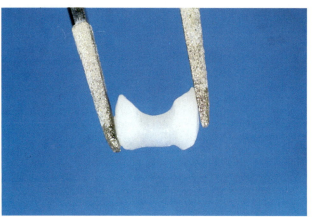

Abb. 136 Nach dem Trocknen der Silanlösung wird das Inlay mit Bonding Agent eingestrichen und dieses dünn ausgeblasen. Das Bonding Agent stellt die Benetzung der silanisierten Keramikoberfläche sicher und schafft die optimale Voraussetzung zur adhäsiven Verbindung des Komposits mit der Keramik.

Adhäsives Zementieren

Bonding-Agent-Applikation in die Kavität

Abb. 137 Der geätzte Zahnschmelz und die gesamte Kavität ist bereits mit Bonding Agent ausgestrichen und dieses so dünn wie möglich ausgeblasen worden. Die Kavität ist zur Aufnahme des Kompositzementes unter Verwendung kurzgeschnittener Plastikmatrizenstreifen möglichst dicht verkeilt. Die Matrizenstreifen sind pro Approximalraum einzeln häufig leichter zu adaptieren als zirkuläre Transparentmatrizenbänder.

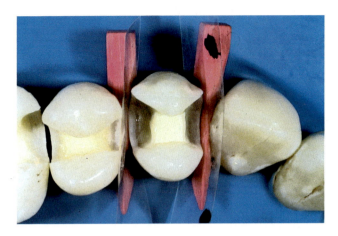

Adaptieren des „Kompositzementes"

Abb. 138 Danach wird das aus gleich langen Strängen von Basis- und Katalysatorpaste angemischte Kompositmaterial mit einem Spatel an Boden und laterale Kavitätenwände adaptiert.

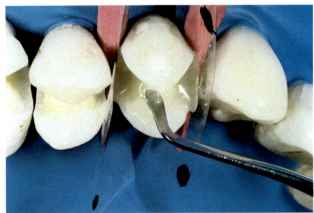

Einsetzen des Inlays

Abb. 139 Die Kavität ist nun mit dem Kompositmaterial ausgekleidet, und das Inlay wird eingesetzt. Es ist empfehlenswert, vor dem vollständigen Anpressen des Inlays die groben Materialüberschüsse zu entfernen. Dabei ist darauf zu achten, daß das Material mit dem Spatel gegen die Zementierungsfuge hin ausgestrichen wird, um das Material nicht aus der Zementierungsfuge herauszubewegen. Durch die dichte Verkeilung der Plastikmatrize werden zervikale Überschüsse vermieden.

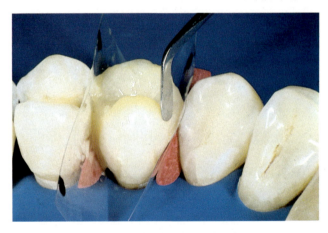

Lichthärtung

Abb. 140 Das Inlay wird definitiv festgedrückt. Es wird kontrolliert, ob alle Randbezirke mit Komposit ausgefugt sind. Dann erfolgt die Lichthärtung. Bei Prämolaren kann eine Bestrahlung okklusal, oral und bukkal zu je 60 s genügen, um alle Zementierungsbereiche mit der Lichtaktivierung auszuhärten. Bei Molaren ist dieser Bestrahlungsmodus für jeden Approximalbereich auszuführen. Für die direkte zervikale Lichthärtung sind seitlich reflektierende Lichtkeile zu empfehlen, wenn sie morphologisch passen.

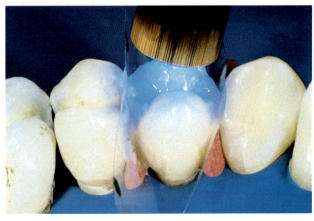

Tutorial Step by Step

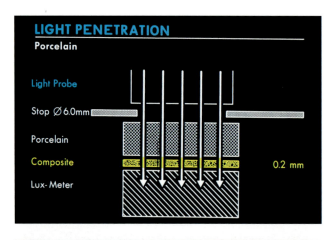

LIGHT PENETRATION (Lux)**
Shade / Millimeters

	0	1.1	2.2	3.3	4.4	5.5	6.6
0	6'600 *						
A_0		4'800	4'200	3'200	3'800	2'700	2'600
A_1		3'600	2'600	1'750	1'400	1'250	780
A_2		3'400	2'000	1'100	950	780	500
A_3		2'100	1'800	950	740	480	420
A_4		2'050	1'100	530	480	220	200

* Translux CL Ser.No 93 21104, Kulzer   ** UVAlux, Gossen
λ = 400 - 500 mm

VLC COMPOSITE CEMENT**
Knoop Hardness Number (KHN)*

	0	1.1	2.2	3.3	4.4	5.5	6.6
0	28						
A_0		27	27	24	20	19	16
A_1		27	27	22	18	16	8
A_2		27	26	21	17	14	∅
A_3		27	25	20	15	11	∅
A_4		26	22	16	13	∅	∅

* ≤ 3.3mm 50p   ** Heliomolar, Vivadent   ∅ not readable
  ≥ 4.4mm 25p

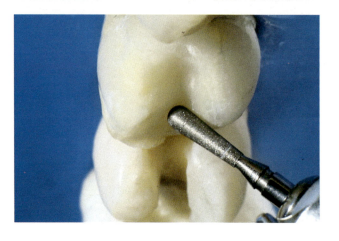

Lichtpenetration durch Porzellan

Abb. 141 Mit einem Luxmeter wurde in eigenen Untersuchungen die durch Vita-CEREC-Porzellan verschiedener Dicken und Farben und die durch eine Schicht von 0,2 mm Zementierungskomposit penetrierende Lichtmenge gemessen.

Lichtpenetrationswerte

Abb. 142 Mit der CEREC-Einheit wurde je ein Porzellankörper mit der standardisierten Dicke von 1,1; 2,2; 3,3; 4,4; 5,5 und 6,6 mm in den Farben A0, A1, A2, A3 und A4 geschliffen und durchstrahlt. Die Luxzahl direkt am Austrittsfenster der Lampe wurde ebenfalls gemessen. Der Lichtverlust im Porzellan erhöht sich durch die zunehmende Porzellandicke und durch die zunehmend dunkleren Farben. Der Lichtverlust scheint durch die zunehmend dunkleren Farbstufen stärker beeinflußt zu werden als durch die gewählte Dickenzunahme von 1,1 mm.

Komposit-Härtewerte

Abb. 143 Zur Aushärtung des Komposits wurden die Proben je 60 s durchstrahlt. Die Farben A1, A2 und A3 werden bei 2,2 mm Porzellandicke und 60 s Bestrahlungszeit so durchstrahlt, daß die Härte der darunterliegenden Kompositschicht nur ca. 10 % gegenüber dem Wert bei direkter Bestrahlung absinkt. Die klinische Relevanz eines Härteverlustes in dieser Größenordnung ist nicht bekannt.

Ausarbeiten

Konturieren okklusal

Abb. 144 Das Konturieren und die Überschußentfernung okklusal wird zuerst mit Konturierdiamanten durchgeführt. Diese werden auch zum Einschleifen der Okklusion verwendet. Die Prüfung der Okklusions- und Laterotrusionskontakte erfolgt mit Kontaktfolie. Birnenförmige und zylindrische Feindiamantinstrumente eignen sich hierzu am besten.

Adhäsives Zementieren

Grob- und Feindiamantenset

Abb. 145 Das im Vita-CEREC-Materialsortiment enthaltene Basisinstrumentarium (Meisinger) enthält Diamantinstrumente, die sich für die Präparation, das Finieren (zylindrisch grob und fein; konisch fein zum Finieren von Boden, Stufen und Wänden in großen Kavitäten) und für die Ausarbeitung (birnenförmig, mittel und fein, eiförmig fein) eignen.

CEREC-Diamantinstrumente I

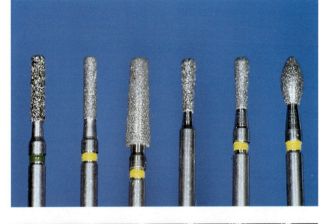

Abb. 146 Das CEREC-Set (Intensiv) enthält Diamantinstrumente, die für die Präparation und die Feinausarbeitung verwendbar sind.

Diamant-Ausarbeitungsinstrumente II

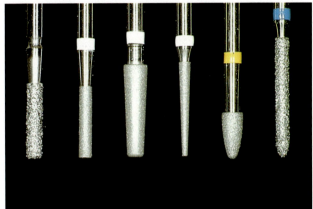

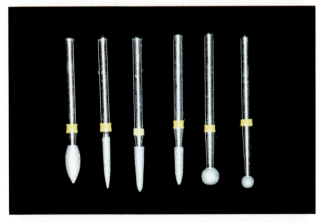

Abb. 147 Für die Feinstausarbeitung von Zementierungsrändern eignen sich auch die Diamantinstrumente (gelb = fein = 40 µm; rot = superfein = 15 µm Korn) aus dem Composhape-Set (Intensiv Co).

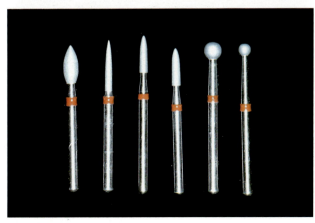

115

Tutorial Step by Step

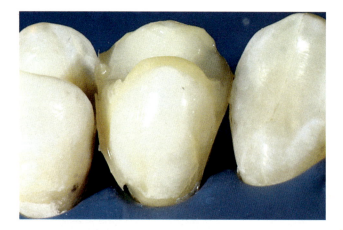

Komposit-Zementierungsüberschüsse

Abb. 148 Das Einsetzen von Inlays mit Kompositmaterial stellt neue Anforderungen an die Ausarbeitungstechnik des Zahnarztes. Komposite sind im Vergleich zu konventionellen Zementen hochwertige, beständige und ästhetisch anspruchsvolle Füllungsmaterialien, die selbst für Front- und Seitenzahnrestaurationen einsetzbar sind. Ein Wegbrechen der Zementierungsüberschüsse, wie dies bei Phosphatzementen üblich ist, kann bei Kompositmaterialien nicht vorgenommen werden. Entstehen bei der adhäsiven Befestigung von CEREC-Inlays Überschüsse von Kompositmaterial, so sind die Randbereiche wie Füllungen auszuarbeiten.

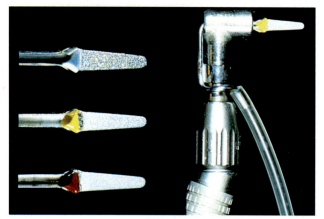

Die mechanische EVA-Dentatus-Feile

Abb. 149 Die mechanische EVA-Dentatus-Feile wird mit einem Winkelstückansatz (Micro-Mega) geliefert und verfügt über eine Wasserführung durch den Feilenkopf. In Kombination mit den flexiblen Proxoshape-Feileninstrumenten (Hawe-Neos) gelangt das Wasserspray direkt auf die Feilenfläche. Die Proxoshape-Feilen stehen mit der Diamantierung grob (80 μm), mittel (gelb = 40 μm) und fein (rot = 15 μm) zur Verfügung.

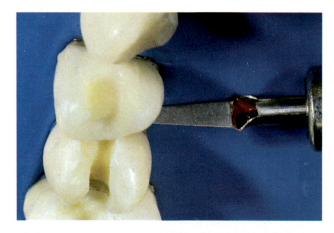

Interdentales Konturieren

Abb. 150 Das Feileninstrument ist speziell für die Bearbeitung der Approximalflächen konzipiert; zervikale Überschüsse können sehr effizient entfernt werden. Die Flexibilität der Feilen verhindert das Ausüben von zu großem Druck. Die freie Lagerung des Feilenadapters ermöglicht die stetige richtige Anlagerung der Feilenfläche auch bei Stellungsänderungen des Winkelstückes. Traumatisches Arbeiten mit der Kante wird dadurch vermieden.

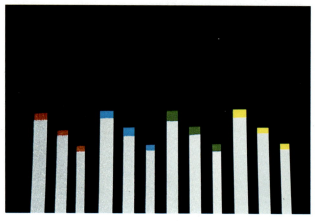

Diamantierte Interdental-Stahlstrips

Abb. 151 Diamantierte Stahlstrips (GC International) mit verschiedenen Feinheitsgraden von 50 μm (rot), 40 μm (blau), 26 μm (grün) und 18 μm (gelb) können ebenfalls für das interdentale Glätten verwendet werden.

Adhäsives Zementieren

Polieren

Politur interdental mit Feileninstrument

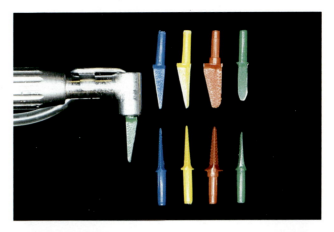

Abb. 152   Die approximale Politur kann mit dem modifizierten mechanischen EVA-Dentatus-Feileninstrument durchgeführt werden. Hierzu sind die abgebildeten Plastikpolieransätze zu verwenden, die mit einer Reinigungspaste beschickt werden. Es empfiehlt sich, Reinigungspasten mit deklarierten Schmelz-(REA) und Dentinabrasionswerten (RDA) sowie angegebenem pH-Wert und Fluoridgehalt zu verwenden. Auch klinisch als „perfekt" beurteilte Randbezirke sollten glatt polierte Oberflächen aufweisen, um das Plaquewachstum nicht zu fördern.

Interdentales Konturieren und Polieren

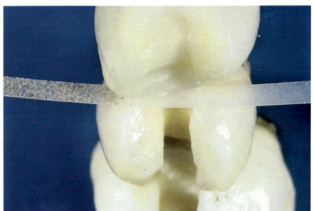

Abb. 153   Zur Glättung der Zementierungsbereiche eignen sich grobe und feine, aluminiumoxidbelegte Plastikstrips. Im Bild wird der schmale (2 mm) 90/40 μm Sof-Lex-Strip angewendet.

Politur interdental mit Aluminiumoxidstrips

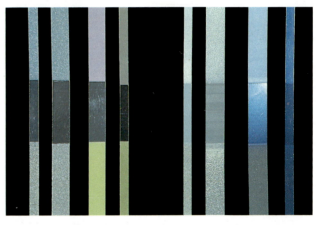

Abb. 154   Aluminiumoxidbelegte Plastikstrips sind als Sof-Lex®-Strips (3M Dental Products Div) mit Körnungen von 90/40/30/15 μm in den Farben Braun, Weiß, Kobaltblau erhältlich, oder in der Kornabstufung 180/40/12/03 μm in den Farben Weiß, Blau, Gelb, Rosa als Hawe-Strip® (Hawe-Neos).

Polieren von Glattflächen mit Disks

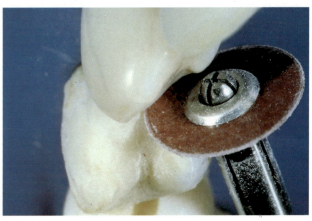

Abb. 155   Approximal-laterale Zementüberschüsse können mit dünnen, flexiblen Disks von 9,5 oder 12,5 mm Durchmesser (Sof-Lex XT Pop On [3M]) mit verschiedenen Korngrößen oder Hawe-Neos flexiblen Disks (180/40/12/03 μm) entfernt werden. Diese Disks sind relativ dünn (0,02; 0,27–0,09 mm) und eignen sich deshalb besonders für die approximale Politur.

Tutorial Step by Step

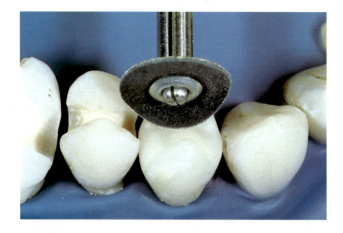

Glätten und Polieren okklusal

Abb. 156 Zum okklusalen Glätten und Polieren haben sich wasserresistente, flexible Sof-Lex-Disks (3M) bewährt. Im Bild ist der grobe (90 μm) Sof-Lex Pop-On-Disk mit dem Durchmesser 9,5 mm zu sehen. Bei Zementierungsmaterialüberschuß kann zu Anfang niedertourig ohne Wasserspray gearbeitet werden. Sobald die gewünschte Glättung und Beseitigung gröberer Überschüsse erreicht ist, soll nur noch mit Wasserspray gearbeitet werden, um Überhitzungen des Kompositmaterials zu vermeiden.

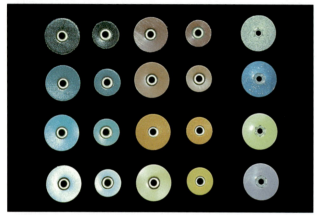

Wasserfeste flexible Disks

Abb. 157 Die linken senkrechten Säulen sind Sof-Lex Pop-On-Disks mit ⌀ = 12,5 und 9,5 mm. Die Farbkodierung beginnt bei Schwarz mit der groben Körnung über Blau, Dunkelblau, Blau und Hellblau (90, 42, 30, 15 μm Korngröße). Die mittleren beiden Reihen zeigen die Sof-Lex XT Pop-On-Disks. Die Farbkodierung geht von Dunkelorange, Orange, Hellorange zu Gelb (60, 30+, 30−, 3 μm). In der Säule rechts sind Hawe-Micro Disks, ⌀ = 12,7 mm, in Weiß, Blau, Gelb und Rosa (180, 40, 12, 3 μm) zu sehen.

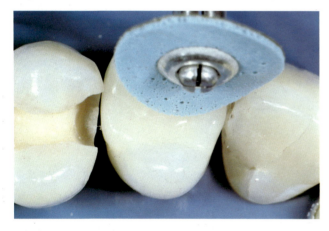

Schlußpolitur

Abb. 158 Die Schlußpolitur erfolgt mit dem feinsten (hellblau) Sof-Lex Pop-On-Disk. Die flexible Scheibe erlaubt es, praktisch in allen Teilen eine hochglänzende Oberfläche zu erzeugen. Flexible Disks sind vorteilhaft, weil sie eine übermäßige Druckausübung verhindern. Dies ist an den Füllungsrändern von Bedeutung, weil dort bei zunehmendem Druck zuerst das Komposit abgetragen wird.

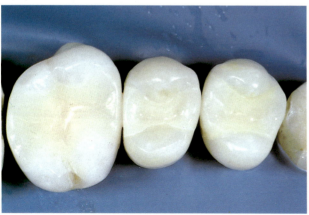

Schlußbefund

Abb. 159 Der Schlußbefund zeigt, daß sich die CEREC-Inlays morphologisch und ästhetisch sehr gut an die Zahnhartsubstanz anpassen. Es werden in der Regel feste Approximalkontakte erreicht.

Adhäsiver Verbund

Geätzter Schmelz, Bonding Agent/Komposit

Abb. 160 CEREC-Inlays und -Onlays werden unter konsequenter Anwendung der Adhäsivtechnik inkorporiert. Laborversuche und klinische Erfahrung zeigen, daß dieser Verbund dauerhaft ist. In der Regel erzeugt der adhäsive Verbund zwischen geätztem Schmelz, Bonding-Agent-Vorstrich und Komposit einerseits und dem Komposit/Bonding Agent und dem geätzten Porzellan andererseits völlig penetrationsdichte, morphologisch perfekte Randverhältnisse.

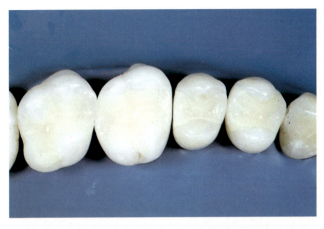

Marginale Adaptation, Porzellan geätzt

Abb. 161 In einer Laborstudie wurde vor und nach einer Schwelldruck-Thermocycling-Belastung von menschlichen Molaren, die mit CEREC-Inlays restauriert waren, die Randmikromorphologie untersucht (Fett et al. 1989). Besonders an der Phasengrenze Komposit/Porzellan war die Qualität der marginalen Adaptation nach dem Test verschlechtert.

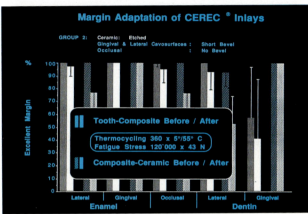

Porzellan geätzt und silanisiert

Abb. 162 In einer zweiten Serie wurde das Porzellan zusätzlich zum Ätzen mit einer frisch angemischten Silanlösung (Silicoup, Kulzer) silanisiert. Dabei wurde die Methacryloxy-Silanlösung mit einem Pinsel aufgetragen und 20 s mit dem Druckluftbläser getrocknet. Die bei den silanisierten Inlays erhaltenen Adaptationsbeurteilungen waren signifikant besser als in der nicht silanisierten Vergleichsgruppe.

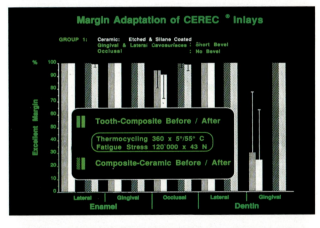

Adhäsivtechnik in der Füllungstherapie

Abb. 163 Die Adhäsivtechnik hat sich in der Füllungstherapie seit 1955, beginnend mit der Einführung der Schmelz-Ätztechnik durch Buonocore, entwickelt. Die Bis-GMA-Kompositmaterialien wurden von Bowen 1962 eingeführt, Lutz (1976) entwickelte die Adhäsionspräparation des Schmelzes. Erste adhäsive Inlays wurden von Mörmann seit 1980 erprobt.

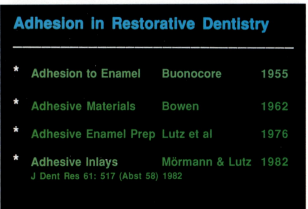

Tutorial Step by Step

Konstruktionsübungen

Einfaches Editieren der okklusalen Kante

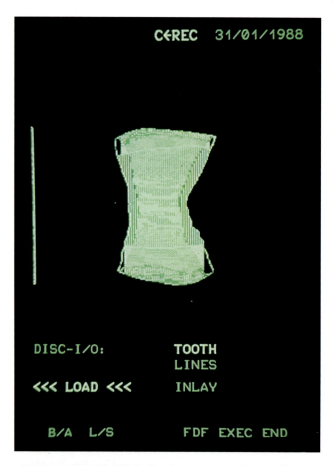

Abb. 164 Nach dem Schleifen des Inlays 24 MOD wird festgestellt, daß die mesiobukkale okklusale Kante (rechts unten) in ihrem Verlauf in XY, aber auch im Höhenverlauf Z zu viel Welligkeit aufweist. Dies hat in diesem Bereich eine unbefriedigende Paßgenauigkeit zur Folge. Der Bereich soll deshalb manuell geändert, d. h. „editiert" werden. Wenn an einer schon fertiggestellten Konstruktion nochmals etwas geändert werden soll, so müssen im Hauptmenü, im Programmteil DISC, der optische Abdruck TOOTH und die LINES neu geladen werden.

TOOTH Laden des optischen Abdruckes

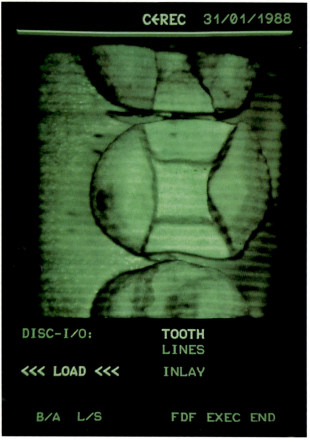

Abb. 165 Im Hauptmenü das Programm DISC einstellen. DISC-I/O (Input/Output): Der Zugriff auf die Diskette ist jetzt möglich; ≪≪ LOAD ≪≪ : Von der Diskette wird in den Speicher des Gerätes geladen. ≪≪ LOAD ≪≪ TOOTH: Der „optische Abdruck", bestehend aus dem zweidimensionalen Videobild (X- und Y-Koordinaten, Bildspeicher A) und dem Profilbild (Z-Koordinaten, Bildspeicher B) wird von der Diskette in den Speicher geladen.

Konstruktionsübungen

LINES Laden der Konstruktionslinien

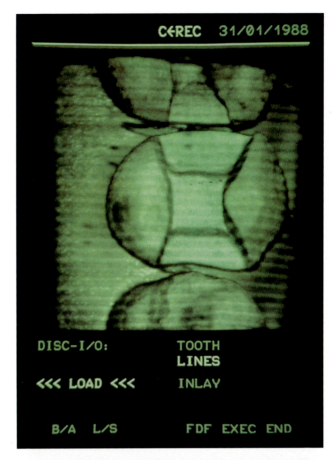

Abb. 166 <<< LOAD <<< LINES: Die Konstruktionslinien werden aus der Diskette in die Speicherebene A geladen. (INLAY beinhaltet den kompletten Datensatz der fertigen Konstruktion, wie er für MILL zur Verfügung gestellt wird, und gestattet nicht den Zugriff auf einzelne Linien.) Funktionstasten sind:

B/A	Bildebene B und A wechseln
L/S	LOAD/SAVE: LOAD = Laden von der Diskette in den Gerätespeicher / SAVE = Sichern vom Speicher auf die Diskette
FDF	Formatieren einer fabrikneuen Diskette
EXEC	Ausführen des gewählten Vorganges (auch mit Fußpedalklicken)
END	Beenden einer manuellen Eingabe

Editieren – Optimieren der Konstruktion

CAVTIY-Programm

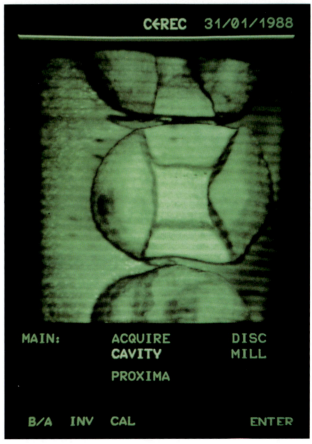

Abb. 167 Nach der Beendigung des Ladens wird automatisch im Hauptmenü MAIN der Programmteil CAVITY aktiviert. Die übrigen Abschnitte sind ACQUIRE, DISC, PROXIMA, MILL. Funktionstasten sind:

INV	Invertierte Videodarstellung, erleichtert die Einstellung von Kontrast u. Helligkeit.
CAL	Calibrationsprogramm für den Vorschub STEPPER, den Flächensensor CCD und die Gittersteuerung PIEZO. Nur durch Werksmonteur. Sofort Aussteigen mit END.
ENTER	Einstieg/Auslösen eines Programmteiles

Tutorial Step by Step

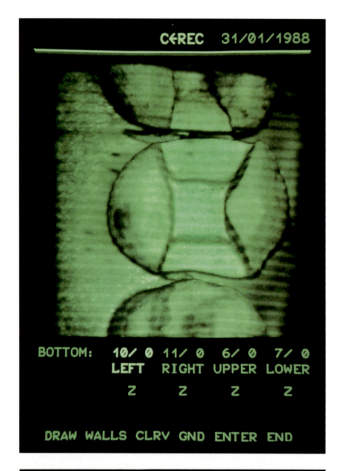

BOTTOM-Programm

Abb. 168 CAVITY durch Fußpedal bzw. ENTER öffnen. BOTTOM mit den eingegebenen Punkten LEFT 10/0, RIGHT 11/0, UPPER 6/0, LOWER 7/0 erscheint. /0 bedeutet: für Z gab der Operateur keine Daten ein; den Bodenlinien sind die im optischen Abdruck vorhandenen Höhenwerte zugeordnet. Funktionstasten sind:

DRAW	Zeichnet die aktivierte Linie.
WALLS	Ruft das WALLS-Programm auf und stellt konstruierte Linien dar.
CLRV	Nimmt alle LINES aus dem Bild.
GND	Zeigt die LINES ohne Videobild auf dunklem Hintergrund.

DRAW Aufrufen der Bodenlinien

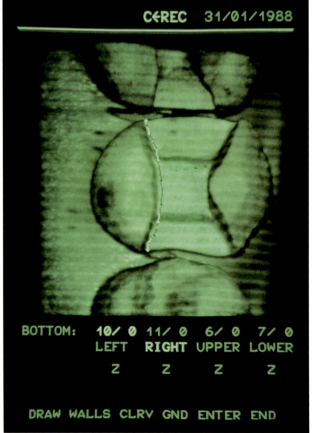

Abb. 169 Mit DRAW können die Bodenlinien einzeln aufgerufen werden. LEFT wurde aufgerufen, automatisch wird RIGHT aktiviert. Sind Korrekturen der Bodenlinien beabsichtigt, so können diese über ENTER neu eingegeben werden.

Konstruktionsübungen

WALLS Aufrufen des Wandprogramms

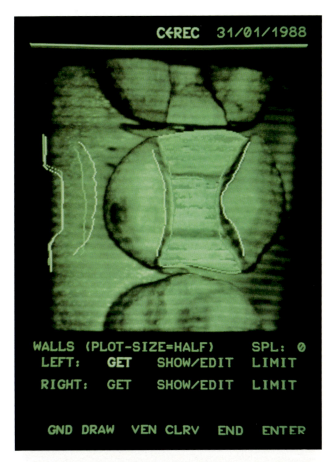

Abb. 170 Durch Drücken von WALLS kann direkt in das WALLS-Programm eingestiegen werden. Dieses präsentiert die Boden- und Wandlinien zusammen mit dem SHOW/EDIT-Programm. Beim linken Wandprogrammteil LEFT leuchtet GET auf. Die rechte okklusale Kantenlinie ist in ihrem mesiobukkalen Verlauf bereits korrigiert dargestellt. Die Durchführung dieser Korrektur ist Gegenstand der folgenden Editierschritte im SHOW-EDIT-Programm.

Aufrufen der rechten Wand

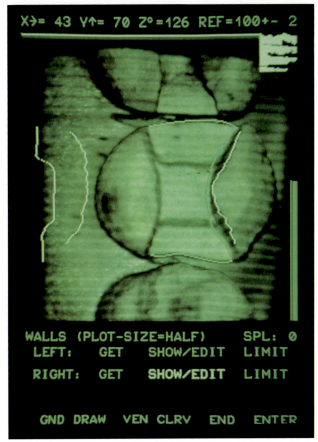

Abb. 171 Mit CLRV („Clear Overlay") werden zunächst alle LINES inaktiviert. Nur die zu korrigierende rechte Wand mit dem unregelmäßigen Verlauf der mesiobukkalen Okklusalkante wird aufgerufen. Hierzu RIGHT GET mit der Zeichenkugel einstellen und DRAW drücken: Die rechte Okklusalkante erscheint. Das Profil der YZ der rechten Wand wird links außen ebenfalls dargestellt. SHOW/EDIT wird mit der Zeichenkugel aktiviert.

Tutorial Step by Step

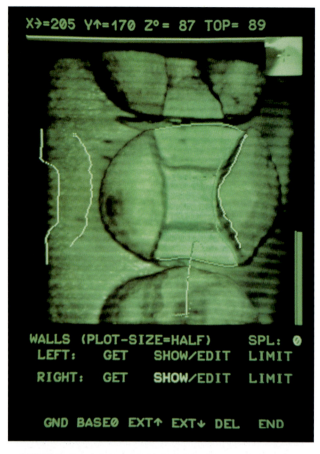

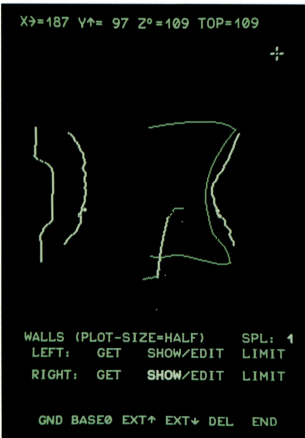

SHOW-Programm

Abb. 172 In SHOW (Fußpedalklicken) werden am Anfangspunkt jeder Linie die Cursoren aufgerufen. Am distalen Ende der Okklusalkante erscheint der XY-Cursor ⊞. Auf der ZY-Profillinie der Okklusalkante links außen sitzt der Z-Cursor ⊠. In der Mitte unten wird das zu Y = 170 gehörende ZX-Profil gezeigt und eine Wandsegmentlinie mit der Höhe TOP = 89 ist angepaßt. Funktionstasten:

BASE∅   Erlaubt einfaches Editieren des Kantenverlaufes im SHOW-Teil, wobei für die neuen Kantenpunkte XY der alte Z-Wert übernommen wird. Der Z-Cursor ⊠ läuft zwangsweise auf dem ZY-Profil mit. Bei jeder Base∅-Eingabe werden auch die vorhandenen alten Z-Werte automatisch neu eingegeben. Punkte, die dazwischen liegen, werden beim Abschließen des Vorganges (END) in XY und in Z automatisch auf der Verbindungslinie editiert. Dadurch wird eine Glättung des Kantenverlaufes sowohl in XY als auch in Z erreicht, der bei lokalisiert gestörter Kantenfindung zu einer befriedigenden Korrektur führt.

EXT = ↑↓   Der automatische Wand- und Kantenfinder arbeitet prinzipiell im Bereich der mesiodistalen Bodengrenzlinie. Beim Editieren kann der Wand- und Kantenbereich punktweise extendiert werden.

SPL: 0...   Registrierung Anzahl Editiereingaben.

DEL   Löschen einer Falscheingabe

GND Konstruieren ohne Bildhintergrund

Abb. 173 Der Wand- und Kantenbereich unten rechts im Bild zeigt eine Unregelmäßigkeit im XY-Verlauf und im ZY-Profil. Zur Beurteilung der LINES wurde mit GND das Videobild inaktiviert. SPL:1 und die aktivierten ⊞ und ⊠ zeigen, daß eine erste Editiereingabe bereits erfolgt ist. Im ZY-Profil ist zu sehen, daß der Z-Wert angehoben wurde.

TOP Wandsegmenthöhenwert, ZX-Profil

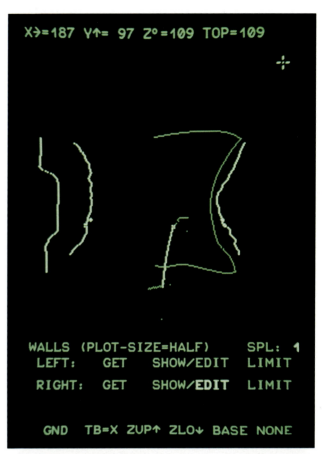

Abb. 174 Zur Vermeidung einer Diskontinuität im YZ-Profil links außen kann das Editieren vor dem Korrekturbereich, einige Punkte weiter distal (oben), einsetzen. Mit der Zeichenkugel wurde aber schon die nächste Position, $X = 187$, $Y = 97$, $Z° = 109$, angefahren. Das ZY-Profil links zeigt, daß der Z-Wert ⊠ tiefer liegt als der übrige Kurvenverlauf. Im ZX-Profil in der Mitte ist erkennbar, daß die Kavitätenkante in Wirklichkeit höher liegt als der höchste Kantenpunkt TOP = 109 des angelegten Wandsegmentes. Eine Erhöhung des Wandsegmentes TOP bis zur Kavitätenkante ist erforderlich, der TOP-Höhenwert muß erhöht werden.

EDIT Eingabe neuer Kantenkoordinaten

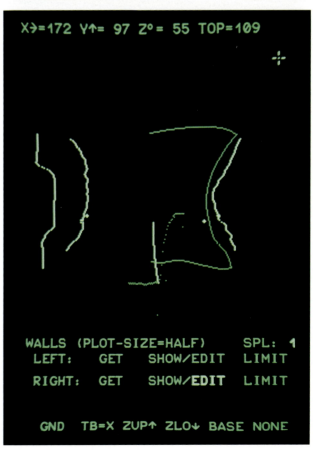

Abb. 175 Hierzu wird mit dem Fußpedal EDIT aktiviert. In EDIT können folgende Funktionstasten benutzt werden:
TB = X/TB = Z. Die Zeichenkugel steuert entweder Bewegungen des XY-Cursors ✚ in der X-Achse und gestattet es, das Wandsegment von der Wand abzuheben (im Bild) oder wieder anzulegen, oder sie verändert die Höhe Z im ZY-Profil ⊠ bzw. den TOP-Wert im XZ-Profil. Z ⊠ bzw. der TOP-Wert kann auch einzelpunktweise verändert werden.

ZUP ↑	Punktweises Erhöhen des TOP-Wertes
ZLO ↓	Punktweises Erniedrigen des TOP-Wertes
NONE	Löschen einer Falscheingabe
BASE	Eingabe der editierten XY- und Z-Werte

Tutorial Step by Step

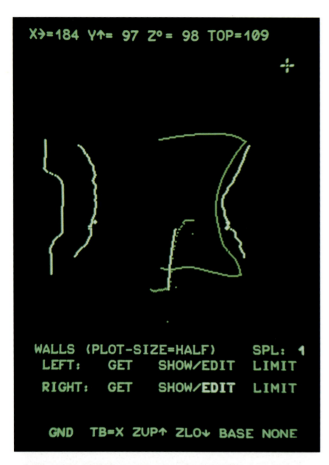

Wiederanlegen des Wandsegmentes

Abb. 176 Mit dem Bewegen der Zeichenkugel nach rechts wird in der Programmstufe EDIT mit TB = X das Wandsegment wieder an das Wandprofil (Mitte) angelegt. Das Bewegen des Wandsegmentes gestattet die Kontrolle der Wanddaten und erlaubt es, das Wandsegment optimal anzupassen. Der XY-Cursor ⊞ am Kavitätenrand bewegt sich dabei gleichsinnig. Das Fußpedal bleibt zur Bewegung des Wandsegmentes gedrückt.

Höhenänderung des TOP-Wertes

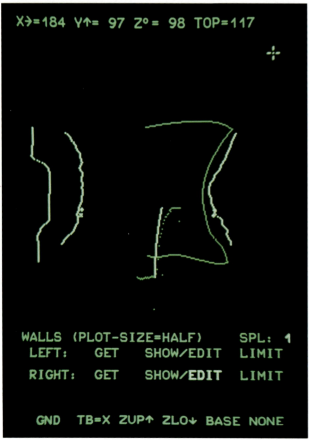

Abb. 177 Durch Zugabe einzelner Höhenpunkte mit ZUP wird die Kantenhöhe von TOP = 109 auf TOP = 117 bündig mit der Kavitätenkante erhöht. Der Z-Cursor ⊠ bewegt sich im YZ-Profil (links außen) dabei gleichsinnig.

Konstruktionsübungen

Anlagerung Wandsegment/Kante

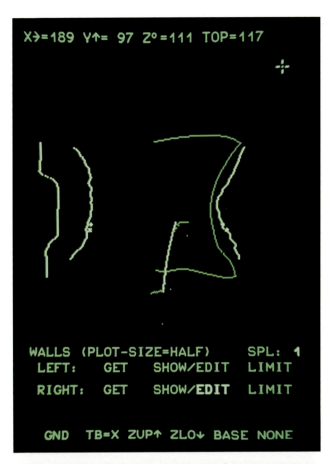

Abb. 178 Wegen der zur Kavität gerichteten Wandkonvexität im Bereich der Kante läßt sich das Wandsegment nur dann exakt an die Kante anlegen, wenn das Wandsegment dem Wandprofil überlagert wird. Dies kann zu einer Preßpassung in diesem Bereich führen und ist nach dem Formschleifen des Inlays durch manuelles Schleifen zu korrigieren. Mit Drücken von BASE wird nun die neue Position und Höhe des Wandsegmentes eingegeben.

SHOW/EDIT, SPL:2 Eingabe Nr. 2 ist erfolgt

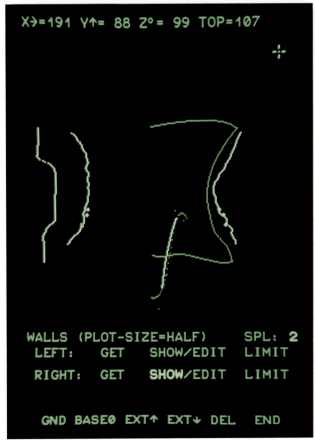

Abb. 179 SPL:2 zeigt, daß insgesamt zwei Editiervorgänge registriert wurden. SHOW ist wieder aktiviert, beide Cursoren wurden entlang dem Kanten- und Profilverlauf auf einen möglichen nächsten Korrekturpunkt gefahren. Dieser zeigt die Koordinaten X = 191, Y = 88, Z = 99. Die Kantenhöhe des Wandsegmentes ist TOP = 107. Das XZ-Profil zeigt eine relativ gute Anpassung des Wandsegmentes. Es ist zu prüfen, ob das Wandsegment leicht erhöht werden soll.

Anpassen des Wandsegmentes

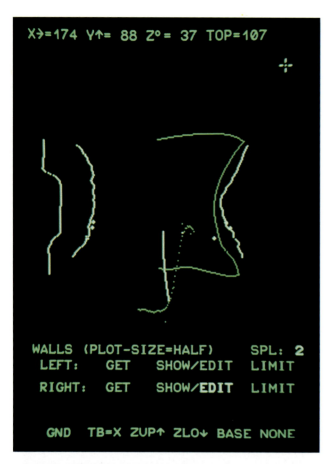

Abb. 180 Mit TB = X lassen sich der XY-Cursor ⊞ und das Wandsegment vom Wandprofil abheben, wenn das Fußpedal gedrückt bleibt. Beachten Sie die Veränderung des Z°-Wertes, der den zur jeweiligen Position des XY-Cursors ⊞ gehörenden Profilwert (Z°) abgreift, im Bild Z° = 37.

Wiederannäherung des Wandsegmentes

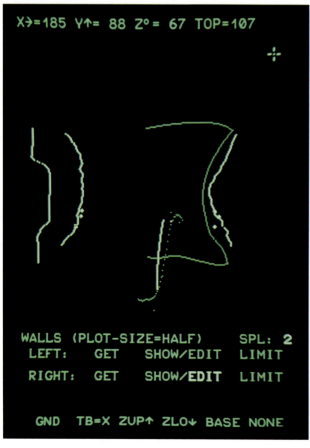

Abb. 181 Das Wandsegment wird dem Wandprofil wieder angenähert, eine Erhöhung des TOP-Wertes (TOP = 107) scheint erforderlich.

„ZUP" Erhöhen des Wandsegmentes

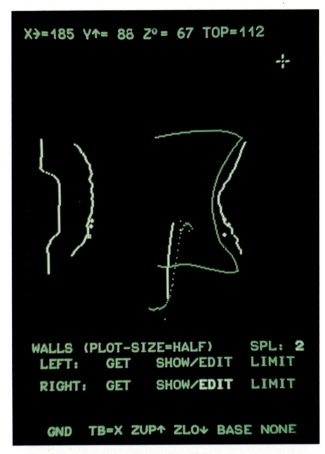

Abb. 182 Das Wandsegment wird durch fünfmaliges Drücken der Taste ZUP von TOP = 107 auf TOP = 112 erhöht. Dies liegt etwa auf gleicher Höhe mit dem im Profil gezeigten Scheitelpunkt des Kantenbereiches. Es ist damit sichergestellt, daß ein Materialunterschuß in diesem Bereich auf jeden Fall vermieden wird.

Definitives Anlegen des Wandsegmentes

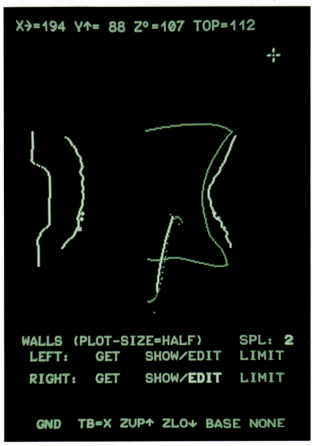

Abb. 183 Das Wandsegment wird definitiv an das Wandprofil angelegt. Dabei wird der vorherige X-Wert von X = 185 um neun Punkte auf X = 194 nach rechts verschoben. Er liegt jetzt wieder in der Kontinuität der Kantenlinie. Auch im Profil der Kante links außen sind die neu eingegebenen Punktemarkierungen erkennbar.

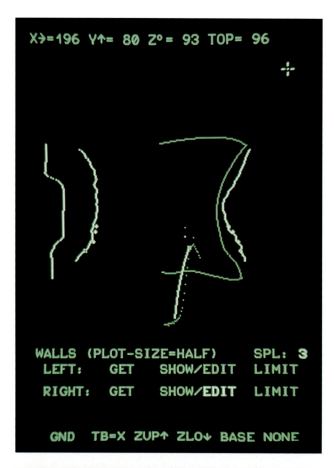

Eingabe Nr. 3, SPL:3 und folgende

Abb. 184 Mit dem Drücken von BASE in der Programmstufe EDIT ist die 3. Bildpunkteingabe erfolgt, SHOW hat aufgeleuchtet und die Cursoren wurden nochmals auf eine neue Korrekturstelle gefahren, auf EDIT gewechselt, eine 4. Korrektur mit BASE wurde eingegeben und dann in der Programmstufe SHOW (wie Abb. 179) die Taste END gedrückt.

END Beenden des Editierens

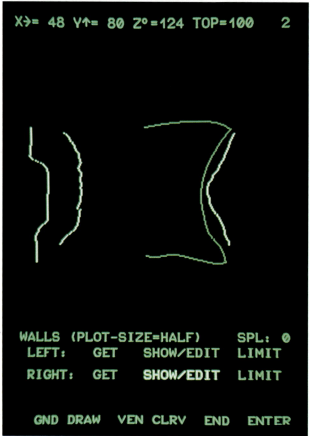

Abb. 185 Die eingegebenen Korrekturpunkte auf der Kantenlinie XY und diejenigen auf der Profillinie YZ der Kantenlinie links außen werden beim Drücken der Taste END automatisch miteinander verbunden. Die Kantenlinie ist nun begradigt und zeigt den gewünschten Verlauf genau auf der im optischen Abdruck erkennbaren Kante. Auf der Profillinie ist noch der Anfang des editierten Bereiches in Form einer kleinen Stufe erkennbar. Eine solche Diskontinuität ist praktisch vernachlässigbar, kann aber durch die Eingabe je eines Punktes vor und nach der Stufe und deren Verbindung mit END korrigiert werden.

Aussteigen aus WALLS und CAVITY

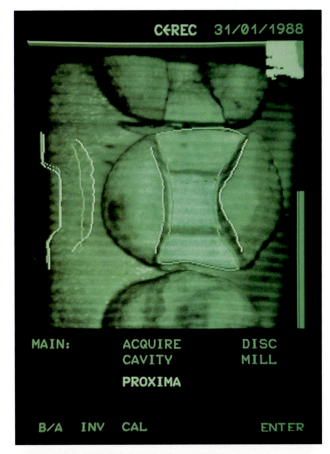

Abb. 186   Die Optimierung der rechten Wand ist abgeschlossen, das CAVITY-Boden-Wandprogramm kann verlassen werden, um in den nächsten Schritt, PROXIMA, die Konstruktion der Approximalwände einzutreten.

Abschluß der Konstruktion

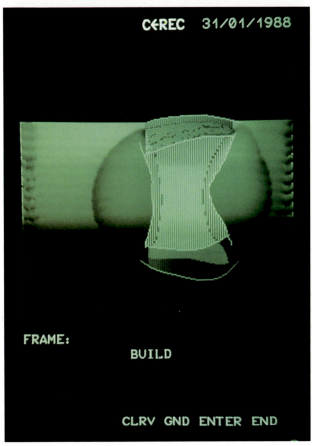

Abb. 187   Der Abschluß der Konstruktion erfolgt in der üblichen Weise über FRAME und BUILD.

Tutorial Step by Step

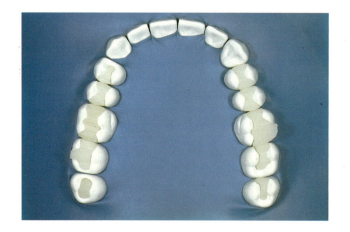

Modellkavitäten

Das Übungsprogramm

Abb. 188 Für Übungszwecke im Einführungskurs und zum Erwerb sicherer Routine in der Durchführung der Konstruktionen wurde das Übungsmodell mit fertigen Präparationen geschaffen (Frasaco, D-7992 Tettnang, BRD). Die weiß eingefärbten Zähne erübrigen zunächst die Verwendung des Mattierungspuders. Die Kenntnis der gezeigten Kavitäten führt zum Grundverständnis der vorhandenen Konstruktionsmöglichkeiten. Dies erlaubt schließlich das vollständige Ausnutzen des Systems und ermöglicht auch weitergehende Höckerüberdeckungen oder zervikale Inlays.

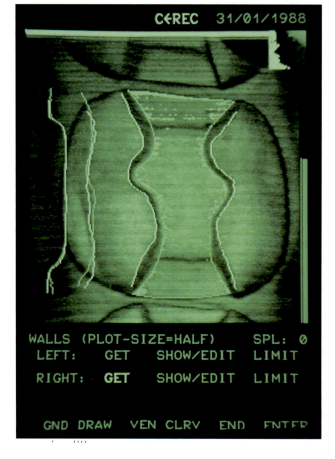

MOD-Molar, Boden-Wandprogramm

Abb. 189 Die MOD-Molaren-Kavität folgt genau den bereits behandelten Konstruktionsprinzipien. Der zur Verfügung stehende Raum kann mesio-distal bei besonders langen Zähnen von mehr als 13,5 mm Länge kritisch werden. Im Bild sind die Nachbarkavitäten zu erkennen; der Status der Konstruktion befindet sich am Ende des CAVITY-Programmes.

FRAME BUILD MOD-Molar

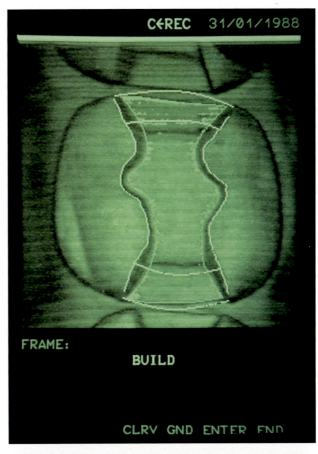

Abb. 190 Wichtig ist bei dieser größeren Kavität, die approximalen seitlichen Kastenwände so zu präparieren, daß sie einer gemeinsamen Einschubachse folgen, ohne sie zu weit gegen okklusal zu öffnen. Okklusal können die Wände parallel oder unter sich gehend präpariert werden. Bei den seitlichen Fissuren sind Hinterschneidungen gegenüber der Schleifrichtung möglichst zu vermeiden.

MOD-Molar, Hauptmenü: MILL

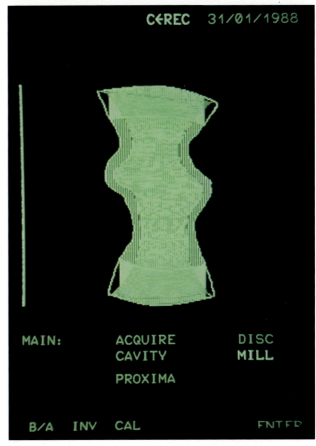

Abb. 191 Es ist deutlich zu erkennen, daß die vollendete Konstruktion in der Mitte des Monitors zentriert wurde. Die Daten sind damit für die Transformation in Schleifbefehle vorbereitet, die zu Beginn des Schleifprogrammes MILL stattfindet.

Tutorial Step by Step

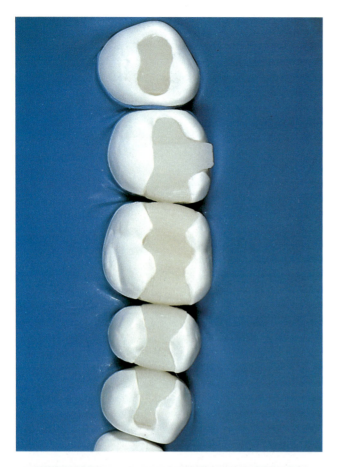

Bukkale Extension

Kavität 17 MO mit bukkaler Extension

Abb. 192   Die bukkale Extension stellt eine konstruktive Erschwernis dar, die erst nach einiger Übung routinemäßig beherrscht wird. Mit dem einfachen MOD-Konstruktionsprinzip müssen die Voraussetzungen der Präparation und die Einschränkungen der konstruktiven und schleiftechnischen Möglichkeiten beachtet werden. Im Bild ist am roh geschliffenen Inlay erkennbar, daß die bukkale Extensionsfläche mit einem Materialüberschuß produziert wird, der mit Konturierdiamantinstrumenten manuell anzupassen ist.

Kavität 17, Einschränkungen der Präparation

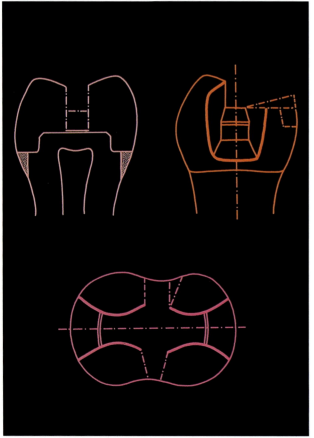

Abb. 193   Die Präparation einer Extension ist günstig, wenn sie im äußeren bukkalen Bereich keine Stufe aufweist. Liegt die Karies bukkal tiefer als der zentrale Boden, so ist im Rahmen des Möglichen der gesamte Boden von der linken Wand bis zum bukkalen Kavitätenrand mit ebener Bodenfläche nach außen abzusenken. Tiefer liegende Bereiche müssen nach der Konstruktion exkaviert und beim Einsetzen des Inlays mit Komposit aufgefüllt werden. Liegt der Boden der bukkalen Extension höher als der zentrale Kavitätenboden, so stellt dies kein Problem dar.
– Die Extensionsachse soll senkrecht zur mesiodistalen Achse der Kavität verlaufen.
– Die Extensionswände sollen senkrecht sein.
– Die Extensionswände konvergieren leicht nach bukkal.

Konstruktionsübungen

Bukkale Extension, Optischer Abdruck

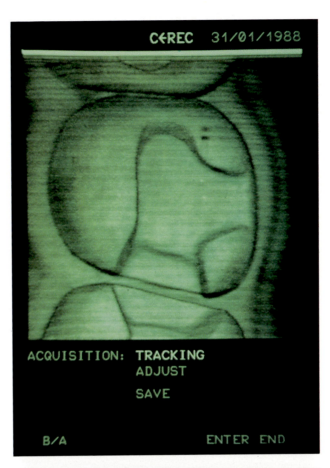

Abb. 194 Die Aufnahme der Kavität erfolgt mit möglichst senkrechtem Einblick auf Boden und Wände. Es ist erkennbar, daß die Extensionsachse senkrecht zur mesio-distalen Zahnreihenachse orientiert ist. Die spätere maschinelle Fertigung durch die Schleifscheibe erfolgt ebenfalls in dieser Richtung. Dadurch wird klar, daß Hinterschneidungen im Extensionsbereich nur soweit gefertigt werden können wie sie durch seitliches Schwenken der Kamera zur mesio-distalen Fertigungsachse ausgerichtet werden können.

Bodeneingrenzung im Extensionsbereich

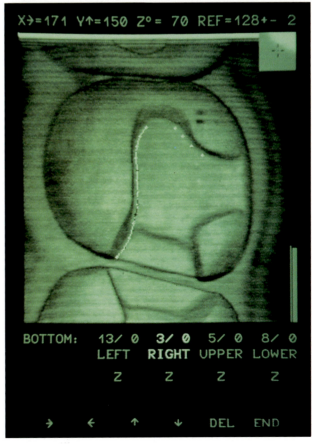

Abb. 195 Bei der Eingabe der Bodengrenzlinie entlang der distalen Wand sind ebenfalls Hinterschneidungen zu vermeiden. Der Y-Wert des zuletzt eingegebenen Punktes beträgt jetzt Y = 150.

Extension: Distale Bodenlinie und Eckpunkt

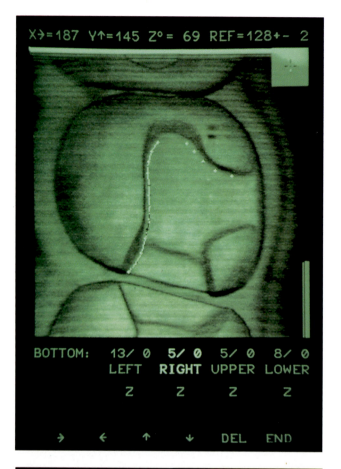

Abb. 196 Der Y-Wert des nächsten Bodenpunktes liegt Y = 145 tiefer als der vorausgegangene und zeigt damit die Konvergenz nach bukkal an. Der Eckpunkt auf der bukkalen Präparationsgrenze sollte dann einen gleich hohen oder einen niedrigeren Y-Wert aufweisen.

Zeichnen der Extensions-Eckpunkte

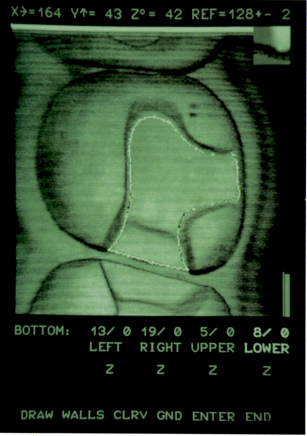

Abb. 197 Die distale und die mesiale Extensionsecke sind durch das Setzen von je drei Punkten zu markieren, einen Voreckpunkt drei Bildpunkte vor dem Eckpunkt, den eigentlichen Eckpunkt und einen Nacheckpunkt, drei Bildpunkte nach der Ecke. Nur so ist es möglich, den Verlauf der Splinekurven entsprechend scharf abzuwinkeln.

Editieren der bukkalen Wand SPL: 1

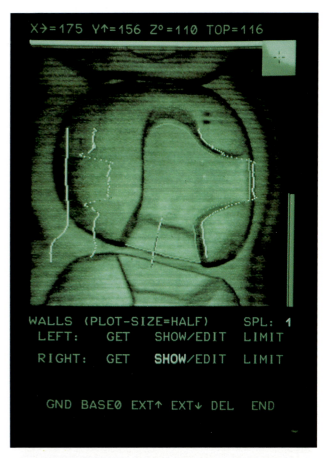

Abb. 198 Nach dem Einzeichnen der übrigen Bodenlinien erfolgt in WALLS das Suchen der Wände und okklusalen Kanten. Mit CLRV und DRAW RIGHT (GET) wird nur die rechte Wand aufgerufen. Das Ergebnis des Wand- und Kantensuchalgorithmus ist deutlich erkennbar: Der Kantenverlauf wurde, beginnend am Eingang zur Extension, nicht mehr exakt registriert. Im ZY-Profil links außen ist an beiden Extensionswänden ein „Absturz" der Z-Werte erkennbar. Über der bukkalen Präparationsgrenze wurde eine fiktive Höhenlinie gefunden. Der Verlauf der okklusalen Kantenlinie muß in XY und in Z editiert werden. Dies geschieht am einfachsten, indem man sich zuerst auf die Korrektur des Höhenprofils konzentriert. In SHOW werden die Cursoren an den Anfang der Korrekturstelle gefahren und mit BASE Ø eingegeben. SPL:1 registriert die erste Eingabe.

Editieren der bukkalen Wand SPL: 2

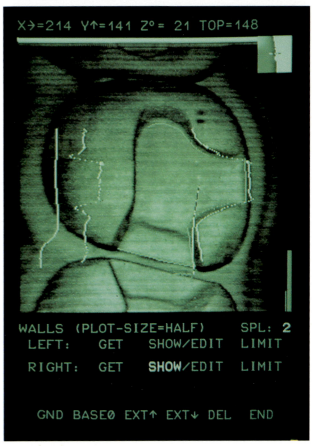

Abb. 199 Sinn der einfachen Korrektur ist es, mit der Eingabe von möglichst wenig Markierungen auszukommen. Das überhöhte Kantenprofil im Bereich der Extension wird deshalb als Höhenverlauf der bukkalen Wand akzeptiert, und nur die zu tiefen Übergänge am Anfang und Ende der Extension werden überbrückt. Der Anfangspunkt an der distalen Korrekturstelle ist bereits eingegeben. In SHOW ist der XY-Cursor frei beweglich. Um die Übersicht zu behalten, steuert man ihn am besten immer auf der Präparationskante bzw. auf dem Präparationsrand. Der Z-Cursor kann sich nur auf der Profillinie bewegen, d. h., er läuft in Y zwangsläufig mit. Dies erleichtert die Korrektur. Der Endpunkt der distalen Korrektur ist plaziert und mit BASE Ø eingegeben. Er wurde mit SPL: 2 registriert.

Tutorial Step by Step

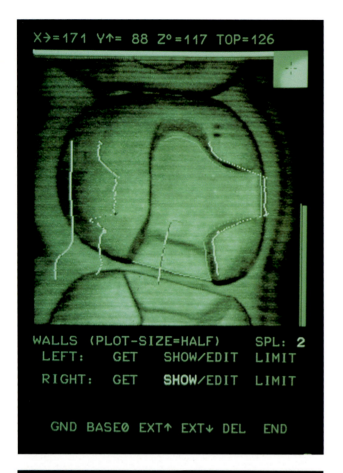

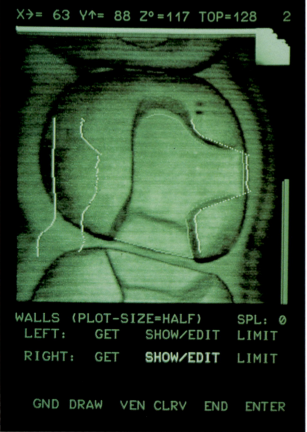

END Editieren 1. und 2. Korrekturstelle

Abb. 200 Durch END wird die Verbindung der Punktelinien ausgelöst. Der Höhenverlauf stellt sich im ZY-Profil links dar, der Kantenverlauf rechts über der Bodengrenzlinie. Wir befinden uns wieder im SHOW-Programmteil, die mesiale Korrekturstelle wird auf die gleiche Weise behandelt, am Anfangs- und Endpunkt des Höheneinbruchs wird mit BASE Ø je ein Punkt gesetzt und dann mit END verbunden.

Korrigierter Höhenverlauf der Extensionskante

Abb. 201 Die bukkale Extensionskante liegt höher als der übrige Kavitätenrand. Dies stellt sicher, daß höhere Partien im Bereich der Extensionswände auf jeden Fall mit Material abgedeckt sind; der bukkale Wandüberschuß wird beim Ausarbeiten mit Diamantinstrumenten konturiert.

Konstruktionsübungen

Korrektur des Kantenverlaufs in XY

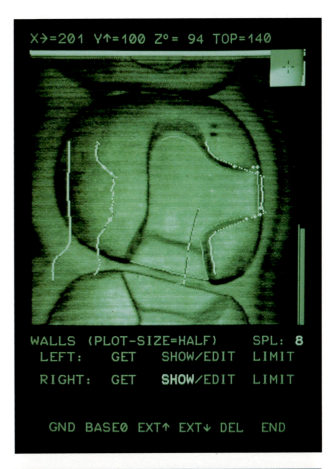

Abb. 202 Der Kantenverlauf kann über die Ecken mit SHOW/BASE Ø punktweise wie bei der Bodenlinie schnell korrigiert werden. Der ZY-Verlauf wird nicht wesentlich beeinflußt, weil der Z-Cursor zwangsweise auf dieser Profillinie läuft. SPL: 8 Punkte wurden nochmals eingegeben.

Extensionswand fertig konstruiert

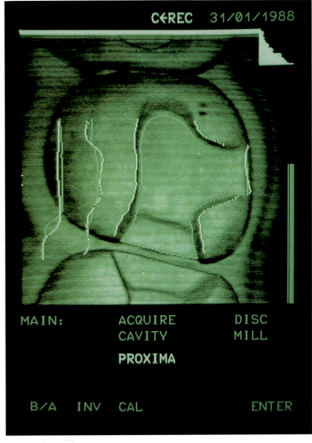

Abb. 203 Nach der Beendigung des Editierens durch END ist die bukkale Extensionswand fertiggestellt. Durch END wird aus dem WALLS-Programm ausgestiegen. In PROXIMA sind die distale Wand und die mesiale Approximalfläche zu konstruieren.

Tutorial Step by Step

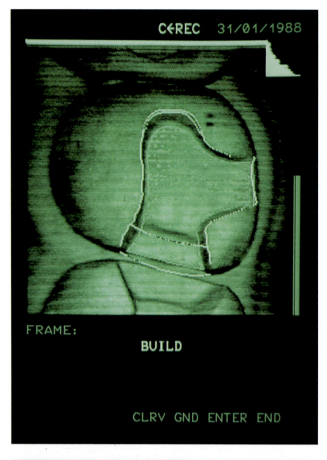

Konstruktion der distalen Innenwand

Abb. 204 Die Konstruktion einer distalen oder mesialen Innenwand geschieht auf die gleiche Weise wie die Konstruktion einer Approximalfläche. Die Äquatorlinie bei der Approximalwand wird zur mittleren Wandlinie der distalen Innenwand. Sie ist leicht innerhalb des Wandschattens parallel zum Verlauf des Kavitätenrandes in diesem Bereich zu legen. Sie schließt sich mit ihrem Anfangs- und Endpunkt mit einem kleinen Zwischenraum an die Kantenendpunkte der seitlichen Wände an, wie die Äquatorlinie bei der Approximalfläche. Die Randleistenlinie wird hier zur Randlinie. Ihre Markierungspunkte werden exakt auf den Präparationsrand plaziert. Die mesiale Approximalfläche wird nach dem bekannten Muster konstruiert und die Konstruktion mit FRAME abgeschlossen.

Konstruktionsplan 17 MO und bukkale Extension

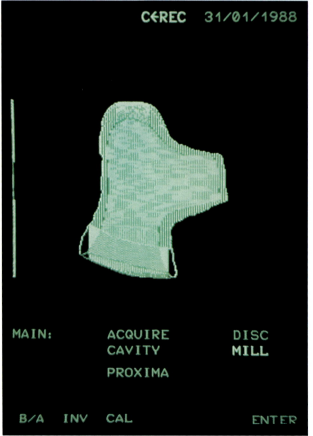

Abb. 205 Der Konstruktionsplan wird über BUILD abgeschlossen und in der Mitte des Monitors zentriert. Die Ausrichtung des Extensionsteiles parallel zur radialen Eingriffsrichtung der Schleifscheibe zeigt, daß alle Teile der Konstruktion mit dem CEREC-Formschleifprozeß erreichbar sind.

Inlays O, MO

Okklusales Inlay, Boden und Wände

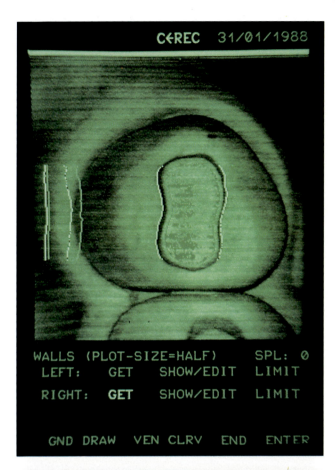

Abb. 206 Die okklusale Kavität folgt in der Gestaltung den bereits im vorangegangenen beschriebenen Regeln. Parallele senkrechte Wände stellen sich im optischen Abdruck besonders gut dar. Unterschnitte spielen keine Rolle und gestatten eine substanzsparende Präparation. Die Bodeneingrenzungen erfolgen nach dem üblichen Muster LEFT, RIGHT, UPPER und LOWER. Im Abschnitt WALLS erfolgt die automatische Findung der linken, LEFT GET, und der rechten Wand, RIGHT GET.

Okklusales Inlay, mesiale und distale Wand

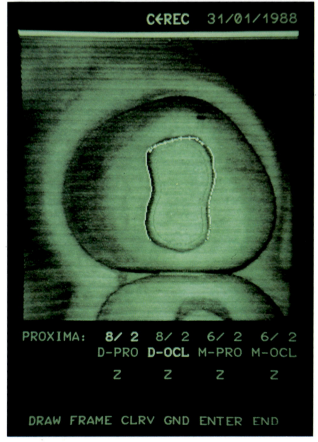

Abb. 207 Die mesialen und distalen Wände können mit einem Öffnungswinkel präpariert werden, um eine Schwächung dieser Wände zu vermeiden. Im vorliegenden Fall sind diese Wände vorwiegend senkrecht präpariert. Die Wandkonstruktion erfolgt, wie schon beim MO-Inlay erklärt, im PROXIMA-Programm durch die Markierung einer mittleren Wandlinie anstelle des Äquators, leicht innerhalb des okklusalen Randes, und einer Randlinie, die genau auf den Rand gelegt wird.

Okklusales Inlay, fertige Konstruktion

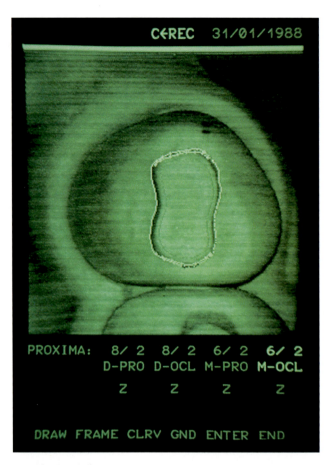

Abb. 208 Nach dem Abschluß der mesialen und distalen Wandkonstruktion wird das Inlay über die bekannten Schritte fertig konstruiert. Der kleinste Vita-CEREC-Block I_8 wird dann für das Formschleifen des Inlays eingesetzt. Zervikale Inlays werden nach dem gleichen Muster konstruiert.

Übungsprogramm, 2. Quadrant

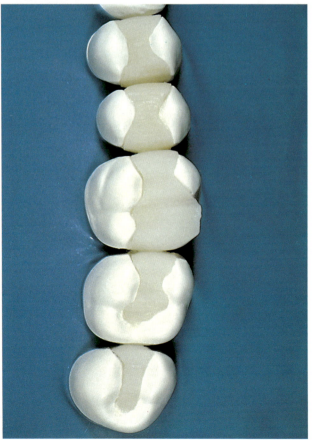

Abb. 209 Das Übungsprogramm des 2. Quadranten enthält MOD-Inlays an Prämolaren, ein Molaren-Onlay und MO-Inlays. Die Konstruktionsmerkmale des MO-Inlays sind schon bekannt, sollen aber nochmals kurz gezeigt werden, um den Vergleich mit eigenen praktischen Konstruktionsübungen zu ermöglichen.

27 MO, Bodeneingrenzung

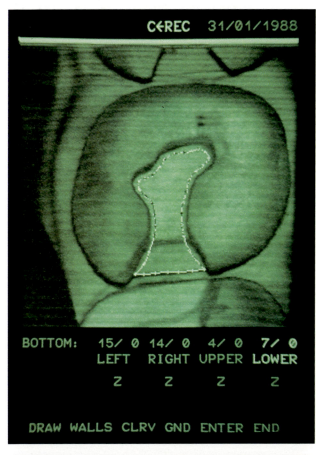

Abb. 210 Die Kavität an 27 ist scharf geschnitten und grazil. Boden und Wände präsentieren sich eindeutig. Gezeigt ist die Bodeneingrenzung mit allen Linien.

27 MO, Boden und Wände

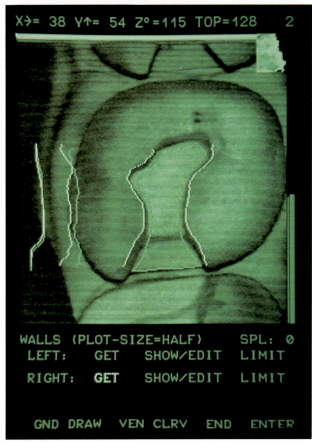

Abb. 211 Die Wände sind automatisch gefunden worden und präsentieren sich ohne Notwendigkeit für irgendwelche Korrekturen.

27 MO PROXIMA Distale Wand

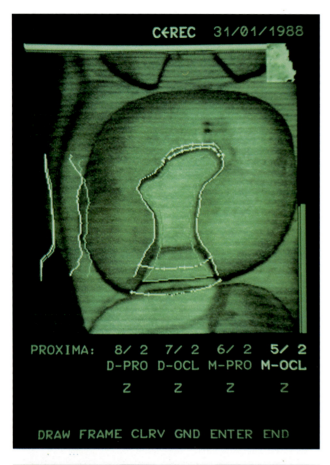

Abb. 212 In der MO-Kavität ist distal die Wand und mesial die Approximalfläche zu rekonstruieren. Distal ist die Lage der mittleren Wandlinie und der Randlinie sehr schön zu erkennen.

Das Onlay

Präparation

Onlay mit Ersatz eines Höckers

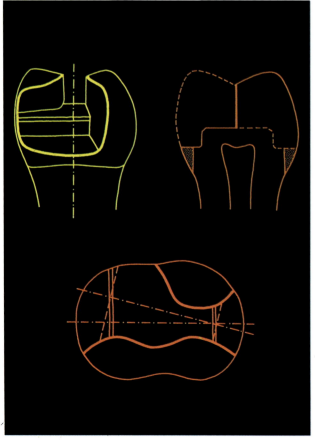

Abb. 213 Die gezeigte Onlay-Kavität stellt eine einfache Erweiterung der Inlay-Kavität dar, indem zusätzlich ein Höcker abgetragen wurde. Die zervikale Stufe wurde geradlinig nach oral erweitert. Dies ergibt eine klar definierte Form, welche die Formschleiftechnik berücksichtigt. Sie kann als Orientierungshilfe für alle denkbaren Übergangs- und Zwischenformen dienen, die von der Anatomie und der Läsionsform bestimmt werden. Die Kavität liegt vollständig im Schmelz. Variationen in der Ausrichtung der zervikalen Stufe müssen im optischen Abdruck durch das entsprechende Ausrichten der Zentralachse berücksichtigt werden.

Das Onlay

Onlay-Kavität mit distobukkalem Höckerersatz

Abb. 214   Die Onlay-Kavität ist im vorliegenden Fall eine MOD-Inlay-Kavität, deren okklusaler und distozervikaler Boden nach bukkal ausgedehnt wurde.

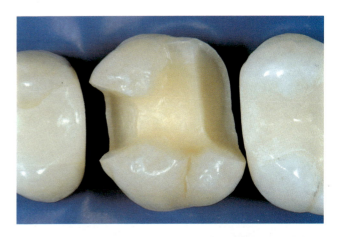

Dentinabdeckung mit GIC-Liner

Abb. 215   Das Dentin wird möglichst vollständig mit einem Glasionomerzement-Liner abgedeckt. Diese Materialien lassen sich bei richtiger Dosierung von Pulver und Flüssigkeit und bei fleißigem Spateln der Mischung während der Applikation mit dem Kugelinstrument dünn ausfließend applizieren. Die Verarbeitungsbreite ist bei dieser Arbeitsweise kurz. Eine gekühlte Glasplatte ist zur Senkung der Reaktionszeit nützlich. Dicker, welliger und wulstiger Auftrag ist zu vermeiden. Eine Nivellierung des Materials ist am besten sofort im plastischen Zustand mit Planstopfern durchzuführen. Stufenbildungen in der Wand sind auf jeden Fall zu vermeiden.

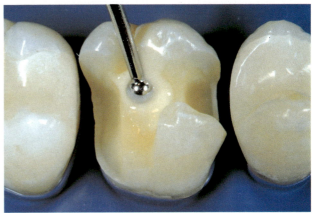

Mattierung der Präparation, Aufnahme

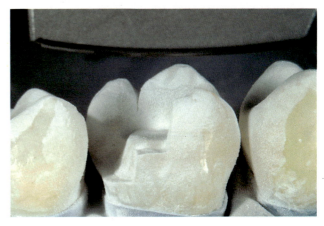

Abb. 216   Für den optischen Abdruck wird die Kavität mit CEREC-Puder mattiert. Die klare Gestaltung der Kavität erleichtert die Interpretation des optischen Abdruckes und das Einzeichnen der Konstruktion. Ein stärkeres Einbeziehen der distopalatinalen Fissur wäre vorteilhaft gewesen.

Überprüfen der Präparation und Mattierung

Abb. 217   Die Voraussetzung für die optische Abdrucknahme und Konstruktion nach dem CEREC-Prinzip ist die vollständige Erfassung aller Partien der Präparation und der beteiligten Nachbarwände mit einer einzigen optischen Vermessung aus dem Blickwinkel der Einschubachse. Diese Voraussetzung wird nochmals geprüft. Liegen diesbezüglich Mängel an der Präparation vor, so ist zu entscheiden, ob diese relevant sind oder in Kauf genommen werden.

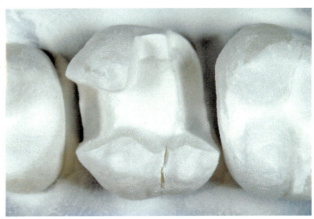

Tutorial Step by Step

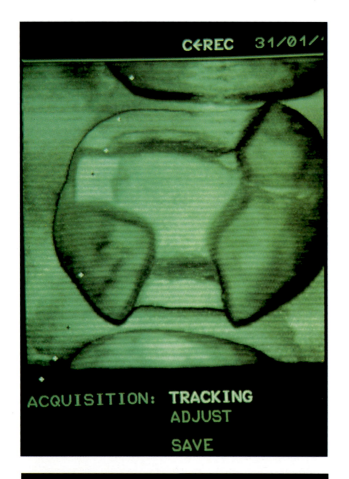

Optischer Abdruck, Onlaykavität

Abb. 218 Bei der Aufnahme ist es wichtig, die distale Stufe senkrecht zur zentralen Schleifachse auszurichten. Die Anforderungen an die Präparations- und Aufnahmetechnik sind bei der zunehmenden Zahl der beteiligten Wände und Flächen anspruchsvoller. Die durch das Unterfüllungsmaterial verursachten Bodenunregelmäßigkeiten sind deutlich erkennbar.

Onlayprofilbild–Overflow–Adjust 1

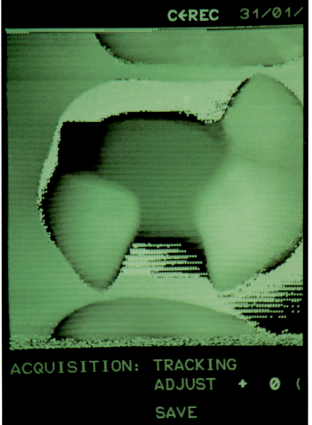

Abb. 219 Der Skalensprung der Hell-Dunkel-Skala der Z-Werte liegt im vorliegenden Bild auf Höhe der zervikalen Stufen. Die Skala muß justiert werden, um die Präparation in einen kontinuierlichen Höhenbereich einzuordnen. Die Onlaypräparationen sind im allgemeinen tiefer als die Inlaykavitäten und gelangen deshalb leichter an die Grenzen der Hell-Dunkel-Skala, die einen Tiefenbereich von ca. 7 mm umfaßt. Es ist zu erkennen, daß die distale Stufe etwas tiefer liegt als die mesiale.

Das Onlay

Onlayprofilbild–Overflow–Adjust 2

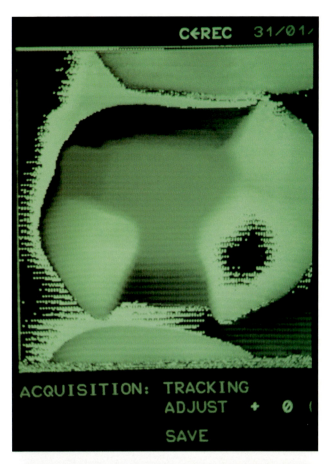

Abb. 220 Das Einjustieren der gesamten Präparationstiefe in den Skalenbereich ist im vorliegenden Fall knapp. Der Höhenbereich zwischen der Spitze des mesiopalatinalen Höckers und der tiefsten Stelle der distozervikalen Stufe ist größer als der Skalenbereich. Die Höckerspitze ist jedoch für die Onlaykonstruktion nicht unmittelbar wichtig. Der Skalensprung nach Schwarz wird deshalb auf den Höcker verschoben und die Justierung beendet.

CAVITY Bodeneingrenzung

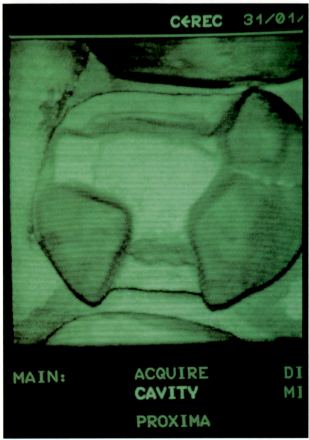

Abb. 221 In CAVITY kann vor der Ausführung der Konstruktion nochmals der optische Abdruck überprüft werden. Im vorliegenden Fall sind alle Boden- und Wandabschnitte scharf abgebildet und eignen sich vorzüglich zum Eintragen der Konstruktionslinien. Auf dem Boden hebt sich die Unterfüllungsschicht deutlich ab. Sie trägt im Bereich der distalen pulpo-axialen Bodenkante eine leichte Konvexität auf. Hier wird das Onlay mit Sicherheit aufsitzen. Dieser Bereich ist durch manuelles Korrigieren auszugleichen.

LEFT Linke Bodengrenzlinie

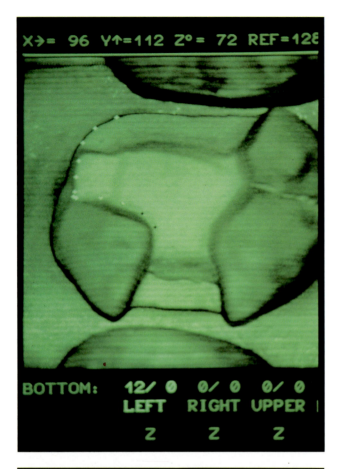

Abb. 222 Der distale Anfangspunkt der linken Bodengrenzlinie wird noch im Bereich der distozervikalen Stufe direkt auf die Kante gesetzt. Die weiteren Markierungspunkte folgen genau auf der lateralen Präparationskante bis zum Beginn der Höckerwand. Der scharfe Winkel beim Übergang der Außenbegrenzung in die Innenbegrenzung des Bodens wird durch das Setzen von drei eng beieinanderliegenden Punkten markiert.

Profil der linken Bodengrenzlinie

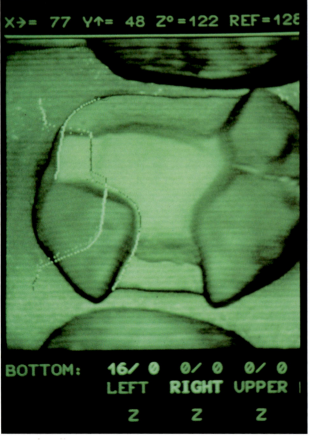

Abb. 223 Das Profil der linken Bodengrenzlinie wird links außen dargestellt. Es zeigt exakt den Höhenverlauf der Bodenbegrenzung, wie er auch in der natürlichen Abbildung 216 zu erkennen ist.

Das Onlay

Übrige Bodengrenzlinien

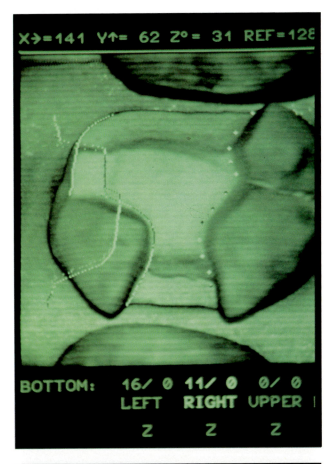

Abb. 224 Die anderen Bodengrenzlinien werden nach dem üblichen Vorgehen plaziert.

Zervikale Stufe im Onlaybereich

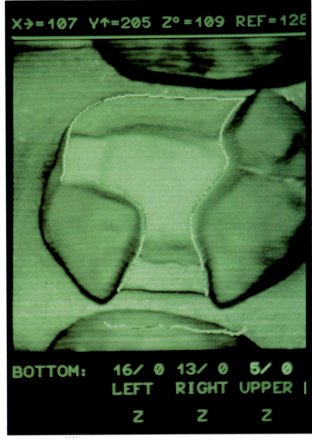

Abb. 225 Die zervikale Stufe ist im Onlaybereich besonders breit. Das Profil wird auf Unregelmäßigkeiten kontrolliert. In der Abbildung ist das Profil recht gleichmäßig, wenn auch eine geringe Konvexität gegen okklusal vorliegt. Die vorhandene kleine Welligkeit dürfte innerhalb der Fertigungsgenauigkeit liegen. Das Profil wird akzeptiert.

Zervikale Stufe im Inlaybereich

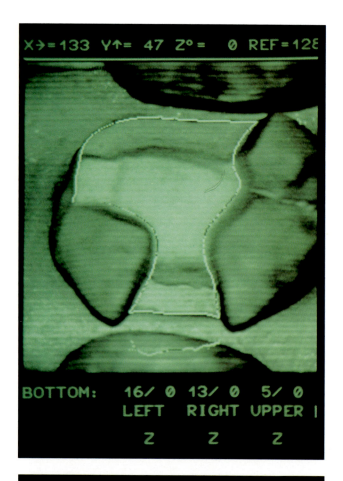

Abb. 226 Auch das Profil der mesialen Stufe ist akzeptabel. Im Bereich der linken Ecke steigt das Profil leicht an. Dies deutet darauf hin, daß der linke Eckpunkt um ein bis zwei Bildpunkte zu weit in die Wand gesetzt wurde.

Profil des Onlaybodens, Korrekturstellen

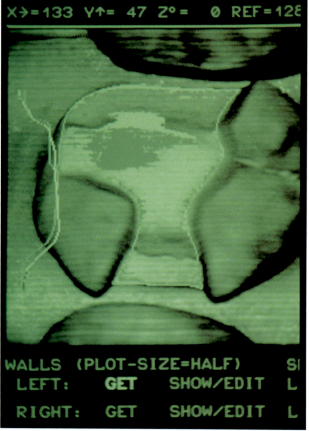

Abb. 227 Bei der Beendigung der Bodeneingrenzung durch WALLS wird das gesamte Bodenprofil innerhalb der Bodengrenzen berechnet. Wie schon erwähnt, können Bodenkonvexitäten beim Formschleifen nicht gefertigt werden. Solche Stellen werden als „illegale Präparation" durch die Konstruktionsrichtlinien ausgeschlossen. Kommen solche Stellen vor, so schneiden die Bodenkonstruktionslinien, die zwischen der linken und der rechten Bodengrenzlinie zeilenweise laufen, diese Stellen partiell und zeigen sie schraffiert an. Das Onlay wird dort aufsitzen, der schraffierte Bereich ist manuell nachzukonturieren.

Das Onlay

Kanten- und Wandfindung im Onlaybereich

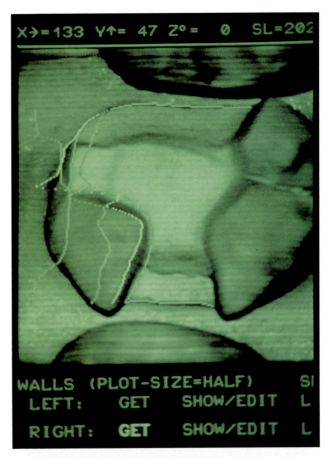

Abb. 228 Im distobukkalen Onlaybereich versucht die automatische Kantenfindung, ausgehend von der Bodengrenzlinie, eine okklusale Kante zu finden. Diese Kante wird zur Konstruktion der bukkalen Höckerwand benötigt. Diese Kantenfindung ist erratisch, kann aber sehr häufig partiell genutzt und mit Zeitersparnis in die Korrektur einbezogen werden. Im Bild liegt der korrekturbedürftige Kantenverlauf vor.

Editieren des Höckers

Höckerkante, Anfang

Bei den folgenden Erklärungen wird die Kenntnis des Kapitels Editieren – Optimieren der Konstruktion, MOD-Wandabschnitt und die Konstruktion der bukkalen Extension vorausgesetzt.

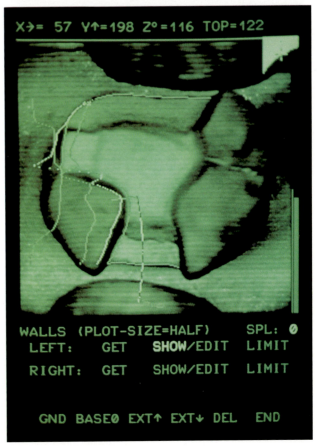

SHOW / EDIT Manuelles Konstruieren

Abb. 229 Mit CLRV und DRAW wird das Ergebnis der Kantenfindung LEFT aufgerufen und SHOW / EDIT aktiviert.

Tutorial Step by Step

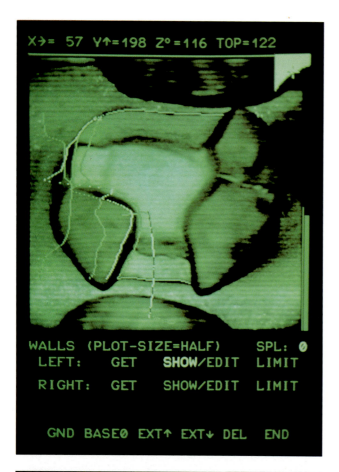

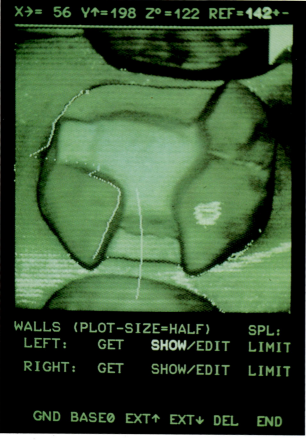

SHOW Aufrufen der Cursoren

Abb. 230 In SHOW erscheinen an den Anfangspunkten der Kantenlinie links oben der XY-Cursor ✛ und an der Kantenprofillinie der YZ-Cursor ✕. Außerdem erscheint das zur Y-Position der beiden Cursoren gehörende Wandprofil XZ mit dem angelegten Wandsegment in der Mitte der unteren Bildhälfte. Als erstes gilt es zu beurteilen, ob das Wandsegment in seiner Höhe brauchbar ist. Der Vergleich mit dem mesialen Endpunkt zeigt, daß beide etwa auf gleicher Höhe liegen. Als zweites wird der TOP-Wert, der Höhenwert des Wandsegmentes, abgelesen; er beträgt TOP = 122. Um diesen Höhenwert einordnen zu können, kann der LEVEL-MODE benutzt werden.

LEVEL-MODE Onlay-Höckerkantenhöhe

Abb. 231 Die Höhe der Höckerwand muß so festgelegt werden, daß das entstehende Höckervolumen die Ausarbeitung der vollen Höckergestalt mit der Höckerspitze und der bukkalen Außenfläche erlaubt. Die Markierung des mesiopalatinalen Höckers mit dem LEVEL-MODE ergibt für diesen einen Referenzhöhenwert von REF = 142. Dieser Wert wird als höchste Kantenhöhe für die Höckerwand vorgemerkt.

TOP = 122 BASE ∅
Onlay-Höckerkante Anfang

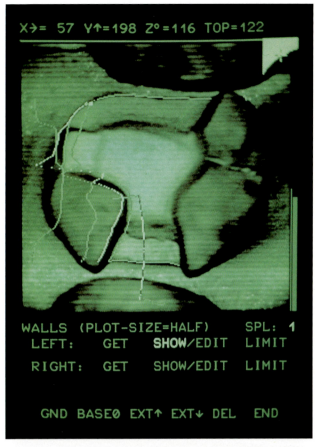

Abb. 232 Die TOP-Höhe des ersten Wandsegmentes von TOP = 122 liegt als Anfangspunkt für die Höckerkonstruktion im passenden Höhenbereich. Die vorhandene Anfangsposition wird demnach mit BASE ∅ eingegeben.

SHOW Höckerkante-Mitte (Höckerspitze)

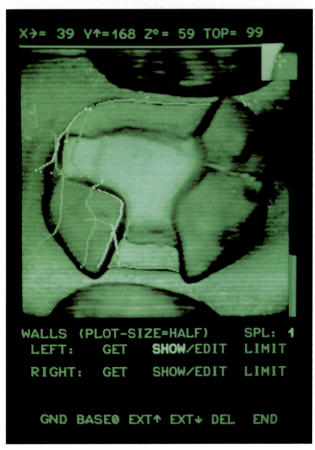

Abb. 233 SPL: 1 zeigt, daß die Anfangsmarkierung eingegeben worden ist. Die nächste Punktemarkierung erfolgt in der Mitte des prospektiven Höckers. In SHOW wird der XY-Kantenverlaufs-Cursor + genau auf der äußeren Präparationskante so weit geführt, bis er auf der Bildzeile liegt, auf der auch die geplante Höckerspitze liegen soll. Diese Position (X→ = 39, Y↑ = 168, Z° = 59) liegt knapp mesial der pulpo-axialen Kante auf dem okklusalen Kavitätenboden.

EDIT 1 Höckerkante-Höckerspitze

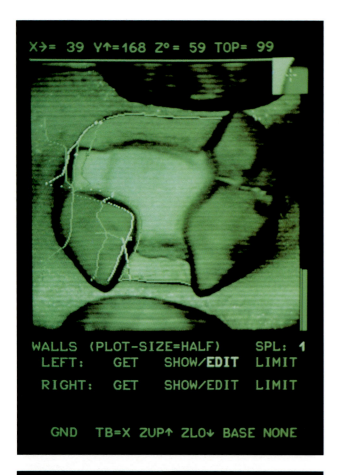

Abb. 234 Das Kantenprofil liegt an dieser Stelle zu tief, die Wandsegmenthöhe beträgt nur TOP = 99. Die Höhe dieses Wandsegmentes muß sich aber an der Höhe der übrigen Höcker orientieren. Der bereits vorgemerkte Höckerspitzenwert von REF = 142 wird zum TOP-Wert für das Wandsegment im Bereich der Höckerspitze bestimmt. Die vorhandene Höhe muß auf TOP = 142 angehoben werden. Dies ist mit ZUP einzelpunktweise möglich.

EDIT 2 Höckerkante-Höckerspitze

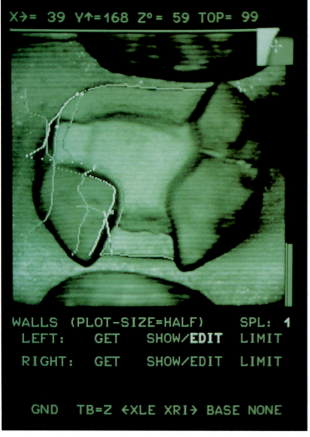

Abb. 235 Schneller ist die Erhöhung des TOP-Höhenwertes mit der Zeichenkugel (TB = Trackball) möglich. Hierzu wird die TB = X-Funktionstaste gedrückt, damit ist TB auf den Z-Cursor umgestellt, TB = Z.

EDIT 3 Höckerkante-Höckerspitze

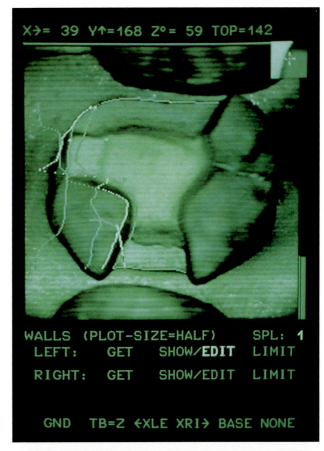

Abb. 236 Mit der seitlichen Bewegung des TB nach rechts wird nun der TOP-Wert von 99 auf TB = 142 erhöht. Der Wert wird dann mit BASE eingegeben.

SHOW Kantenprofil, Korrektur-Endpunkt

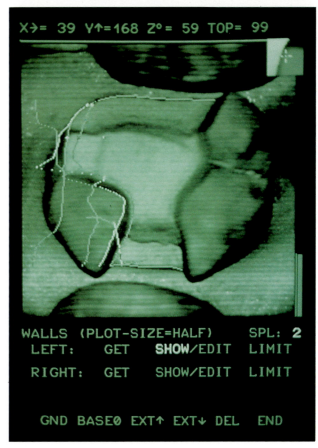

Abb. 237 Die Eingabe des Wandsegmentes TOP = 142 ist erfolgt und wurde bei SPL: 2 registriert. Nach der Eingabe fällt das Programm wieder in SHOW zurück und der Ausgangs-TOP-Wert, TOP = 99, wird in dieser Position wieder angezeigt. Um die Korrektur beenden zu können, muß auf der korrekt gefundenen Okklusalkante bzw. auf ihrer Profillinie im Bereich des mesialen Höckers ein Korrektur-Endpunkt gefunden werden.

Höckerkante-Ende

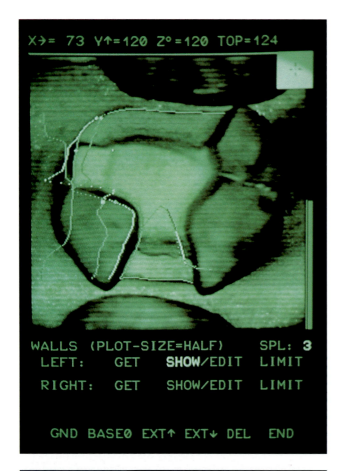

Abb. 238 Hierzu wird der XY-Kantenverlaufs-Cursor ⊞ mit der Zeichenkugel exakt auf der okklusalen Kante des mesialen Höckers so weit geführt, bis ein Bereich mit korrekter Kantenfindung erreicht ist. Dies läßt sich auch im XZ-Profil (Darstellung Bildmitte) kontrollieren, wo das Wandsegment genau am XZ-Profil anliegen muß. Der Z-Cursor ☒ läuft bei dieser Plazierung des XY-Cursors ⊞ zwangsweise mit. Sobald der Punkt gefunden ist, wird er mit BASE ∅ eingegeben und ist automatisch registriert, SPL: 3. Durch END werden die drei Punkteingaben verbunden; es entsteht ein kontinuierliches Höhenprofil des neuen Höckers.

Optimieren des Kantenverlaufs in XY 1

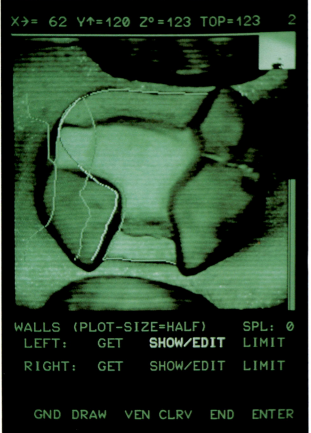

Abb. 239 Der Kantenverlauf in XY bleibt noch zu korrigieren. Die Kantenverlaufslinie erhielt bei der vorangegangenen Korrektur zwischen der 2. und 3. Korrektureingabe nicht genügend Stützpunkte, um dem Verlauf der Präparationsgrenze exakt folgen zu können; dies muß jetzt nachgeholt werden.

Optimieren des Kantenverlaufs in XY 2

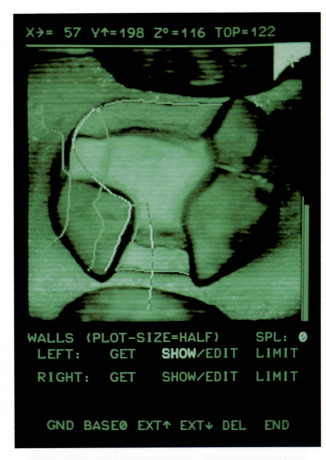

Abb. 240 Der Kantenverlauf wird nun in SHOW mit Hilfe der Taste BASE Ø neu eingegeben. Der Z-Cursor ⊠ läuft zwangsweise auf seiner neu eingegebenen Profillinie mit und muß nicht weiter beachtet werden.

Bukkaler Verlauf der Höckerkante

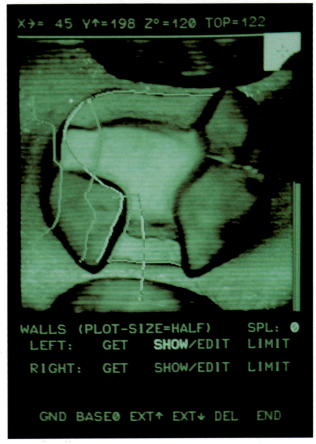

Abb. 241 Um der Bukkalfläche etwas Volumen nach bukkal zu geben, wird der XY-Cursor ⊞ aus der ursprünglichen Anfangsposition von X = 57 weiter nach außen auf X = 45 verschoben. In der XZ-Darstellung (in der Mitte unten) zeigt sich, daß dadurch das Wandsegment etwas weiter nach außen geneigt ist.

Tutorial Step by Step

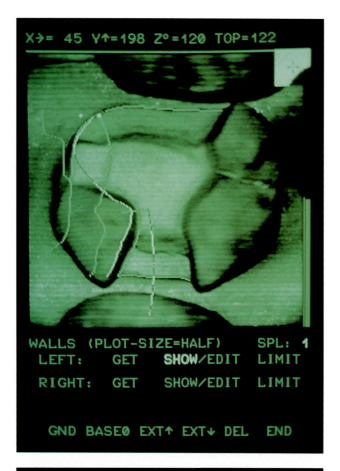

Anfangspunkt der bukkalen Höckerkante

Abb. 242 In SHOW wird diese erste Markierung als neuer Anfangspunkt der bukkalen Höckerkante mit BASE Ø eingegeben. Er ist mit SPL: 1 registriert.

Weitere Markierungen, bukkale Höckerkante

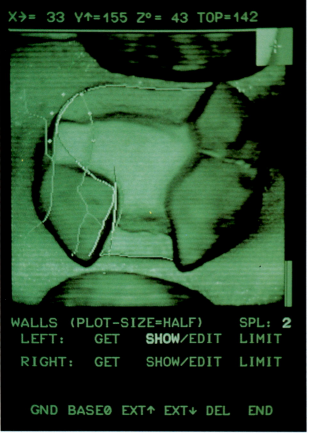

Abb. 243 Der weitere Verlauf der bukkalen Höckerwand wird so angelegt, daß er sich der Ecke annähert, die von der okklusalen Kante des noch vorhandenen Höckers gebildet wird. Hier geht die äußere Höckerkante in die innere okklusale Kante über.

Das Onlay

Annäherung an den Kantenübergang

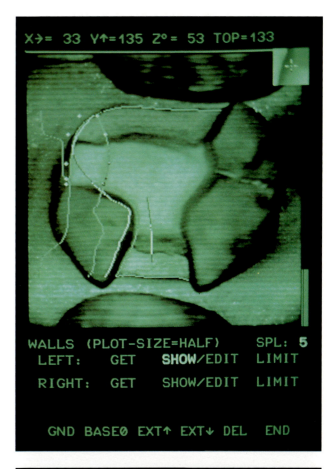

Abb. 244 Die Höckeraußenkante und die okklusale Innenkante bilden an der Übergangsstelle einen Winkel. Dieser wird, wie schon gezeigt, durch drei nahe beieinanderliegende, die Ecke bildende Markierungspunkte gebildet. Der bukkale Schenkel mit dem eigentlichen Eckpunkt (X = 33, Y = 135) und Kantenhöhe in dieser Position von TOP = 133 ist bereits eingeben (SPL = 5).

Bildung des Kantenüberganges

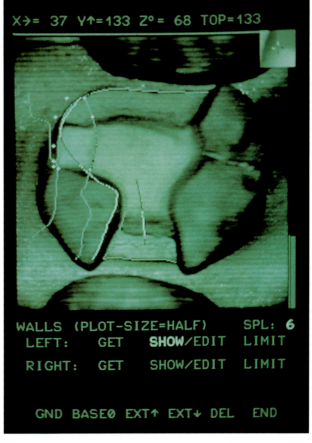

Abb. 245 Die Bildung des Kantenüberganges mit drei im Winkel angeordneten Markierungspunkten ist deutlich zu erkennen. Das Punktesetzen mit SHOW – BASE ∅ ist einfach und schnell durchführbar.

Okklusalkante des vorhandenen Höckers

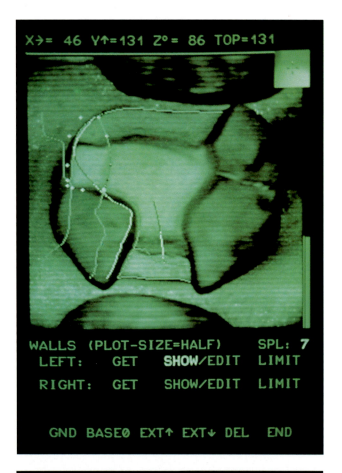

Abb. 246 Die Okklusalkante des vorhandenen Höckers wird markiert, indem die Punkte exakt auf die Kante gesetzt werden. Durch die überlagerte Darstellung der alten und neuen Kantenverlaufslinien und der Profillinie ist es nicht immer leicht, die Kontrolle über die Linienführung zu behalten. Es ist daher hilfreich, sich an das vorgeschlagene schrittweise Vorgehen zu halten.

Okklusalkante: Wandsegment – Wandprofil

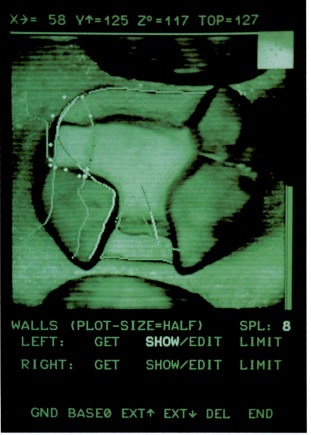

Abb. 247 Es ist zu entscheiden, wie weit die Markierung der okklusalen Kante geführt werden muß. Dies kann am XZ-Profil abgelesen werden. Sobald das Wandsegment korrekt an das Wandprofil angelegt erscheint, kann das Editieren beendet werden. Dies ist in der vorliegenden Position (X = 58, Y = 125, TOP = 127) noch nicht der Fall.

Das Onlay

Annäherung Wandsegment – Wandprofil

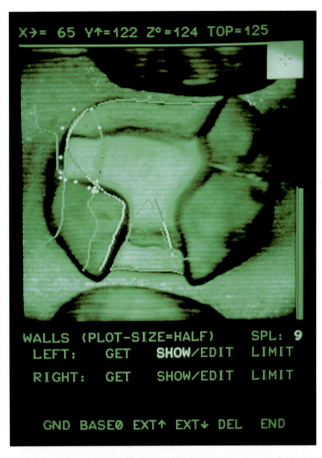

Abb. 248 Das Wandsegment nähert sich schrittweise dem Wandprofil. In der vorliegenden Position ist die Anlagerung noch knapp ungenügend.

Vervollständigung der Kantenmarkierung

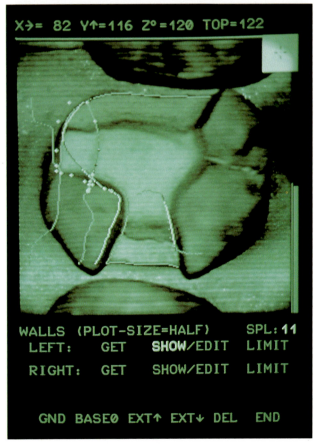

Abb. 249 Noch zwei weitere Markierungspunkte erscheinen nötig, um die Okklusalkante präzise zu markieren. Insgesamt 11 Markierungspunkte wurden eingegeben. Der Korrekturendpunkt des Kantenverlaufes ist bei X = 82 und Y = 116 erreicht. Das Wandsegment liegt in dieser Position korrekt mit einem Wert von TOP = 122 am Wandprofil an.

Tutorial Step by Step

Beendigung der Kantenmarkierung

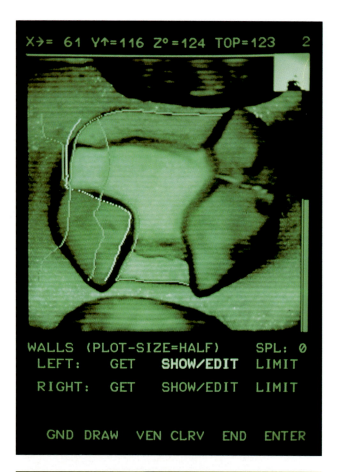

Abb. 250   Mit dem Drücken der Taste END wird die Verbindung der gesetzten Kantenmarkierungspunkte ausgelöst. Das Editieren der linken Höcker- und Okklusalkante ist damit abgeschlossen. Der Verlauf der erhaltenen Kantenlinie ist sowohl in XY als auch im Z-Profil sehr ausgewogen und zufriedenstellend. Die linke Wand ist damit in ihren Grundelementen konstruiert.

RIGHT GET Automatische Kantenfindung

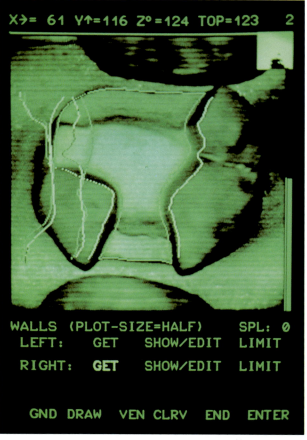

Abb. 251   Auch die rechte Wand wird mit der automatischen Wand- und Kantenfindung bestimmt. Hier treten keinerlei Probleme auf, eine eindeutige Registrierung liegt vor.

PROXIMA-Programm Approximalflächen

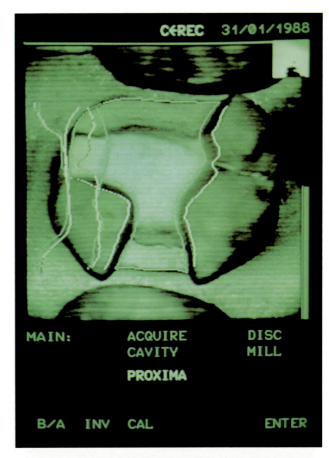

Abb. 252 Nach Abschluß der Boden- und Wandkonstruktion des Onlays folgt die Konstruktion der Approximalflächen.

Konstruktion der Approximalflächen

Die Onlay-Approximalflächen

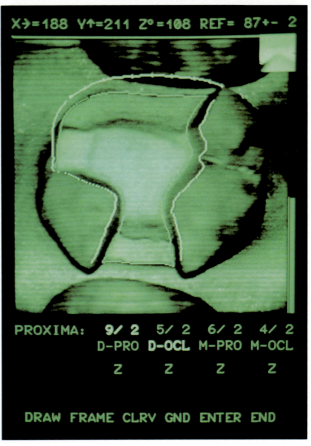

Abb. 253 Das PROXIMA-Programm wird genauso angewendet wie beim Inlay. Bei der Aktivierung von D-PRO erscheint der XY-Cursor in unmittelbarer Nähe des distalen Kantenendpunktes. Wie bei einer normalen Inlaykante verbleibt zwischen dem Kantenendpunkt und dem Äquator-Anfangspunkt ein Zwischenraum, der den natürlichen Abstand dieses Punktes in XY und in Z signalisiert und Raum gibt für die spätere automatische Verbindung zwischen Kantenendpunkt, Äquator-Anfangspunkt und Boden-Eckpunkt. Bereits die bukkale Kantenlinie des Höckers ist so angelegt, daß sie den äußeren Umfang des Zahnes in natürlicher Weise ergänzt. Die Äquatorlinie setzt den natürlichen Umfang des Zahnes fort und berücksichtigt den Kontakt zum distalen Nachbarn.

Okklusale Randleistenlinie

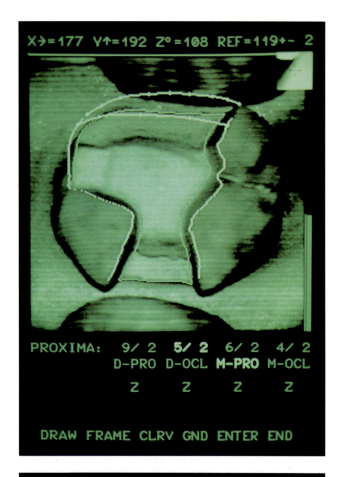

Abb. 254 Die okklusale Randleistenlinie wird an der editierten Höcker-Kantenlinie angeschlagen. Dies geschieht am besten auf etwa dem gleichen Höhenniveau wie an der rechten Kante. Das Niveau kann mit Hilfe des Level Mode und den vom Editieren bekannten Höhenwerten kontrolliert werden. Die Randleiste verläuft am besten parallel zum Äquator.

BUILD – Kontrolle der Konstruktion

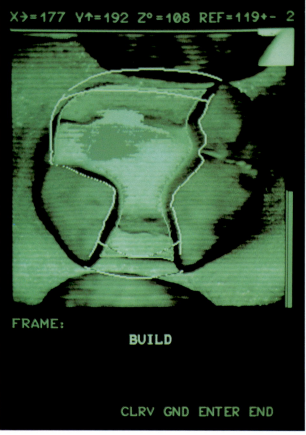

Abb. 255 Die Onlaykonstruktion wird mit FRAME und BUILD automatisch beendet. Hierbei kommt auch die Bodenkonstruktion wieder zur Darstellung und bringt die aufsitzenden Bodenbereiche in Erinnerung.

Das Onlay

Beendigung der Onlaykonstruktion

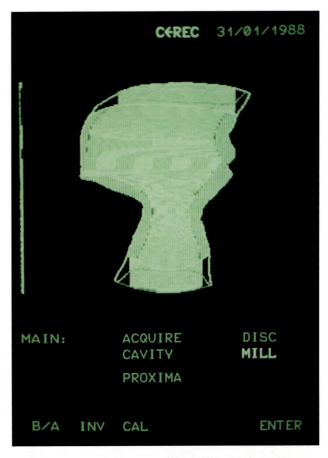

Abb. 256 Der fertige Konstruktionsplan zeigt, daß das Rahmengerüst der Onlaykonstruktion automatisch mit der Synthese der Oberflächen ergänzt worden ist.

Onlay-Block I$_{12}$, Einsetzen

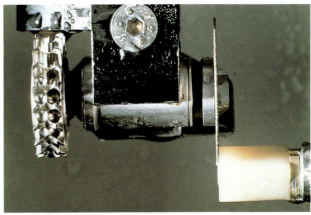

Abb. 257 Für Molaren-Onlays ist der größte Materialblock I$_{12}$ zu wählen. Im allgemeinen ist die Farbe A2C genügend. Dunklere Farben sind aber zusätzlich in Vorbereitung.

Automatisches Formschleifen des Onlays

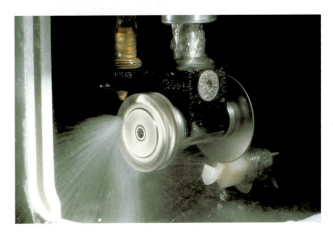

Abb. 258 Beim Schleifen eines Onlays, bestehend aus einem „Onlayteil" mit dem Ersatz eines Höckers einerseits und einem „Inlayteil" andererseits, ist die unterschiedliche Abtragssituation in Rechnung zu stellen. Das Onlayvolumen steht zum großen Materialblock in vernünftiger Relation, während beim Inlayteil 80–90 % des Blockvolumens abzutragen sind. Die Anforderungen an die Abtragsleistung der Schleifscheibe sind demnach im Onlayteil normal, im Inlayteil jedoch hoch. Um Zeitverluste zu vermeiden, empfiehlt es sich, für solche Konstruktionen möglichst nur schnittige Schleifscheiben einzusetzen.

Tutorial Step by Step

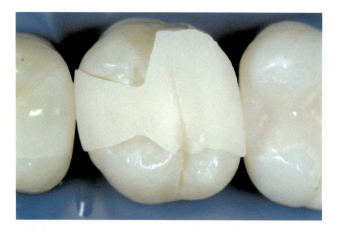

Einpassen des Onlays

Abb. 259 Bei der Einprobe ist erkennbar, daß im Bereich der mesialen und distoproximalen Kanten ein Trimmen erforderlich ist. Um ein spannungsfreies Einpassen zu ermöglichen, ist auch beim Onlay das Vorverkeilen des Zahnes zu empfehlen.

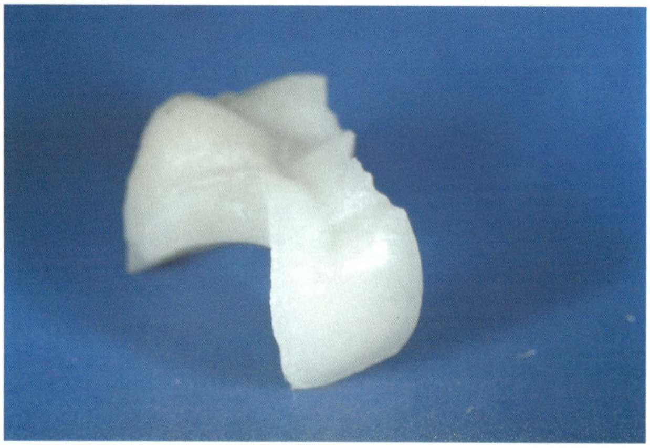

Ausarbeiten okklusal, Polieren approximal

Abb. 260 Das Onlay wird dann in situ okklusal morphologisch konturiert, die Approximalflächen werden poliert. Das Onlay ist in dieser Form für die folgenden Adhäsivschritte vorbereitet.

Adhäsivtechnik

Zirkuläre adhäsive Schrägung

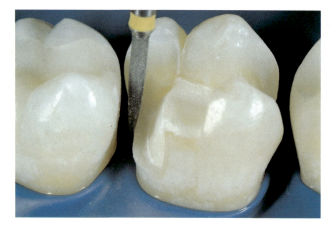

Abb. 261 Der erhöhte Retentionsbedarf beim Onlay wird durch die Erweiterung des adhäsiven Schmelzbereiches gewonnen. Mit Konturierdiamantinstrumenten wird in der äußeren Schmelzhälfte eine deutliche 45°-Schrägung angelegt.

Schmelzätzung der Onlaypräparation

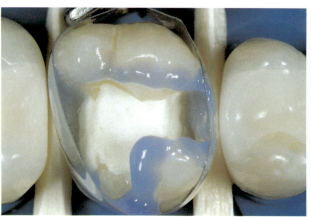

Abb. 262 Bei der Schmelzätzung sind die Nachbarzähne mit Hilfe einer Matrize vor der Einwirkung des Ätzgels zu schützen. Dies kann mit der gezeigten zirkulären Matrize oder, wie beim Inlay gezeigt, mit einzelnen Plastikstrips geschehen. Die Ätzzeit soll 30 Sekunden auf keinen Fall überschreiten, eine Ätzung des Dentins ist möglichst zu vermeiden.

Effekt der Schmelzätzung

Abb. 263 Klinisch ist die Schmelzätzung am opaken Aussehen erkennbar. Die Opazität ist das Zeichen für die mikroretentive Veränderung der Schmelzoberfläche. Im klinischen Ablauf ist es für den Erfolg des adhäsiven Verbundes ausschlaggebend, daß die geätzten Schmelzoberflächen nicht durch Exsudat oder Blut von zervikal her oder durch Speichel bzw. Feuchtigkeit kontaminiert werden. Falls dies doch geschieht, sind alle Schritte der Schmelzätzung zu wiederholen.

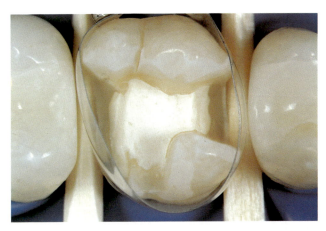

Ätzung des Porzellans/der Keramik

Abb. 264 Das Vita-CEREC-Porzellan wird mit CEREC-Etch (Vita) 60, höchstens 90 Sekunden lang geätzt. Am Onlaykörper sind nur die Unterseite und die Ränder mit dem Ätzgel zu bedecken. Die vorpolierten Approximalflächen sollen nicht geätzt werden, um Substanzverluste und ein Aufrauhen dieser Oberflächen zu vermeiden. Versuchsmaterialien aus Glaskeramik wurden in gleicher Weise geätzt.

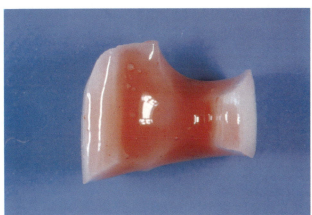

Effekt der Porzellan-/Keramikätzung

Abb. 265 Der Effekt der Ätzung von Porzellan- und Keramikmaterialien äußert sich ebenfalls in einer weißlichen mattierten Oberfläche. Diese Oberflächen sind durch die Ätzung mikroretentiv verändert. Auch hier ist jegliche Kontamination mit Fremdstoffen zu vermeiden und die absolute Trockenheit der Adhäsivflächen sicherzustellen.

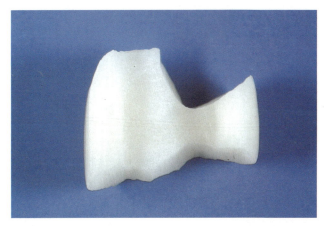

Die Silanlösung – Komponenten

Abb. 266 Die Silanisierungslösung Silicoup (Kulzer) wird aus zwei Komponenten zubereitet. Die Silicouplösung A enthält Ethanol, Lösung B enthält Methacryloxysilan. Dieser Haftvermittler ist für das Silicoater-Verfahren, d. h. für die Haftvermittlung auf Metallen entwickelt worden. Untersuchungen in den Labors von Kulzer zeigten, daß sich Silicoup ebenfalls in der Anwendung als Haftvermittler zwischen dem Vita-CEREC-Porzellan und Bonding Agent bzw. dem Kompositzement bei CEREC-Restaurationen sehr gut eignet.

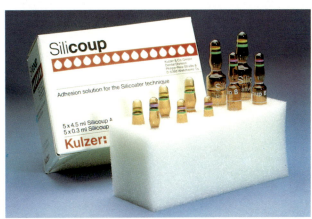

Silanlösung, Haltbarkeit

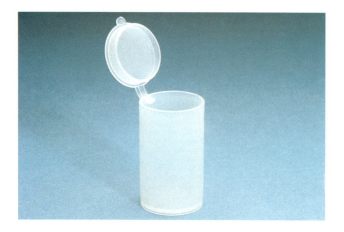

Abb. 267 Der Inhalt der Ampullen A und B wird in das Vorratsgefäß eingefüllt. Das Gefäß wird verschlossen und die Lösung kurz geschüttelt. Die hergestellte Mischung ist bei der Haftvermittlung auf Metallen eine Woche lang verarbeitbar. Danach bilden sich unter Umständen Dimere und Trimere, die sich bei der Haftvermittlung auf Metall negativ auswirken können. Auf Keramik führt dies jedoch nicht zu einer Beeinträchtigung der Haftung, für die Silanisierung der Keramik sind noch genügend freie OH-Gruppen vorhanden. In der vorliegenden Anwendung kann die Gebrauchsmischung deshalb ohne Qualitätsverlust 4 Wochen lang aufbewahrt werden.

Auftragen der Silanlösung

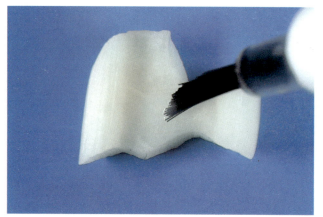

Abb. 268 Die Silanlösung wird mit dem Pinsel auf das Inlay aufgetragen. Die Lösung ist dünn fließend und benetzt ausgezeichnet.

Trocknen der Silanlösung

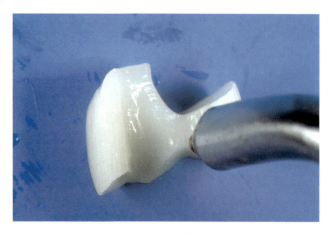

Abb. 269 Das Lösungsmittel wird während 20 s durch Ausblasen mit dem Luftbläser restlos verdampft. Dadurch entsteht eine hochreaktive Oberfläche, die eine chemische Bindung mit dem Bonding Agent eingehen kann.

Applikation von Bonding Agent auf das Onlay

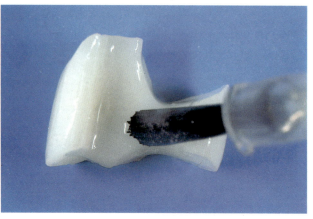

Abb. 270 Nach dem Verdampfen des Ethanols der Silanlösung wird Bonding Agent mit dem Pinsel aufgetragen und mit dem Luftbläser zu einer dünnen Schicht ausgeblasen.

Applikation von Bonding Agent in die Kavität

Abb. 271 Die geätzten Schmelzränder der Onlaykavität, der gesamte Kavitätenboden und die Kavitätenwände werden mit dem Pinsel mit Bonding Agent beschickt. Ziel dieser Maßnahme ist die perfekte Benetzung aller Oberflächen, die mit dem zähfließenden Zementierungskomposit nicht in der gleichen Weise möglich ist.

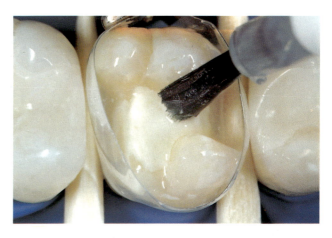

Ausblasen des Bonding Agent

Abb. 272 Das Bonding Agent wird dünn ausgeblasen, um dickere Schichten des ungefüllten Bonding Agent in der Kavität zu vermeiden, die eine Schwachstelle hinsichtlich der mechanischen Belastbarkeit darstellen würden.

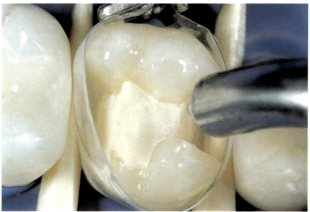

Einspateln von Kompositzement

Abb. 273 Kompositzement wird in die Kavität eingespatelt und an Boden und Wände adaptiert. Die Kombination von Bonding-Agent-Vorstrich und Zementierungskomposit gewährleistet, daß alle Adhäsivflächen sicher benetzt sind. Der Überschuß an Zementierungsmaterial ist so zu bemessen, daß alle Zementierungsfugen sicher ausgefüllt werden und trotzdem der Überblick über die Kavität erhalten bleibt.

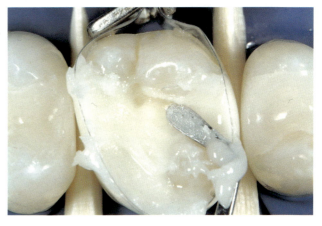

„Einfugen" des Onlays

Abb. 274 Beim Einpressen des Onlays gegen den im Überschuß eingefüllten Kompositzement ist ein stufenweises Absenken, das Auspressen von Zement aus den Fugen und die vorsichtige Wegnahme ganz grober Materialüberschüsse hilfreich, um die Kontrolle über das perfekte „Einfugen" zu behalten.

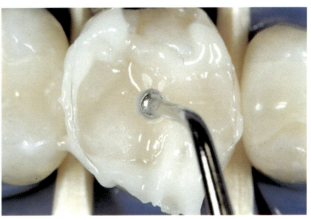

Lichthärtung mit Zementierungsüberschüssen

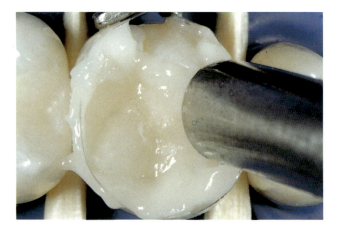

Abb. 275 Mit der Lichthärtung wird begonnen, sobald das Onlay vollständig seinen von der Einprobe bekannten Sitz erreicht hat. Zementüberschüsse werden in den zugänglichen okklusalen und lateralen Bereichen mitgehärtet. Die oberflächliche, weich bleibende Sauerstoffinhibitionsschicht wird dadurch in den Materialüberschuß verlegt. Erst durch die Ausarbeitung entsteht am Rand eine glatte, resistente Oberfläche des Zementierungskomposits. Approximal zervikal wurde durch das sorgfältige Verkeilen sichergestellt, daß in diesen schwer zugänglichen Bereichen keine Zementierungsüberschüsse entstehen können.

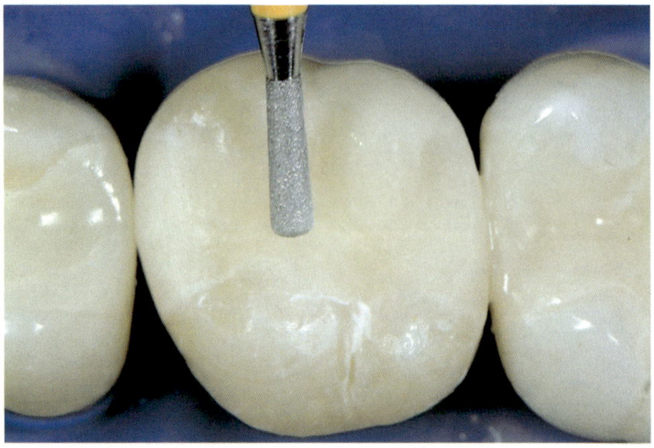

Ausarbeiten okklusal

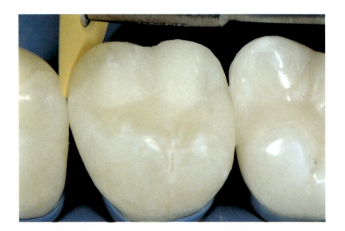

Abb. 276 Die okklusalen Überschüsse werden mit Konturierdiamanten entfernt; die okklusale Morphologie wird nachgearbeitet.

Polieren approximal lateral

Abb. 277 Das Glätten und die Politur erfolgen im approximal-lateralen Bereich am besten mit den in Abbildung 157 erwähnten wasserfesten, flexiblen Disks.

Glätten okklusal

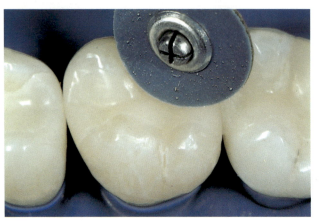

Abb. 278 Die Glättung und die Politur des Porzellans erfordern Sorgfalt und einen gewissen Zeitaufwand. Glatte Oberflächen sind wünschenswert, um bei funktionellen und Leerkontakten am Schmelz des Gegenzahnes eine möglichst geringe Abrasionswirkung zu verursachen.

Polieren okklusal

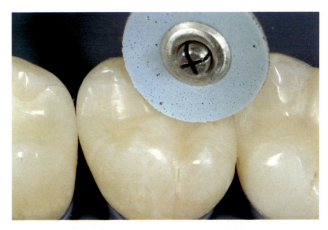

Abb. 279 Bei der Politur liegt eine spezielle Situation vor, weil harte Substanz in der Form des Schmelzes und des Porzellans und weicheres Material in der Form des Kompositzementes gleichzeitig bearbeitet werden müssen. Der gleichmäßige und limitierte Anpreßdruck bei der Verwendung der flexiblen Disks ermöglicht die gleichzeitige Bearbeitung der beteiligten Materialien, ohne das Komposit und den Schmelz zu traumatisieren.

Onlaypolitur fertiggestellt

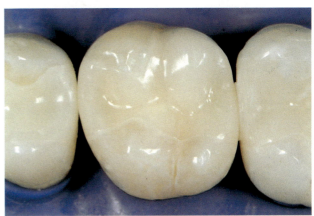

Abb. 280 Die Flexibilität der Disks erlaubt es auch, die Fissuren sauber auszupolieren. Der Schlußbefund zeigt, daß es möglich war, die okklusale Morphologie mit Hilfe der Konturierdiamanten sauber herauszuarbeiten und das Porzellan mit einer guten Oberflächenqualität zu polieren. Das Porzellan paßt sich farblich und in der Transluzenz der vorhandenen Zahnhartsubstanz gut an. Der adhäsive Fügespalt ist penetrationsdicht mit Hybridkomposit verschlossen.

Das Veneer

Indikation

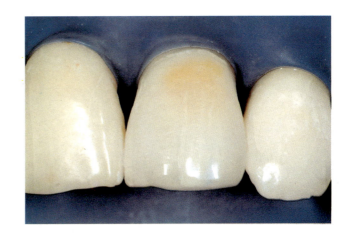

Abb. 281 Die Indikation für CEREC-Veneers sind:
- Großflächige Schmelzkaries
- Zahnverfärbung
- – von Einzelzähnen
- – systemisch (Tetrazyklin)
- Schmelzhypoplasie
- Multiple, ästhetisch unbefriedigende Füllungen

Der Zahn 21 zeigt eine innere Verfärbung der Fazialfläche.

Tutorial Step by Step

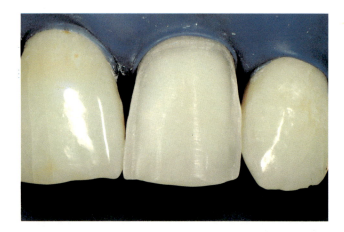

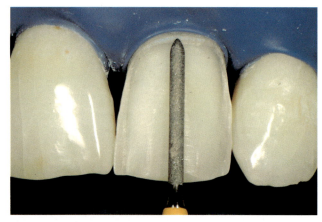

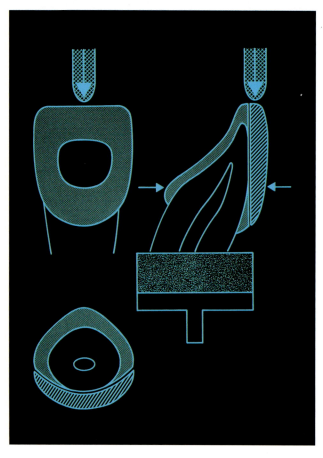

Präparation

Abb. 282 Die Präparation für CEREC-Veneers soll im Schmelz liegen. Besondere Umstände der vorhandenen Morphologie oder präparatorische Erfordernisse können eine partielle Präparation ins Dentin verursachen. Die Ausdehnung und Gestalt der Präparation ist:
- Im Schmelz   0,5 mm
- In Schmelz und Dentin (akzidentell)   1,0 mm
- Supragingival
- Approximalkontakte belassen
- Eindimensionale Krümmung der Präparationsfläche
- Zervikal leichte Hohlkehlung

Die morphologische Gestalt der Fazialfläche des Zahnes bestimmt, in welcher Weise eine Krümmung der Fazialfläche präparatorisch anzulegen ist.

Krümmung der Präparation

Abb. 283 Die Präparation erfolgt mit einem Hohlkehldiamanten (z. B. Intensiv, FG 8310). Wegen der durch das Scheibenwerkzeug eingeschränkten Fertigungsmöglichkeit wird eine Fläche präpariert, die nur in mesiodistaler Richtung gewölbt ist. Im vorliegenden Fall ist die Präparation von inzisal nach zervikal geradlinig. Kommt eine inziso-zervikale Krümmung vor, so kann diese nur im Maße des Scheibenradius eingeschliffen werden.

Adhäsion, Schmelz/Dentin

Abb. 284 Die Retention von CEREC-Veneers wird bei Präparationen, die partiell bis ins Dentin reichen, nicht beeinträchtigt, solange ein kontinuierliches Schmelzband das angeschnittene Dentin umgibt. In einem In-vitro-Versuch wurde bei extrahierten Frontzähnen, welche bis ins Dentin präpariert waren, die noch vorhandene Schmelzfläche planimetrisch bestimmt. Es zeigte sich, daß zur Erhaltung einer sicheren Adhäsion eine zirkuläre Schmelzfläche von mindestens 50 Prozent der gesamten Fazialfläche erforderlich war, um einer experimentellen Schwelldruck- und Temperaturwechselbelastung standzuhalten (Gougoulakis, 1989).

Das Veneer

Optischer Abdruck

Benetzung mit CEREC-Liquid

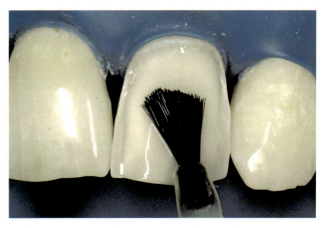

Abb. 285   Die Oberfläche wird mit dem Luftwasserspray gereinigt und getrocknet. Ein dichter Kofferdamabschluß im zervikalen Bereich verhindert das Austreten von Sulkus-Fluid und gewährleistet eine trockene Oberfläche. Jetzt erfolgt das dünne Auftragen der Haftflüssigkeit mit einem feinen Pinsel.

Ausblasen der Haftflüssigkeit

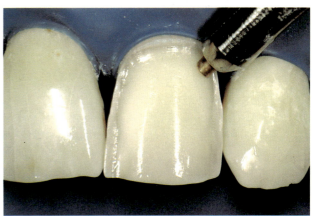

Abb. 286   Die Flüssigkeit muß sehr dünn ausgeblasen werden, um ein Naßwerden des CEREC-Puders zu verhindern. Saugt sich der Puder voll, so wird seine Fähigkeit zur Streuung und Reflexion vermindert. Die exakte Vermessung wird dadurch beeinträchtigt.

CEREC-Puder

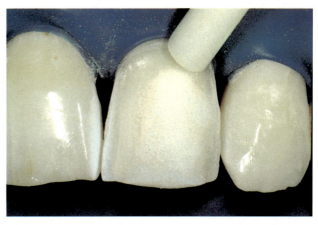

Abb. 287   Mit Feingefühl wird das Öffnungsventil an der Druckflasche dosiert. Das Ausstoßen zu großer Pulvermengen kann so vermieden werden. Der CEREC-Puder wird gleichmäßig über die präparierte Fläche gesprüht. Zervikal ist darauf zu achten, daß der Kofferdamgummi die Präparationsgrenze nicht überdeckt.

Korrekte Puderbeschichtung

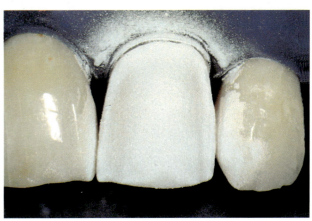

Abb. 288   Voraussetzung für eine scharfe Zeichnung der Präparationsgrenzen am Bildschirm ist eine gleichmäßige Puderschicht und eine vollständige Abdeckung der Präparationsfläche bis über die Präparationsgrenzen hinaus. Die mit CEREC-Puder beschichtete Präparation ist jetzt für die Aufnahme bereit.

Tutorial Step by Step

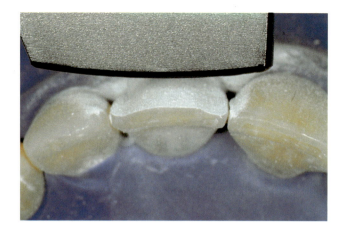

Positionierung der Kamera

Abb. 289   Die Kamera wird parallel zur Zahnreihe, senkrecht zur Zahnachse gehalten. Nur so kann die mesiodistale Wölbung in einer für die CEREC-Formschleiftechnik geeigneten Weise aufgenommen werden, weil die Richtung der Kameraachse der Richtung der Rotationsachse des Werkstückes entspricht.

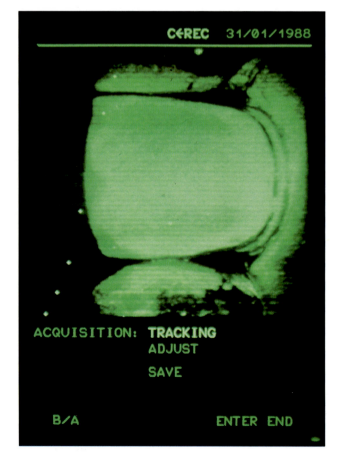

TRACKING Suchphase

Abb. 290   In der Suchphase wird die Kamera so ausgerichtet, daß die Präparationsfläche und deren Ränder scharf gezeichnet in der Mitte des Bildschirms erscheinen. Wichtig ist dabei, die Kamerafeldlinse planparallel, unter Berücksichtigung des 12° nach vorn gerichteten Strahlenganges, im Abstand von ca. 4–6 mm zur Präparationsfläche zu halten.

Das Veneer

Kontrolle des optischen Abdruckes

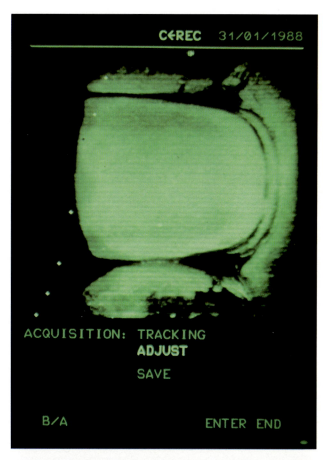

Abb. 291 Der optische Abdruck wird auf seine Ausrichtung entsprechend der Schleifrichtung, auf seine Fokussierung und auf die Erkennbarkeit der Präparationsränder beurteilt.

ADJUST Helligkeitsskala

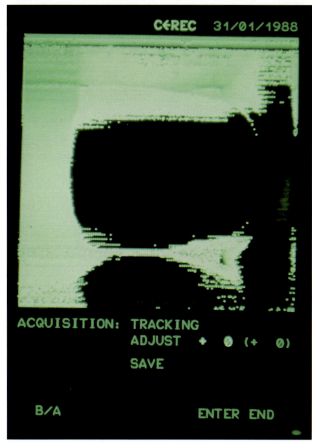

Abb. 292 Die Tiefeninformation erscheint als hell/dunkel-kodiertes Bild auf dem Monitor. Häufig kommt der Periodensprung der Skala mit dem abrupten Übergang von Hell und Dunkel auf die Präparation zu liegen. Bei der Justierung der Profildaten wird die präparierte Fläche mit dem alternierenden Betätigen von Zeichenkugel und Fußpedal in einen kontinuierlichen Bereich der Helligkeitsskala gesteuert. Der Justiervorgang beginnt bei: + 0 (+ 0).

Tutorial Step by Step

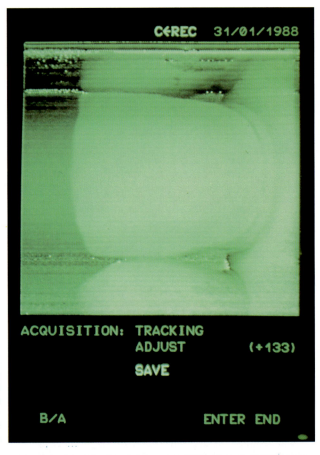

SAVE Profilbild speichern

Abb. 293 Die optimal adjustierte Aufnahme (+ 133) enthält die Profilpunkte, d. h. die Z-Werte für jeden Bildpunkt der Präparationsfläche. Diese sind für die Berechnung des dreidimensionalen Körpers erforderlich. Durch Betätigen der Taste END ist die Justierung abgeschlossen und SAVE leuchtet in der Anzeige auf. Die Verteilung der Helligkeitswerte zeigt die Krümmung der Präparationsfläche an und gibt Aufschluß über die räumliche Orientierung der Präparationsfläche in Relation zur Kamera. Bei starken Verkippungen der Kamera gegenüber der Präparationsfläche ist der optische Abdruck zu wiederholen.

≫ SAVE ≫ TOOTH

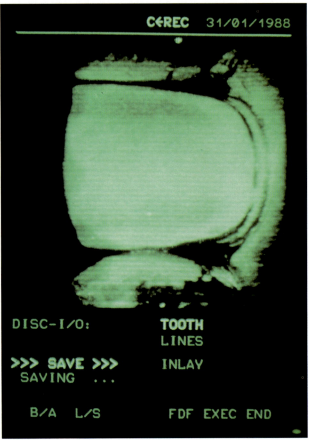

Abb. 294 Durch Betätigen des Fußpedals werden die Tiefendaten gefiltert, skaliert und auf der Diskette abgespeichert, gleichzeitig wird auch die Bildebene A mit dem pseudoplastischen Videobild gespeichert. Damit ist der optische Abdruck in seiner Gesamtheit definitiv erstellt.

Das Veneer

Konstruktion des Veneers

CAVITY Manuelle Eingaben

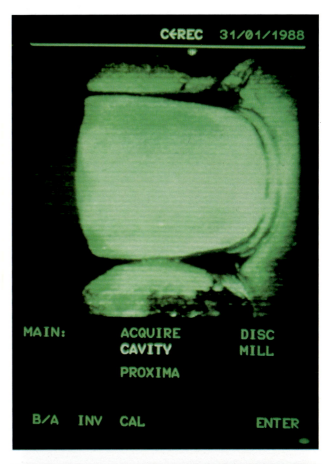

Abb. 295 Zur Konstruktion des Veneers ist lediglich die Eingabe der Präparationsgrenzen im CAVITY-Programm erforderlich. Dies macht die Veneerkonstruktion einfach und schnell.

18/0 LEFT Inzisalkante

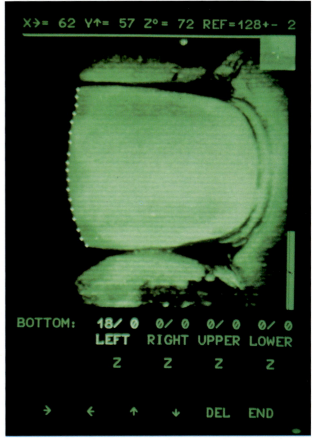

Abb. 296 Die Eingabe der Inzisalkante entspricht in der vorliegenden Situation dem Markieren der linken Bodenlinie beim Inlay. Der erste Punkt wird oben links im Bereich der Inzisalkante gesetzt. Die folgenden Punkte müssen genau auf den Präparationsrand plaziert werden. Der letzte Punkt liegt auf der mesialen, inzisalen Ecke. Die Anzahl der gesetzten Punkte kann bei geradlinigem Verlauf auf die Hälfte reduziert werden.

Tutorial Step by Step

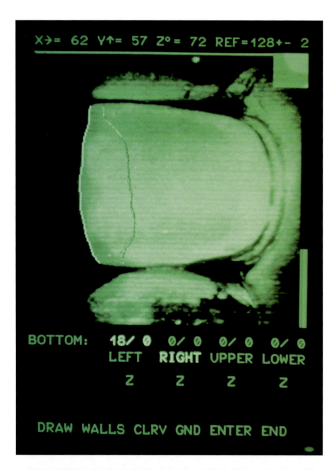

18/0 LEFT/RIGHT Profil Inzisalkante

Abb. 297 Durch Antippen des Fußpedals erscheint die Verbindungslinie der Punkte. Zusätzlich ist das Z-Profil als vertikale, gekrümmte Linie eingeblendet und läßt den Krümmungsverlauf der Präparation erkennen.

14/0 RIGHT Zervikaler Rand

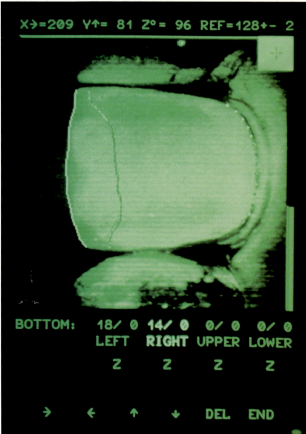

Abb. 298 Der zervikale Rand wird eingegeben. Oben rechts beginnend wird der erste Punkt distal, der letzte Punkt mesial auf den zervikalen Präparationsrand gesetzt. Dieser Bereich der Aufnahme muß gut erkennbar sein. Die Präparation einer leichten Hohlkehle kommt diesem Erfordernis entgegen. Liegt der Konstruktionsrand nicht auf der Präparationsgrenze, so ergeben sich Paßfehler.

Das Veneer

14/0 RIGHT UPPER Profil zervikal

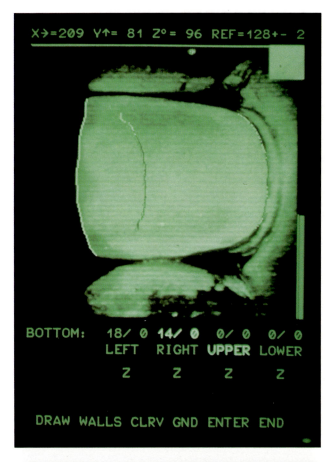

Abb. 299 Das Betätigen des Fußpedals verbindet wiederum die Punkte zu einer Linie. Die zervikale Begrenzungslinie hat in jedem Fall auf der äußeren zervikalen Präparationsgrenze zu liegen. Die Profillinie links zeigt das Präparationsniveau der zervikalen Grenzlinie.

14/0 UPPER Distaler Rand

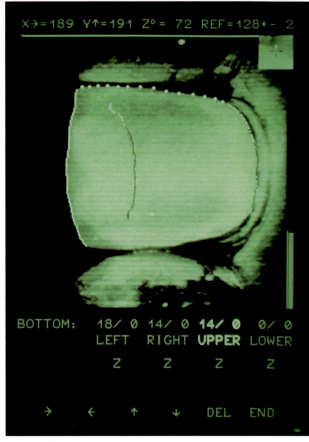

Abb. 300 Die Eingabe des distalen Randes erfolgt durch sorgfältiges Setzen der Konstruktionspunkte von inzisal nach zervikal. Um diese Punkte exakt eingeben zu können, sind eine deutlich abgesetzte Präparation und die korrekte Puderbeschichtung erforderlich.

Tutorial Step by Step

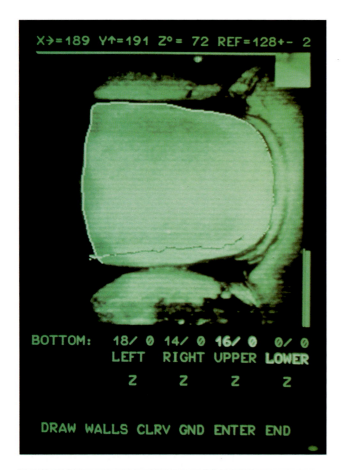

16/0 UPPER LOWER Profil distal

Abb. 301   Nach dem Abschluß der distoproximalen Punktelinie stellt sich das Profil unten dar. Die Profillinien ermöglichen eine gute Kontrolle der Präparation und zeigen, ob die Randgrenzlinien korrekt gesetzt wurden. Wurden Punkte zu weit außerhalb der Präparation gelegt, so fällt die Profillinie steil ab.

15/0 LOWER Mesialer Rand

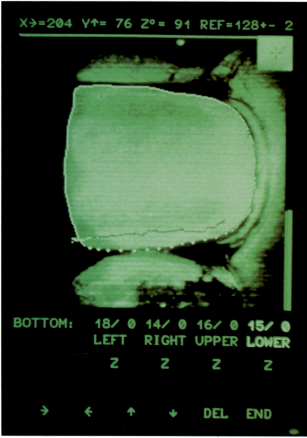

Abb. 302   Die Konstruktionspunkte werden dem mesialen Präparationsverlauf entsprechend von inzisal nach zervikal gesetzt. Es wurden 15 Punkte eingegeben.

Das Veneer

17/0 LOWER Ränder fertig

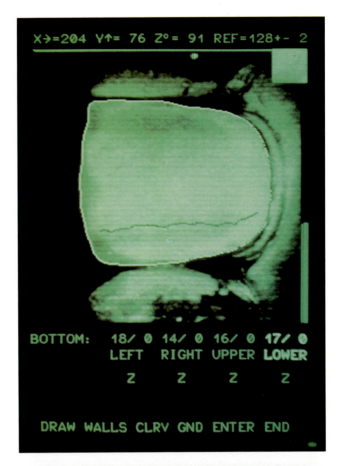

Abb. 303 Mit dem Abschluß der mesialen Punktelinie ist die manuelle Konstruktionseingabe für das Veneer beendet. Es ist darauf zu achten, daß sich alle Markierungslinien inzisal, zervikal, mesial und distal im Eckenbereich verbinden. Dies kann bei spitzwinkliger Eckenbildung durch zwei Begrenzungslinien an dieser Stelle zu unvollständiger Konstruktion führen. Durch Drücken der Taste WALLS wird analog zu der Berechnung des Bodens bei Inlays die Präparationsfläche in ihrer dreidimensionalen Gestalt berechnet.

WALLS

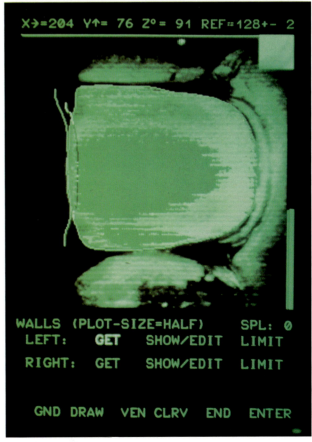

Abb. 304 Im WALLS-Programmteil wird die berechnete Präparationsfläche dargestellt. Die dunkel schraffierten Flächen bedeuten, daß diese Partien von der errechneten Präparationsfläche geschnitten werden. Das Veneer wird in diesem Bereich leicht aufsitzen. Die Profillinie der Inzisalkante und des zervikalen Randes sind links dargestellt. Die automatische Veneerkonstruktion wird durch Drücken der Funktionstaste VEN ausgelöst.

Tutorial Step by Step

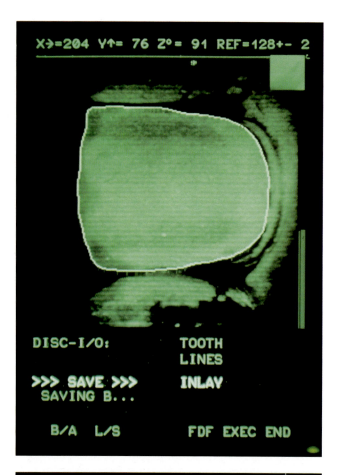

VEN Automatische Veneerkonstruktion

Abb. 305   Die Taste VEN löst die automatische Konstruktion des Veneers aus. Die räumliche Konstruktion der Verblendschale wird auf der durch die Grenzlinien definierten Grundfläche aufgebaut, indem eine gleichmäßige Schicht von 1 mm Materialstärke aufgerechnet wird. Somit entsteht ein Schalenkörper von ca. 1 mm Dicke.

MILL Schleifprozeß

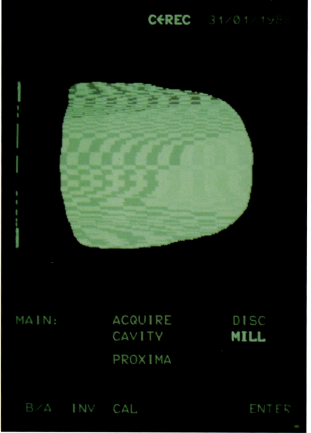

Abb. 306   Nach der automatischen Veneerberechnung und nach dem Speichern aller Daten steht die Konstruktion für den Schleifprozeß zur Verfügung, der Programmteil MILL wird aufgerufen.

Das Veneer

Einsetzen des Keramikblocks

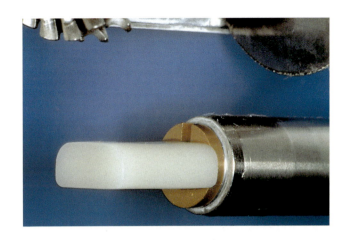

Abb. 307 Der Block V_5 wird jetzt bis zum Anschlag, mit der Nut in 12-Uhr-Position, in den Halter eingeschoben. Er ist damit entsprechend der Veneerfläche orientiert. Die Veneerblöcke sind vorläufig in den Farben A1C und A2C erhältlich. Das relativ transluzente Porzellan (C = „Clear") kann durch die Hinterlegung mit Farbsealern und durch die Wahl von lichthärtendem Komposit mit unterschiedlichen Farben und unterschiedlicher Opazität von innen heraus modifiziert werden.

EXEC Auslösen des Schleifprozesses

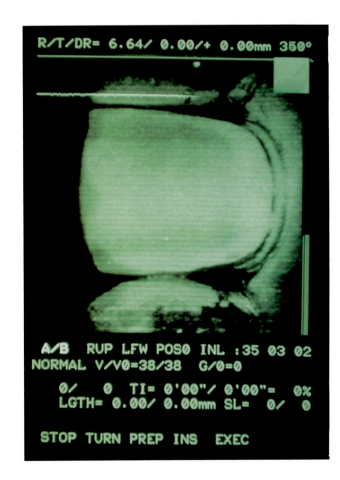

Abb. 308 Durch das Betätigen der Taste EXEC wird der Schleifprozeß in Gang gesetzt. Zunächst erfolgt der Eichvorgang.

Tutorial Step by Step

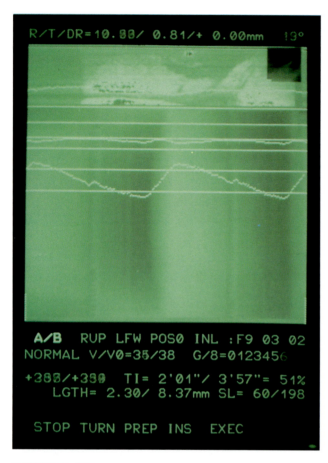

MILL A/B Veneer-Schleifprotokoll

Abb. 309 Der Schleifprozeß ist voll in Gang. Alle Veneerschleifdaten sind auf dem Monitor ausgeplottet, die Konstruktion besteht aus SL = 198 Slices. Im Augenblick der Aufnahme waren SL = 60/198, also 60 Slices, bereits geschliffen. Die maximale mesio-distale Länge des Veneers beträgt 8,37 mm. Im Veneerprotokoll fällt besonders die starke Modulation der Schleifkopfbewegung auf, die sich in der Zackenkurve in der Mitte des Monitors zeigt. Die Rotation über die größte Ausdehnung der Veneerschale bedingt schnelle Ausweichbewegungen und hohe Beschleunigungen des Schleifkopfes, die steuerungstechnisch zu bewältigen sind.

Ende des Veneerschleifprozesses

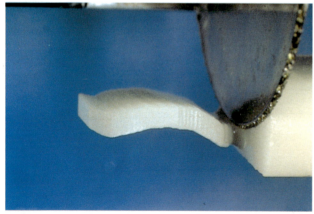

Abb. 310 Das Veneer ist fast fertig geschliffen. Das Bild zeigt das Verhältnis von Schleifscheibe und Wölbung der Verblendschale. Die Wölbung verläuft eindimensional von mesial nach distal. Die inziso-zervikale Veneerachse steht senkrecht zur Rotationsachse des Werkstückes.

Formgebung, Anpassen

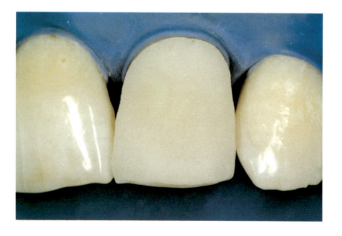

Abb. 311 An der Innenseite werden die Arbeitsspuren manuell mit Hilfe eines Konturierdiamanten geglättet. Zur Einprobe ist auch eine erste Konturierung der Bukkalfläche, vor allem ein Brechen der Außenkanten vorzunehmen, um die Verblendschale anzupassen. Das konturierte CEREC-Veneer läßt sich dann schaukelfrei auf die präparierte Zahnoberfläche auflegen.

Das Veneer

Sitz des Veneers

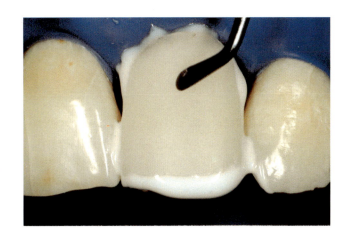

Abb. 312 Zur Prüfung des Sitzes wird die Innenseite der Verblendschale mit einer dünnen Schicht Fit-Checker (GC Dental) beschichtet. Das Veneer wird anschließend auf den Zahn plaziert und mit dem kleinen Spatel unter leichtem Druck so lange gehalten, bis das Material polymerisiert ist.

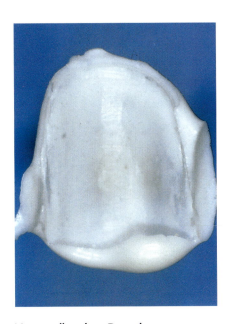

Kontrolle des Randes

Abb. 313 Die Kontrolle der durchgedrückten Randpartien ergibt, daß das Veneer überall am Rand aufliegt. Somit ist eine Zementierung mit Komposit ohne Erweiterung des Zementierungsspaltes am Rande möglich. Der Zementierungsraum über der Präparationsfläche erlaubt es, die Farbwirkung des Veneers mit der Zementschicht zu beeinflussen.

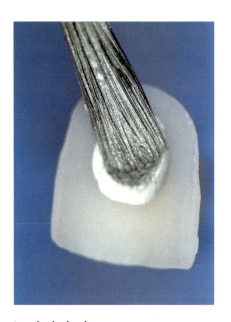

Lackabdeckung

Abb. 314 Soll an der Veneer-Innenseite noch mehr Platz für farbgebendes Adhäsivmaterial geschaffen werden, so ist der entsprechende Raum an der Veneerunterseite manuell gleichmäßig auszunehmen. Hierzu wird die Innenseite zunächst mit einem Lack abgedeckt.

Tutorial Step by Step

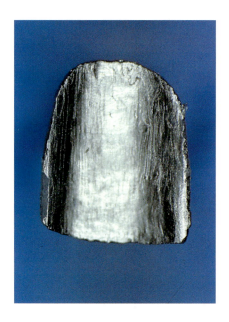

Veneer-Innenseitenmarkierung

Abb. 315 Die Schaleninnenseite ist vollständig mit dem Lack bedeckt. Die Oberfläche wird mit dem Luftbläser vorsichtig getrocknet.

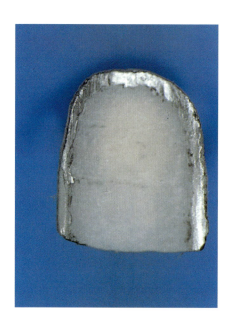

Ausschleifen der Innenseite

Abb. 316 Mit einem kugelförmigen H-40-Diamanten (Composhape-Set, Intensiv) kann der für das Zementierungsmaterial benötigte Platz, unter Schonung der Ränder, ausgeschliffen werden.

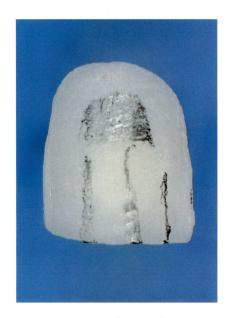

Aussparungen für Farbsealer

Abb. 317 Zusätzlich werden auf der Veneer-Innenseite selektiv Partien ausgeschliffen, die für die Aufnahme von Farbsealerschichten vorgesehen sind. Innere Farbcharakterisierungen können dort „eingelegt" werden. Mit Bleistift werden Bezirke, die ausgeschliffen und mit Farbsealer „eingelegt" werden, markiert.

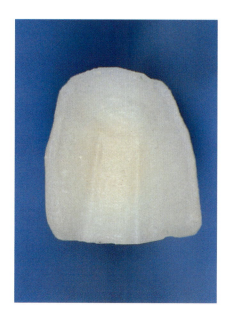

Aussparung für Farbsealer

Abb. 318 Die markierten Flächen werden je nach dem gewünschten Effekt mit spitzem Winkel oder wannenförmig ausgeschliffen. Die Farbsealerapplikation erfolgt nach dem Ätzen und Silanisieren des Veneers.

Vorbereitung der Schmelzätzung

Abb. 319 Ligaturen aus gewachster Zahnseide verhindern das Anätzen des Wurzeldentins. Ungewachste Zahnseide ist für diesen Zweck kontraindiziert, weil sie sich mit Säure vollsaugt, welche mittels Absprayen kaum entfernbar ist. Eine längere Liegedauer von Phosphorsäure in ungewachster Zahnseide oder im kapillaren Spalt des Kofferdamgummis am Zahnhals führt zur Dauerätzung der beteiligten Zahnoberflächen und zur Hypersensibilität des betroffenen Zahnes.

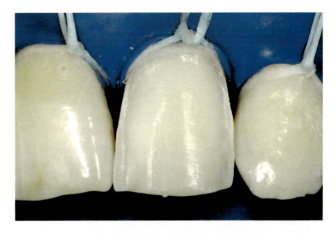

Ätzen der Fazialfläche

Abb. 320 Das blaue Phosphorsäure-Ätzgel (H_3PO_4 37 %, Esticid, Kulzer) wurde mit der Kanülenspritze appliziert. Die gesamte Ätzzeit soll 30 s nicht überschreiten. Eine Liegedauer von 15–30 s genügt, um ein mikroretentives Ätzmuster zu erzeugen. Die Nachbarzähne werden mit verkeilten Plastikstreifen geschützt.

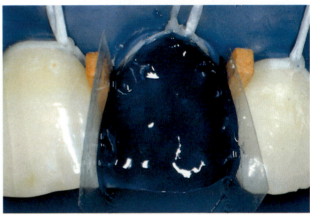

Adhäsivtechnik

Spülung des geätzten Schmelzes

Abb. 321 Nach dem Ablauf der Ätzzeit wird das Ätzgel mit dem Wasserspray 20 Sekunden lang von der Schmelzoberfläche abgespült; alle Partien werden sorgfältig getrocknet. Jegliche Feuchtigkeit im Bereich der Matrizen, Keile und Zahnseide ist zu vermeiden.

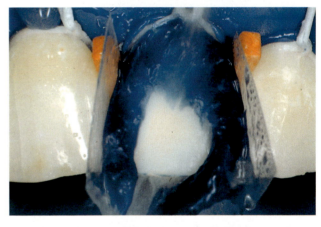

Aussehen des geätzten Schmelzes

Abb. 322 Die Ätzung zeigt sich im mattierten Aussehen der Schmelzoberfläche. Es ist darauf zu achten, daß der angeätzte Schmelz nicht mit Sulkus-Fluid, Blut oder Speichel kontaminiert wird.

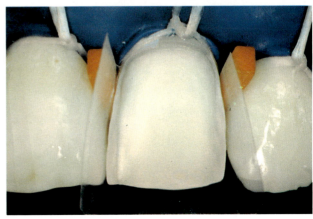

Tutorial Step by Step

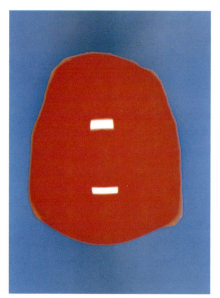

Keramikätzung HF-Ätzgel

Abb. 323 Das CEREC-Etch-Ätzgel wird auf die Veneer-Innenseite aufgetragen. Die starke Färbung und die Viskosität des Gels machen das Flußsäurepräparat gut kontrollierbar. Die Ätzzeit beträgt 60, maximal 90 Sekunden.

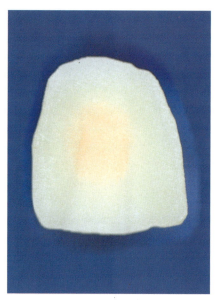

Spülen und Trocknen des Veneers

Abb. 324 Das CEREC-Etch-Ätzgel wird mit reichlich Wasser abgespült. Die Veneeroberfläche wird 20 Sekunden mit Wasser abgesprayt und anschließend getrocknet; nach dem Ätzen sieht sie ebenfalls matt aus. Verunreinigungen der geätzten Porzellanfläche sind zu vermeiden.

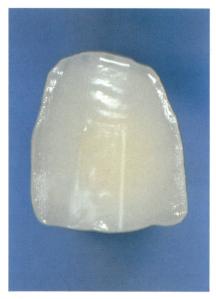

Silanisierung

Abb. 325 Die geätzte Keramikverblendschale wird mit der gleichen Methacryloxy-Silanlösung (Kulzer) bestrichen wie beim Silanisieren von CEREC-Inlays. Die aufgebrachte Lösung wird 20 s mit dem Luftbläser getrocknet. Jede Verunreinigung der hoch reaktiven Schicht ist zu vermeiden. Anschließend wird Bonding Agent appliziert und ebenfalls dünn ausgeblasen.

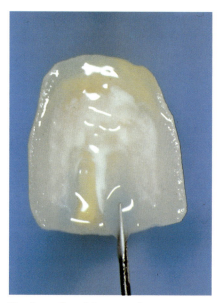

Farbsealer Veneer-Innenseite

Abb. 326 Die Applikation von Farbsealer (Durafill Color, Blau 238, Weiß 331, Gelb 235, Braun 239) auf die silanisierte und mit Bonding Agent bedeckte Veneer-Innenseite erfolgt mit einer feinen Sonde.

Das Veneer

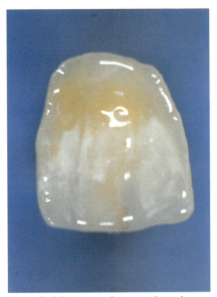

Möglichkeiten der Farbgebung

Abb. 327 Im allgemeinen werden gegen zervikal dunklere gelbliche Farben eingelegt (Dentin), an der Inzisalkante kann mit Blau der Eindruck einer Transparenz vermittelt werden. Opazitäten werden mit Weiß bzw. Opak eingelegt.

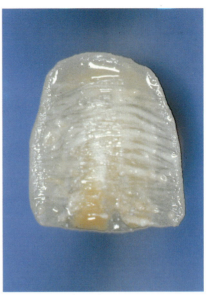

Innere Farbgebung

Abb. 328 Durch das Einlegen dünner Farbschichten in die für sie bestimmten Areale gewinnt die Verblendung eine innere Farbgebung und Modifikation des Erscheinungsbildes. Mit Übung können die Ästhetik und das natürliche Aussehen optimiert werden.

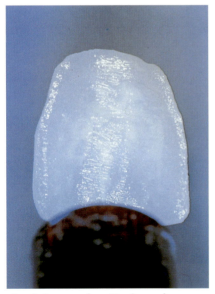

Aushärten des Farbsealers

Abb. 329 Der Farbsealer muß zur Fixation ausgehärtet werden, weil die Farbschicht sonst beim Zementieren mit dem viskösen Komposit-Zementierungsmaterial verdrängt wird. Der gewünschte Farbeffekt würde dann nicht erreicht.

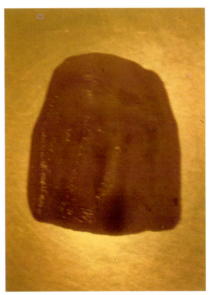

Änderung der Transluzenz

Abb. 330 Die Betrachtung im Durchlicht zeigt, daß mit dem Einlegen des Farbsealers nicht nur die Farbe, sondern auch die Transluzenz beeinflußt wird. Der Effekt des Farbsealers ist auch in dieser Hinsicht zu berücksichtigen.

Tutorial Step by Step

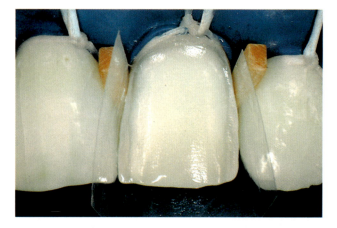

Benetzung mit Bonding Agent

Abb. 331   Plastikstrips werden lateral mit Holzkeilen fixiert. Dadurch wird die seitliche Führung des Veneers beim Zementieren gewährleistet und die Approximalräume gegen das Eindringen von Zementierungskomposit geschützt. Dann wird der geätzte Zahnschmelz mit Bonding Agent dünn bestrichen und dieses so ausgeblasen, daß die Schmelzoberfläche nur noch von einem dünnen Film überzogen ist.

Komposit als Befestigungsmaterial

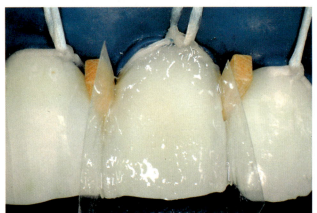

Abb. 332   Die Applikation einer dünnen Kompositschicht erfolgt mit einem Spatel. Durch entsprechende Farbauswahl des Zementierungskomposits kann der Farbeindruck der Veneer-Restauration zusätzlich beeinflußt werden. Ein lichthärtendes, mikrogefülltes Einkomponentenkomposit findet Verwendung (z. B. Durafill, Kulzer).

Plazieren des Veneers

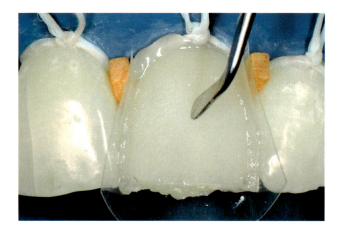

Abb. 333   Mit einer Pinzette wird die Porzellanschale auf die Kompositschicht gelegt und mit einem Spatel unter leichtem Druck in situ gebracht. Durch die seitliche Sicherung mit verkeilten, transparenten Plastikstrips läßt sich die Schale einwandfrei positionieren.

Positionskontrolle inzisal

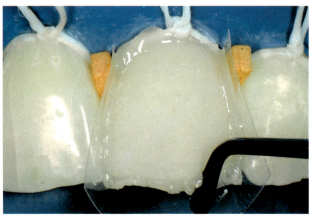

Abb. 334   Inzisal wird mit dem Spatel kontrolliert, ob die Schale auch in der vertikalen Dimension richtig plaziert ist; grobe Überschüsse werden mit dem Spatel entfernt.

Das Veneer

Lichthärtung

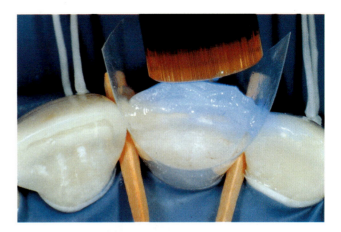

Abb. 335 Die Aushärtung erfolgt inzisal und zervikal je 60 Sekunden lang. Bei großen Veneers, die nicht vollständig mit der Austrittsöffnung des Lichtleiters abgedeckt werden können, ist darauf zu achten, daß kein Randabschnitt länger als 20 Sekunden unbelichtet bleibt.

Adhäsivsystem ausgehärtet

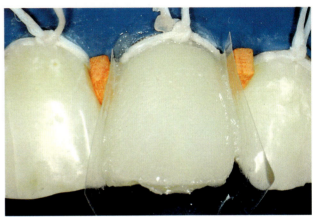

Abb. 336 Nach der Durchstrahlung des Veneers mit dem Polymerisationslicht ist das Adhäsivsystem ausgehärtet und das Veneer vollkommen befestigt. Die Matrizen und Keile werden entfernt, und die Überschußentfernung und Ausarbeitung beginnt.

Inzisalkante

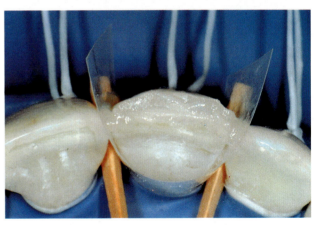

Abb. 337 Die dichte Anlagerung des CEREC-Veneers inzisal ist zu überprüfen. Die Vorkonturierung ist erkennbar. Das Veneer trägt noch zuviel Porzellandicke auf. Diese wird im weiteren mit Konturierdiamanten reduziert.

Überschußentfernung

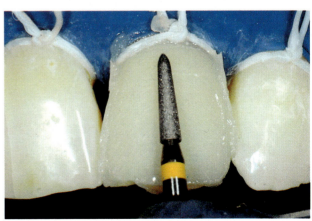

Abb. 338 Für die Überschußentfernung am zervikalen Rand eignen sich die Instrumente des Composhape-Set (im Bild: Intensiv Nr. 4205L). Die approximale Überschußentfernung erfolgt mit dünnen flexiblen Disks. Auch abrasiv belegte Strips und feindiamantierte, flexible Feilen (Proxoshape, Intensiv) mit dem mechanischen EVA-Instrument (Dentatus) können zusätzlich verwendet werden.

Tutorial Step by Step

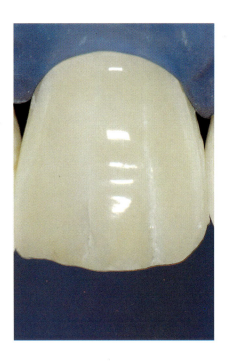

Politur, Oberflächengestalt

Abb. 339   Die Politur wird labial und inzisal mit flexiblen, wasserfesten Disks analog zum Vorgehen bei Inlays und Onlays durchgeführt. Dabei ist je nach dem harmonisch ästhetischen Erfordernis die Oberflächengestaltung entweder eben oder morphologisch akzentuiert zu konturieren. Gummipolierer werden wegen der möglichen raschen Überhitzung des Veneers nicht empfohlen.

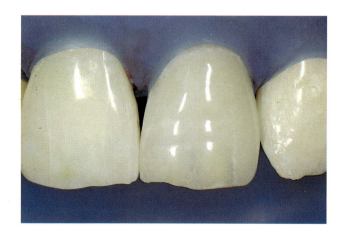

Schlußbefund

Abb. 340   Der Schlußbefund zeigt, daß ein in der morphologischen Oberflächengestalt und Farbe individualisiertes, ästhetisch ansprechendes Ergebnis erreicht wurde. Es hängt vom ästhetischen Empfinden und technischen Geschick des Zahnarztes ab, in welchem Maße er die Form- und Farbgebung bei der CEREC-Veneertechnik gestaltet.

Klinische Fälle

Mangelnde Ästhetik, Anfangsbefund

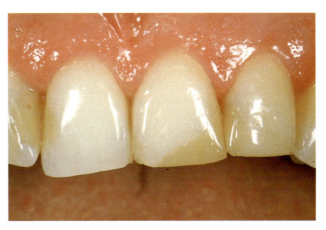

Abb. 341 In der vorliegenden klinischen Situation war die Ästhetik des Kantenaufbaues distal am Zahn 21 mit approximal tiefreichender Füllung besonders unbefriedigend. Präparation, Konstruktion, Fertigung und adhäsive Befestigung erfolgten entsprechend dem bereits beschriebenen Vorgehen.

CEREC-Veneer, inzisaler Aspekt

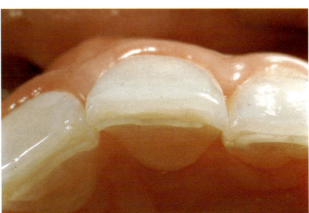

Abb. 342 Nach der Versorgung mit einem CEREC-Veneer präsentiert sich die Situation mit einer von inzisal aus gesehen natürlich wirkenden Labialfläche. Die Präparation für das vorliegende Veneer lag vollkommen im Schmelz bzw. im Bereich der Füllung. Eine Anästhesie war nicht erforderlich. Die approximalen Kontakte wurden nicht tangiert.

CEREC-Veneer nach zwei Jahren

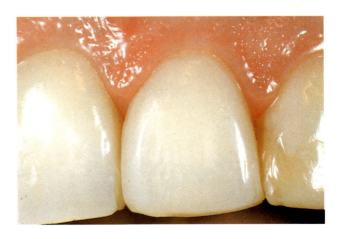

Abb. 343 Das CEREC-Veneer stellt sich nach zweijähriger Tragzeit im Munde der Patientin von fazial in ästhetisch und funktionell einwandfreiem Zustand dar. Die supragingival verlaufende Präparationsgrenze ist deutlich erkennbar. Die Gesundheit des marginalen Parodonts ist einwandfrei. Farbe und Oberflächengestalt der Porzellanoberfläche wirken natürlich und sind unverändert.

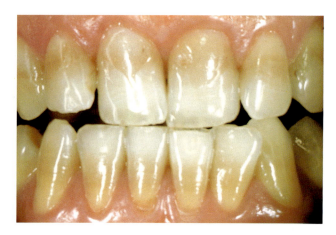
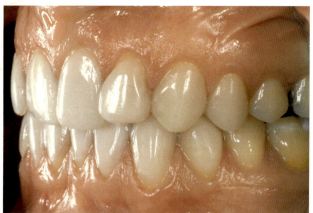
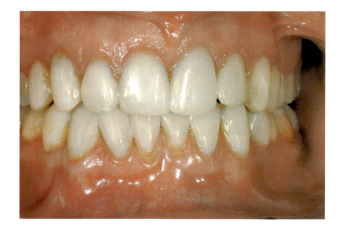

Systemische Tetrazyklinverfärbung

Abb. 344 Tetrazyklinverfärbung bei einer 20jährigen Frau; frühere Versuche der Deckung der Verfärbungen mit Komposit alio loco sind an den Zähnen 11 und 21 erkennbar. Im vorliegenden Fall war die Abneigung der Patientin vor einem vollständigen Beschleifen der Zähne für Vollkronen entscheidend für die Versorgung mit CEREC-Veneers. Nur bei 11 und 21 kam die Präparation partiell (ca. 25 % der Labialfläche) ins Dentin und erforderte eine Anästhesie. In einer weiteren Sitzung ohne Anästhesie wurden alle Fazialflächen von 14 bis 24 und 34 bis 44 ohne Anästhesie mit CEREC-Veneers versorgt.

Befund nach einem Jahr

Abb. 345 Nach einem Jahr klinischer Tragezeit sind die CEREC-Veneers vollständig und unverändert erhalten. Die Patientin wünschte möglichst „weiße" Zähne, die Schneidezähne wurden deshalb mit A1C-Porzellan versorgt. Die Tetrazyklinverfärbung wurde vollständig kaschiert. Der Kosten-Nutzen-Effekt der Veneerversorgung ist groß. Auch hier liegen die Präparationen supragingival und die Approximalkontakte blieben frei. Insgesamt handelt es sich um eine wenig traumatische, nahezu schmerzfreie und ohne Risiko wiederholbare Therapie.

Veneers: Eckzahn, Prämolaren

Abb. 346 Für die Eckzähne und Prämolaren wurde Vita-CEREC-Porzellan der Farbe A2C gewählt. In diesen Bereichen wurde die Tetrazyklinverfärbung ebenfalls vollständig kaschiert und eine sehr natürliche, praktisch nicht zu erkennende ästhetische Versorgung erreicht.

Bibliographie

Die folgende Literatur wurde im Januar 1989 zusammengestellt. Sie bezieht sich auf die Veneertechnik und hat orientierenden Charakter. In den Abbildungslegenden wird im allgemeinen nicht direkt zitiert.

1. Barreto M. T., Shiu A. und Renner R. P.: Keramikfacetten im Frontzahnbereich: Arbeitsablauf in Praxis und Labor. Quintessenz Zahntech 13:59–71, 1987
2. Bertolotti R. L.: Indirect veneers. Indirect veneers fabricated in a dental laboratory offer alternatives to direct resin bonding or crowns. CDA J 16 (3):37–42, 1988
3. Black J. B.: Esthetic restoration of tetracycline-stained teeth. J Am Dent Assoc 104:846–851, 1982
4. Calamia J. R.: Etched porcelain facial veneers: A new treatment modality based on scientific and clinical evidence. N Y J Dent 53:255–259, 1983
5. Calamia J. R.: Etched porcelain veneers: the state of the art. Quintessence Int 16:5–12, 1985
6. Calamia, J. R.: Säureätzverfahren für Keramikverblendungen. Quintessenz 37:1697–1709, 1986
7. Calamia J. R.: The etched porcelain veneer technique. N Y State Dent J 45:48–50, 1988
8. Clyde J. S. and Gilmour A.: Porcelain veneers: a preliminary review. Br Dent J 164: 9–14, 1988
9. Covey D. A., de Carvalho Oliveira F. und Denehy G. E.: Selecting an esthetic veneering technique. Quintessence Int 18:247–252, 1987
10. Friedman M.: Multiple potential of etched porcelain laminate veneers. J Am Dent Assoc 115 (Spec iss):83-E – 87-E, 1987
11. Garber D. A., Goldstein R. E. and Feinman R. E.: Porcelain laminate veneers. Quintessence, Chicago 1988
12. Haywood V. B., Heymann H. O., Husy R. P. and Andreaus S. B.: Polishing porcelain veneers: an SEM specular reflectance analysis. Dent Mater 4: 116–121, 1988
13. Highton R., Caputo A. A. and Matyas J.: A photoelastic study of stress on porcelain laminate preparation. J Prosthet Dent 58:157–161, 1987
14. Hobo S. and Iwata T.: A new laminate veneer technique using a castable apatite ceramic material. III Practical procedures. Quintessence Int 16:509–517, 1985
15. Horn H. R.: A new lamination: Porcelain bonded to enamel. N Y State Dent 49:401–403, 1983
16. Horn H. R.: Porcelain laminate veneers bonded to etched enamel. Dent Clin North Am 27:671–684, 1983
17. Jäger K., Wirz J. und Meier H.: Porzellanschalen. Klinische und technische Tips für die Praxis. Schweiz Monatsschr Zahnmed 98:509–513, 1988
18. Jones G. E., Boksman L. and McConnell R. J.: Effect of etching technique on the clinical performance of porcelain veneers. Quintessence Dent Technol 10:635–637, 1986
19. McLaughlin G.: Porcelain fused to tooth – a new esthetic and reconstructive modality. Compend Contin Educ Dent 5:430–435, 1984
20. McLean J. W.: Ceramics in clinical dentistry. Br Dent J 164:187–194, 1988
21. Nasedkin J. N.: Current perspectives on esthetic restorative dentistry. Part I. Porcelain veneers. J Can Dent Assoc 54:259–255, 1988

22. Nathanson D.: Etched porcelain restorations for improved esthetics. Part I. Anterior veneers. Compend Contin Educ Dent 7:706–712, 1986
23. Oliva R. A.: Handling and bonding of porcelain veneers – clinical evaluation of a new veneer handling instrument. Quintessence Int 19:593–597, 1988
24. Quaranta M., Scaramella F. e Caputi S.: Restaurazione cosmetica dei denti anteriori. Dent Cadmos 56(13):44–56, 1988
25. Quinn F., McConnell R. J. and Byrne D.: Porcelain laminates – a review. Br Dent J 161:61–65, 1986
26. Reid J. S.: Tooth color modification and porcelain veneers. Quintessence Int 19:477–481, 1988
27. Reid J. S., Murray M. C. and Power S. M.: Porcelain veneers – a four-year follow-up. Restorative Dent 4:60–66, 1988
28. Richter W.: Erfahrungen mit Keramik-Facetten und Ätz-Klebe-Technik. ZWR 95:806–809, 1986
29. Strang R., McCrusson J., Muirhead G. M. and Richardson S. A.: The setting of visible light-resin beneath etched porcelain veneers. Br Dent J 163:149–151, 1987
30. Sylvan St. L.: Geätzte Keramik-Facetten. Phillip J Restaurative Zahnmed 3:217–220, 1986
31. Tay W. M., Lynch E. and Auger D.: Effects of some finishing techniques on cervical margins of porcelain veneers. Quintessence Int 18:599–602, 1987
32. Toh C. G., Sectos J. C. and Weinstein A. R.: Indirect dental laminate veneers – an overview. J Dent 15:117–124, 1987
33. Willis P. J.: Temporization of porcelain laminate veneers. Compend Contin Educ Dent 9:352–360, 1988
34. Wirz J., Jäger K. und Schmidli F.: Politur von Keramikoberflächen. Schweiz Monatsschr Zahnmed 97:906–912, 1987

3. Kapitel

Untersuchungen, Materialaspekte und Erfahrungen

Marginale Adaptation

Inlays

Flußdiagramm der Untersuchung

Abb. 1 In der vorliegenden Laboruntersuchung wurde die marginale Adaptation von adhäsiven CEREC-MOD-Porzellaninlays und je 6 konventionellen Amalgam- und Goldgußfüllungen als Kontrollen in extrahierten menschlichen Molaren untersucht (Mörmann et al. 1985). Ziel war es festzustellen, wie sich die Randqualität der adhäsiven Porzellaninlays mit den klassischen Standardmethoden vergleicht.

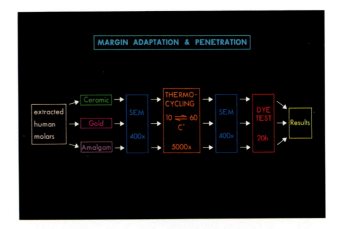

REM-Befund Goldinlay vor und nach Test

Abb. 2 Auf dem Anfangsbefund links (Vergr. ca. 50fach) sind die brünierten Ränder eines Goldinlays zu erkennen. Die Goldinlays wurden entsprechend der üblichen Verfahrensweise mit Zinkphosphatzement zementiert. Es sind perfekt adaptierte Abschnitte erkennbar; wegen des Zinkphosphatzementierungsspaltes waren die REM-Adaptationswerte für „perfekten Rand" mit 11 % jedoch sehr niedrig und wurden durch das Thermocycling nochmals signifikant (p < 0,01) auf 3 % „perfekter Rand" erniedrigt. Ein ausgeprägter Zementspalt von 50–150 μm Breite mit Zementunterschüssen, Randspalten und Schmelzrandfrakturen trat auf.

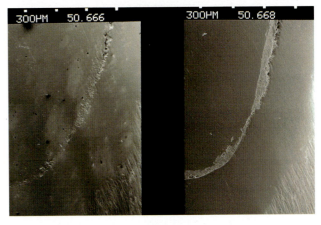

Amalgamfüllung

Abb. 3 Eine Amalgamfüllung typischer Form und Größe aus der Untersuchung wird gezeigt. Es wurde Wert darauf gelegt, MOD-Restaurationen gleicher Größe miteinander zu vergleichen.

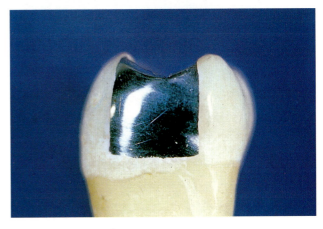

REM-Amalgamfüllung vor und nach dem Test

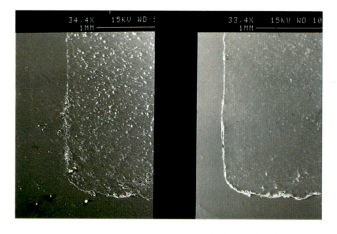

Abb. 4   Die MOD-Amalgamfüllungen zeigten initial eine recht gute marginale Adaptation im REM-Befund von 64 % „perfektem Rand". Nach der Temperaturwechselbelastung öffneten sich die Ränder, Randspalte traten auf, wodurch die marginale Adaptation hochsignifikant ($p < 0,001$) auf 9 % „perfekter Rand" zurückging.

Farbpenetration Goldinlay

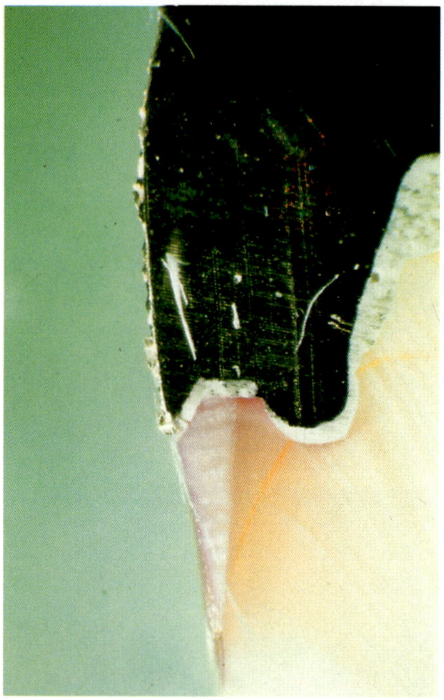

Abb. 5   Das Ergebnis des Farbpenetrationstests an je 12 zervikalen Stufen pro Füllungstyp lautete: Gold = 10 × Farbpenetration; Amalgam = 8 × Farbpenetration und Porzellan = 2 × Farbpenetration. Im Bild ist ein mesiodistal mittig geschnittenes Goldinlay mit den Verhältnissen im Bereich des zervikalen Randes nach 20 h Immersion in einer wäßrigen, 0,5 %igen basischen Fuchsinlösung gezeigt. Der Befund zeigt, daß die Farblösung durch bzw. entlang der Zementschicht bis in das Dentin eingedrungen ist. Dies bedeutet, daß die Goldrestauration den zervikalen Rand nicht dicht abzuschließen vermochte.

Penetrationsdichtes adhäsives Porzellaninlay

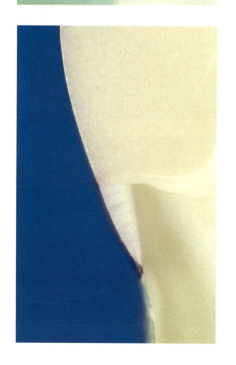

Abb. 6   Beim überwiegenden Teil der Fälle (10 von 12) war der zervikale Rand der adhäsiv zementierten CEREC-Inlays nach dem Thermocyclingtest vollständig penetrationsresistent. Der adhäsive Verbund zwischen geätztem Schmelz/Bonding Agent und Kompositzement einerseits und Kompositzement/Bonding Agent und geätztem Porzellan andererseits erzeugt eine gegenüber den klassischen Restaurationsmethoden überlegene Randdichte.

Approximale Randverhältnisse CEREC-Inlay

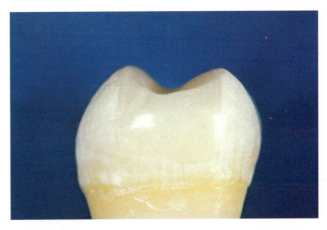

Abb. 7 Ein typisches CEREC-MOD-Inlay aus der Laboruntersuchung zeigt die Fügebedingungen bei CEREC-Inlays, wie sie im Jahre 1985 mit einem von der Firma Brains (Zollikon, Schweiz) gefertigten ersten klinisch einsetzbaren Prototypengerät hergestellt wurden.

REM-Befund CEREC-Inlay vor/nach dem Test

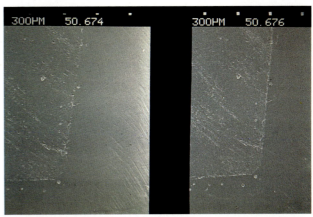

Abb. 8 Die REM-Befunde zeigen die approximalen Randverhältnisse vor (links) und nach (rechts) dem Test. Das Porzellan wurde für diese Untersuchung in unserem Labor gebrannt. Wegen der perfekten Adaptation sind die Grenzen zwischen dem Kompositadhäsivzement und dem Schmelz weder vor noch nach dem Test zu erkennen.

Ergebnis der REM-Analyse

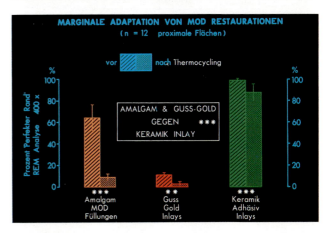

Abb. 9 Bei der mikromorphologischen Randanalyse nach der Zürcher Methode wurden die approximalen Ränder der Gold-Amalgam- und CEREC-Restaurationen bei 200–400facher Vergrößerung abschnittsweise beurteilt. Randbezirke, welche frei von Überschüssen, Unterschüssen, Randspalten, Schmelzfrakturen oder Füllungsrandfrakturen waren, wurden als „perfekter Rand" gewertet. Die Randqualität der adhäsiven CEREC-Inlays war vor und nach dem Test hochsignifikant ($p < 0,001$) besser als die der Metallrestaurationen.

Schwelldruck- und Temperaturwechseltest

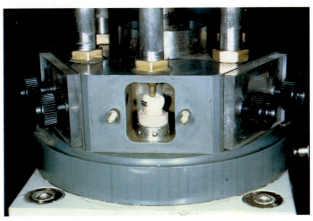

Abb. 10 In einer weiteren Versuchsreihe in unseren Labors wurde zusätzlich der Einfluß der Kaukraft untersucht. Die Kaumaschine belastete die Probefüllungen 500 000mal über einen zentral aufliegenden Bolzen. Bei einer Frequenz von 1,6 Hz wurde unter sinusförmigem Kraftverlauf mit Maximalwerten von 72,5 N belastet. Gleichzeitig wurde ein Thermocycling durchgeführt. Die Füllungen wurden in Intervallen von vier Minuten 1250mal von 8 °C auf 60 °C erwärmt und wieder abgekühlt.

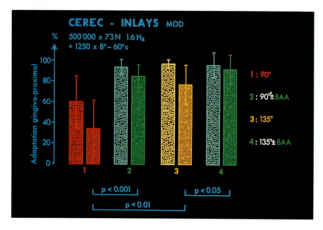

Fügespaltbreite CEREC-Inlays, Stand 1987

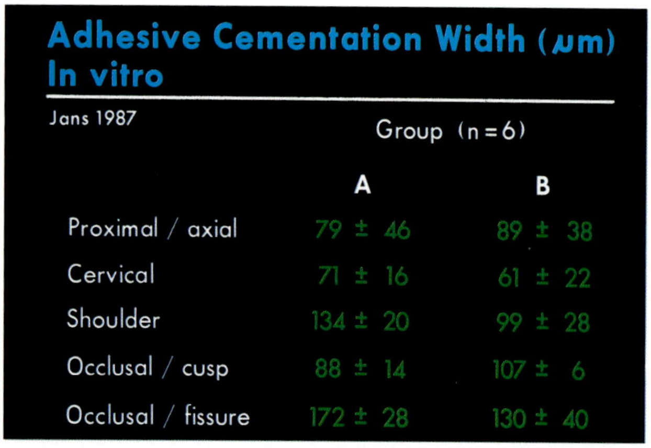

Abb. 11 Bei der adhäsiven Restauration ist im gegebenen Rahmen die Fügebreite nicht das allein bestimmende Kriterium zur Erzielung einer perfekt adaptierten Restauration. Die Messungen in den Gruppen A und B entsprechen den Versuchsgruppen 3 und 4 im nachfolgenden Diagramm. Die Ergebnisse wurden mit einem Prototypengerät der Firma Brains AG, Zollikon, erreicht.

Adhäsivtechnik, perfekt adaptierter Rand

Abb. 12 Bei konsequenter Anwendung der Adhäsivtechnik erzielt das System in vitro in den Gruppen A und B unabhängig von der Variation der Fügebreiten an den verschiedenen Lokalisationen von 61 ± 22 μm (Gr. B, zervikal) bis 172 ± 28 μm (Gr. A, Fissurenbereich), eine praktisch perfekte Adaptation.

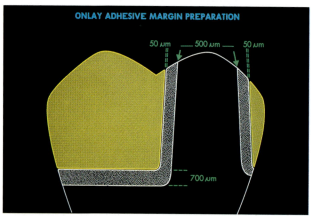

Adhäsive Randgestaltung, Onlays

Abb. 13 Für das Verbundsystem ergibt sich bei Onlays gegenüber Inlays eine veränderte Situation. Durch den Ersatz des verlorengegangenen Höckers erhöht sich der Retentionsbedarf des CEREC-Onlays. Dieser muß bei Anwendung der Adhäsivtechnik in den zervikalen und lateralen Schmelzrandbereichen erfüllt werden. Bei der Präparation ist diesem Umstand durch adhäsive Gestaltung der Schmelzränder Rechnung zu tragen.

Schmelzrandfrakturen

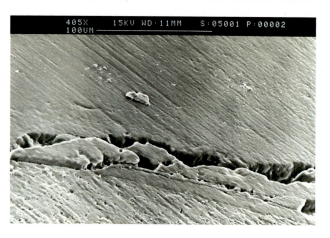

Abb. 14 In Vorversuchen wurden alle Schmelzränder mit dem Kavitäten-Oberflächenwinkel von ca. 90° belassen und keine Schmelzschrägungen durchgeführt. Der nach der okklusalen Belastung und Thermocycling durchgeführte Penetrationsversuch zeigte in allen Randbezirken massive Farbpenetration, d. h. undichte Ränder, die auf Randspalte und Schmelzrandfrakturen wie im Bild zurückgeführt wurden.

Adhäsive Schmelzrandgestaltung

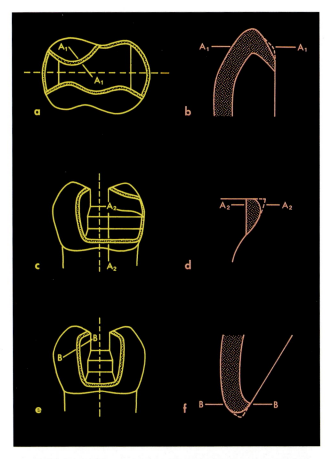

Abb. 15 Zur Verbesserung des adhäsiven Verbundes und der Randdichte werden die scharfkantigen Ränder unmittelbar vor dem adhäsiven Zementieren mit einem Konturierdiamanten (Composhape-Set, Intensiv) mit 40 µm Korngröße in allen Randbereichen, in der äußeren Schmelzhälfte, im Winkel von 45° durchgehend konsequent angeschrägt, wie dies im Bild zu sehen ist.

Adhäsivzone Vita-CEREC-Porzellan/Komposit

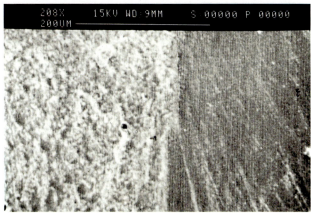

Abb. 16 Ein typischer Ausschnitt der Adhäsivzone zwischen Vita-CEREC-Porzellan und dem Zementierungskomposit (CEREC-Zement, Kulzer) vor dem Kaudruck-Thermocyclingtest ist dargestellt. Durch die ausgeprägte adhäsive Schrägung des Schmelzes ist die Adhäsivzone außen mehr als 200 µm breit. Die Adaptation ist perfekt. Im Zementierungskomposit treten geringfügig Luftblasen auf.

Adhäsive Randzone nach dem Test

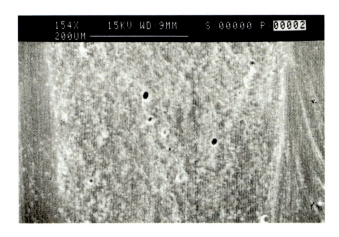

Abb. 17 Nach einem Schwelldruck-Thermocyclingtest der gleichen Art wie oben beschrieben (Abb. 10) ist das Adhäsiv-System Porzellan/Komposit/Schmelz völlig intakt. Alle nach dieser Verfahrensweise hergestellten CEREC-Onlays waren gegenüber dem Farbstofftest völlig penetrationsdicht.

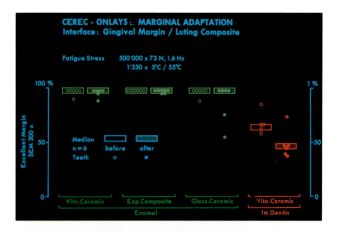

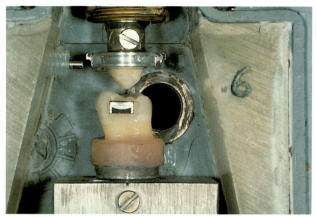

Randqualität von CEREC-Onlays

Abb. 18 In einer Laboruntersuchung zeigte sich, daß CEREC-Onlays aus Porzellan, Glaskeramik und vorgefertigten Kompositblöcken mit der CEREC-Einheit herstellbar waren. Bei konsequenter Anwendung der Adhäsivtechnik wurden primär perfekt adaptierte Onlays erhalten, deren hohe Randqualität und vollständige Randdichte auch nach einer Kaudruck-Thermocyclingbelastung erhalten blieb. Ungelöst ist die Perfektionierung und Abdichtung, wenn die Kavitätenränder im Dentin liegen.

Abrasionstest Schmelz gegen Porzellan

Abb. 19 In einem Kaudruck-Thermocyclingtest wurde unter angenähert klinischen Bedingungen die Abrasion zwischen einem natürlichen Antagonistenhöcker (palatinaler Höcker eines extrahierten menschlichen ersten Oberkiefermolaren) und CEREC-Inlays aus Vita-CEREC-Material untersucht. 120 000 Druckbelastungen von 43 N wurden ausgeübt und gleichzeitig 360 Temperaturzyklen zwischen 5 °C und 55 °C durchlaufen. Die Anordnung des Antagonistenhöckers gegenüber dem mit einem CEREC-Inlay restaurierten Zahn in der Wechselbadkammer ist zu sehen.

Abrasionsresultate Schmelz und Porzellan

Abb. 20 Der Substanzverlust des Porzellans ist in der okklusalen Kontaktzone nach 120 000 In-vitro-Kauzyklen mit 2,9 ± 6,5 μm äußerst gering. In vivo wurde der okklusale Kontaktbereich häufig als eine hochglänzende, glatte Zone angetroffen. Dagegen ist der Verlust am antagonistischen Schmelz mit 58,1 ± 53,9 zu beachten.

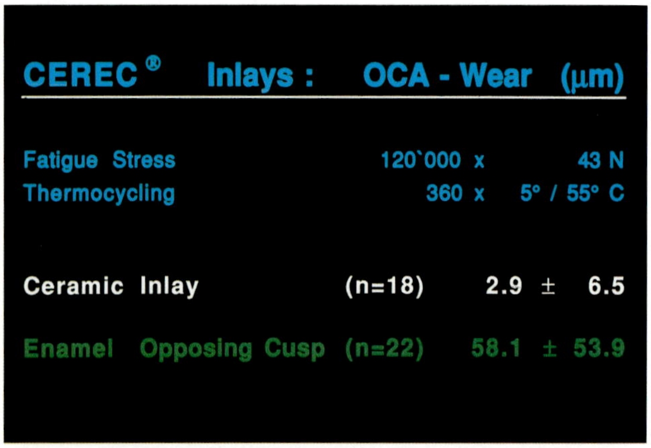

Physikalische Eigenschaften

Abb. 21 Die physikalischen Eigenschaften von dentalem Porzellan und dentaler Glaskeramik (z. B. Dicor-MGC) kommen den Eigenschaften des Zahnschmelzes näher als jene von Kompositmaterialien. Die Dicor-MGC-Glaskeramik (MGC = Machinable Glass Ceramic) läßt sich vorteilhaft mit dem Zahnschmelz vergleichen. Das klassische dentale Feldspatporzellan wird im allgemeinen wegen seiner gegenüber dem Zahnschmelz erhöhten Härtezahl kritisiert.

PHYSICAL PROPERTIES

	Density g/cm3	Hardness KHN	Elasticity GPA	Compress MPa	Therm Exp x10°/C
Enamel[1]	3.0	340	84	400	11
Composite[1]	2.0	30	16	194	26 - 40
Ceramic[1]	2.4	460	69	172	12
Glass Ceram[2]	2.7	360	70	830	7

1 Craig, R.G.: Restorative Dental Materials. St. Louis Mosby 1980
2 Adair, P.J. / Grossman: Int J Periodontics & Restorative Dent 4: 33 - 45, 1984

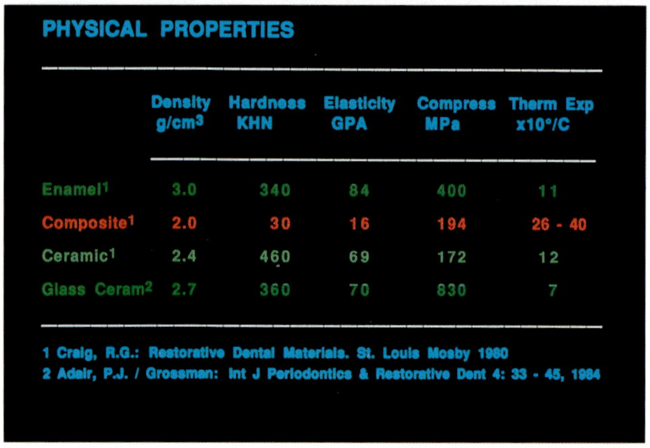

Porzellan: Optimierte Festigkeit und Struktur

Abb. 22 Bei der Herstellung von CEREC-Blöcken aus traditionellem Feldspatporzellan wird die übliche Pulvertechnik durch einen Extrusionsprozeß unter Anwendung von Vakuum ersetzt. Das Material wird dadurch in bezug auf die Homogenität, Porenarmut und die Festigkeitswerte optimiert. Beliebige Farbgebungen sind sowohl bei Porzellan als auch bei der für CEREC produzierten Dicor-MGC-Glaskeramik möglich.

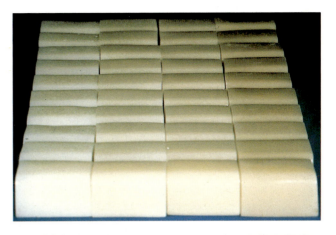

Langzeitabrasion CEREC-Inlays in vitro

Abb. 23 Mit der gezeigten Anordnung wird die Testbelastung (Abb. 20) bei im Februar 1989 laufenden Untersuchungen verzehnfacht, d. h., es werden 1,2 Mio. Kauimpulse und 3600 thermische Wechselzyklen ausgeübt und die Abrasionswerte am Inlaymaterial und am Antagonistenschmelz gemessen.

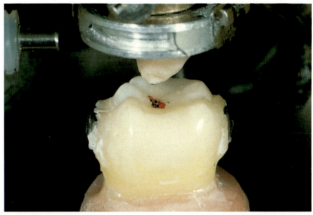

Abrasionswerte CEREC-Porzellan / Dicor-MGC

Abb. 24 Vorversuche zeigen bei den In-vitro-Tests in bezug auf die Abrasionswerte bei längerer Belastung folgende Tendenzen:
1. weiterhin geringe Abrasion des Porzellans, die Abrasion des Schmelzes durch das Porzellan flacht ab;
2. Dicor selbst abradiert stärker als Porzellan. Die Abrasion des Schmelzes durch Dicor-MGC scheint geringer zu sein als bei Porzellan aus der Produktion 1988. Das Verhalten der Porzellane mit feinerem Gefüge ist nicht bekannt.

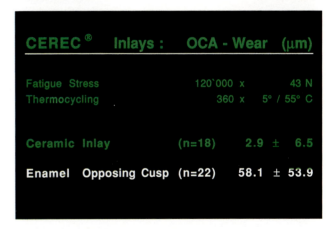

Weiterentwicklung von Feldspatporzellan

Konventionelle Pulvertechnik

Abb. 25 Durch Anwendung neuer Aufbereitungstechniken lassen sich das Gefüge und die mechanischen Eigenschaften von Feldspatporzellan bei der Fertigung in Form von Blöcken, wie sie bei der CEREC-Technik gebraucht werden, stark verbessern. Im Bild ist das Gefüge von im Entwicklungslabor mit konventionellem Porzellanpulver gebranntem Feldspatporzellan bei 1500facher Vergrößerung dargestellt (Kelly 1988, persönliche Mitteilungen).

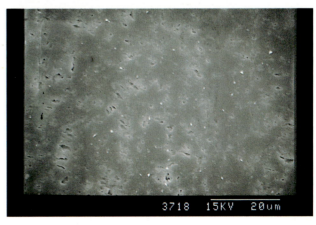

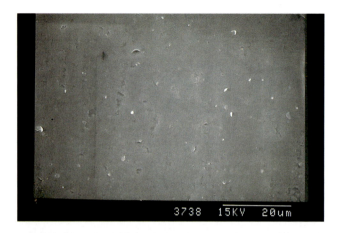

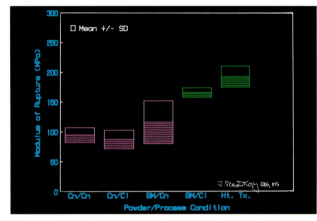

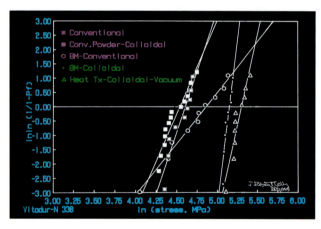

Kolloidale Pulvertechnik

Abb. 26 Mit der kolloidalen Aufbereitung und Verarbeitung des Feldspatporzellans wird ein homogenes, porenfreies Materialgefüge erreicht (Kelly & Bowen 1988). Das homogene Gefüge ist mit 1500facher Vergrößerung dargestellt.

Biegebruchfestigkeit (MOR)

Abb. 27 Mit kolloidaler Pulvertechnik sind höhere Biegebruchwerte erreichbar als mit konventioneller Pulveraufbereitung (Kelly 1988). Im 3-Punkt-Biegetest (Zwick Universalprüfmaschine 1445) mit je 12 Biegekörpern von 25 × 6 × 3 mm ergeben sich für konventionelles Feldspatporzellan und CEREC-Porzellan folgende Werte:

Konventionelles Porzellan   85,6 ± 9,4 MPa
CEREC-Vita Produktion 1988   100,7 ± 6,3 MPa
CEREC-Vita neu   170,3 ± 13,2 MPa

Homogenität, Fehlerfreiheit

Abb. 28 Der Weibull-Modul kann als ein Maß für die Zuverlässigkeit des Materials angesehen werden. Für die Zuverlässigkeit des Materials ist nicht nur wichtig, daß hohe Festigkeitswerte erreicht werden, sondern daß das Versagen des Materials bei zunehmender Belastung in einem engen, wohldefinierten Bereich eintritt und nicht akzidentell weit früher. Ein hoher und steil verlaufender Weibull-Modul zeigt diese Eigenschaft an. Mit den erwähnten Verfahrenstechniken sind solche Materialien in der Form von CEREC-Blocks realisierbar (Kelly 1988).

Untersuchungen, Materialaspekte und Erfahrungen

Klinische Erfahrungen

Inlays

Die ersten CEREC-Restaurationen

Abb. 29 Auf nebenstehender Tabelle sind die vom Autor W. M. bis zum Juni 1987 an Patienten eingesetzten CEREC-Restaurationen registriert. 1983 und 1984 wurden insgesamt vier mehrflächige Inlays eingesetzt, die mit Versuchsaufbauten des Autors M. B. gefertigt worden waren. Am 19. 9. 1985 stand der erste in der Praxis lauffähige Prototyp des CEREC-Systems zur Verfügung und zwischen 13.45–16.45 Uhr an diesem Tag wurde ein CEREC-Inlay erstmals am Patienten in einem Zuge von der Präparation bis zur Okklusionskontrolle und Politur durchgeführt.

Quadrantenversorgung mit CEREC-Inlays

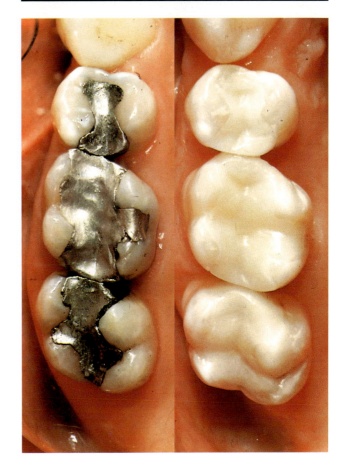

	type	Premolar	Molar	Veneer	Total
1983	1 2 3 0	1	1	0	2
1984	1 2 3 0		1 1	0	2
1985	1 2 3 0	2 2	2 6	0	12
1986	1 2 3 0	2 19 23 1	8 19 41 6	3	122
1987	1 2 3 0	8 1	3 12 10 1	16	51
Total	1 2 3 0	4 27 27 1	11 34 59 7	19	189

Abb. 30 Die dargestellten Inlays wurden im August 1986 direkt und in einem Zuge angefertigt und eingesetzt. Im Bild ist die Amalgamversorgung der Versorgung mit CEREC-Inlays gegenübergestellt. Die Aufnahme der CEREC-Versorgung zeigt den Anfangsbefund.

Inlay-Befund nach zwei Jahren

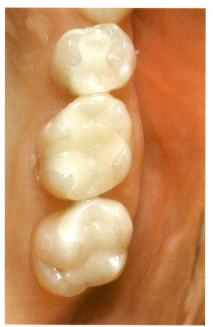

Abb. 31 Die Aufnahme zeigt die CEREC-Inlays nach zweijähriger Tragezeit. Sie sind in Form und Funktion klinisch unverändert.

Kontrolle der Okklusionskontakte

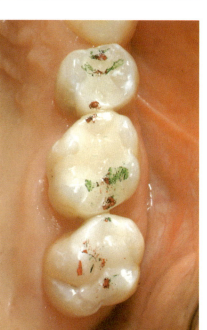

Abb. 32 Beim Kontrolltermin nach zwei Jahren wurden die zentrischen Kontakte rot und die Laterotrusionskontakte grün gefärbt. Die Funktionsbewegungen und die Kauleistung sind problemlos.

Röntgenopazität

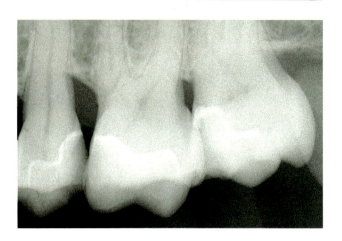

Abb. 33 Die Röntgenopazität von CEREC-Feldspatporzellan ist wegen der geringeren Dichte derjenigen von Schmelz nicht ganz ebenbürtig, zur Erkennung der Restauration ist sie jedoch ausreichend. Die Demarkierung der Restauration ist durch die Unterfüllung aus Glasionomerzement oder mindestens durch das in genügendem Maße röntgenopake Zementierungskomposit gesichert.

Untersuchungen, Materialaspekte und Erfahrungen

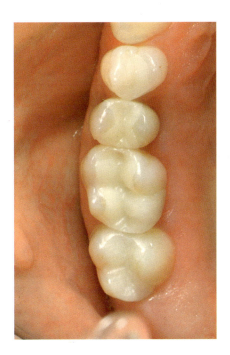

Inlays, klinischer Fall März 1986

Abb. 34   Kontrollaufnahmen einer Quadrantenversorgung nach dreijähriger Tragezeit. Im Oberkiefer links 24 OD, 25 MOD, 26 MOD = Onlay, 27 MO.

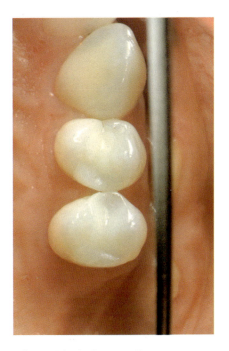

Inlays, klinischer Fall März 1986

Abb. 35   Zahn 14 OD und 15 MOD bei derselben Patientin, bei 16 unversorgte Lücke. Befund nach drei Jahren. Die Patientin ist eine mittelstarke Raucherin, Verfärbungen liegen weder am Porzellan noch im Randbereich vor.

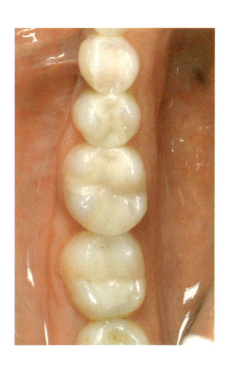

Inlays, klinischer Fall März 1986

Abb. 36   4. Quadrant derselben Patientin nach dreijähriger Tragezeit. Versorgt sind 44 OD, 45 MOD, 46 MOD mit bukkaler Extension und 47 MO; der 3. Quadrant ist ähnlich versorgt und zeigt das gleiche Erscheinungsbild. Die CEREC-Restaurationen sind bei Redaktionsschluß dieses Buches drei Jahre problemlos in Funktion.

Untersuchungen, Materialaspekte und Erfahrungen

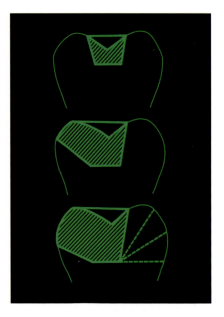

Onlays

Prinzip der Onlaypräparation

Abb. 37   Anhand von zwei klinischen Beispielen wird gezeigt, daß sich das einfache CEREC-Onlay-Präparationsprinzip problemlos und mit maximaler Substanzerhaltung klinisch realisieren läßt. Die Einschränkungen der CEREC-Technik erlauben die Herstellung komplizierter Überkuppelungen von Höckern nicht. Dank der konsequenten Kombination mit der adhäsiven Befestigungstechnik kann dieses aus der klassischen Gold-Onlaytechnik stammende Erfordernis verlassen werden, wodurch eine maximale Erhaltung von Zahnhartsubstanz bei CEREC-Onlays zum tragenden Prinzip wird; außerdem ist die Präparation wesentlich einfacher.

UK-Molar, Aufbau von drei Höckern

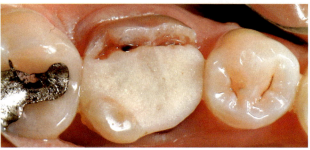

Abb. 38   Der Molar ist devital und mit einer plastischen Kompositfüllung provisorisch versorgt. Der mesiolinguale Höcker ist vom Bodenniveau aus aufzubauen, im Bereich der beiden bukkalen Höcker ist die Wand in halber Höhe erhalten und wird nach dem oben stehenden Schema mit geringstem Substanzverlust schräg nach außen nachpräpariert und überdeckt.

UK-Molar, Anfangsbefund

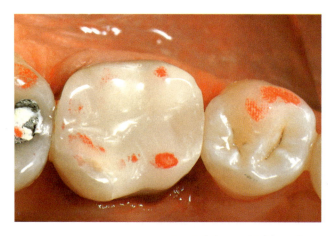

Abb. 39   Der Befund zeigt die Kontrolle der zentrischen Kontakte nach dem Einsetzen, Einschleifen und Polieren des CEREC-Onlays. Die Breite des Onlays ist mesial morphologisch nicht ganz ausreichend, entsprechend breite Materialblocks standen anfangs nicht immer zur Verfügung.

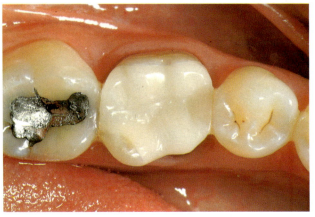

UK-Molar, Befund nach zwei Jahren

Abb. 40   Das Onlay ist nach zweijähriger Tragezeit morphologisch und funktionell vollständig intakt.

Verlust einer Amalgamfüllung

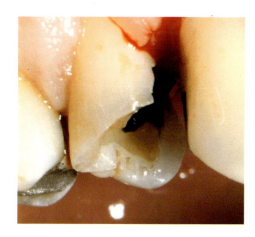

Abb. 41 Die Situation nach dem Verlust einer Amalgamfüllung an 15. Die Kavität wird nach den vorher gezeigten Prinzipien mit einem CEREC-Onlay versorgt. Der bukkale Höcker wird vollständig rekonstruiert.

CEREC-Onlay, März 1986

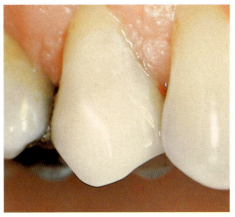

Abb. 42 Bukkal wurde die Porzellanrestauration zur Gewinnung genügender Retention durch eine 1–2 mm breite Adhäsivzone mit dem Zahnschmelz verbunden.

CEREC-Onlay, Befund nach zwei Jahren

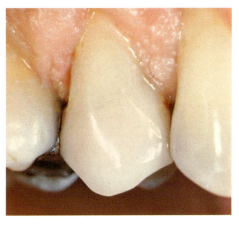

Abb. 43 Nach zwei Jahren präsentiert sich das CEREC-Onlay von bukkal unverändert in funktionell und ästhetisch ausgezeichnetem Zustand.

CEREC-Onlay, Befund nach zwei Jahren

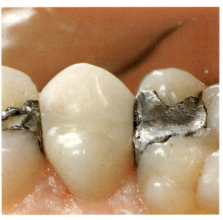

Abb. 44 Von okklusal ist erkennbar, daß der bukkale Höcker und praktisch die gesamte Kaufläche restauriert wurde. Die Situation ist nach zwei Jahren unverändert erhalten.

Untersuchungen, Materialaspekte und Erfahrungen

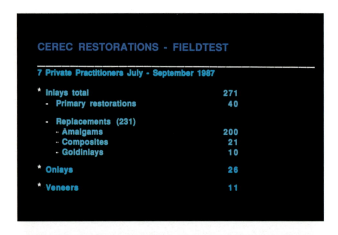

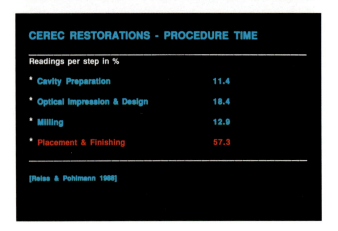

Erprobung in der Praxis

Feldtesterprobung Juli–September 1987

Abb. 45   An einer Feldtesterprobung nahmen sieben Zahnärzte teil, die mit bei Siemens montierten Nullseriengeräten der Firma Brains ausgestattet wurden. Die Verteilung der Inlays, Onlays und Veneers ist aus der Tabelle abzulesen. Die am häufigsten vorkommende Indikation war der Ersatz von Amalgamfüllungen.

Aufschlüsselung der Füllungstypen

Abb. 46   In einer der Feldtestpraxen berichteten die Praxispartner über 320 Restaurationen bei 113 Patienten (Reiss und Pohlmann, persönliche Mitteilungen). Am häufigsten kamen MOD-Restaurationen und zweiflächige Inlays vor.

Zeitaufwand pro Fläche

Abb. 47   Für ein CEREC-MOD-Inlay wurden vom Beginn der Sitzung bis zur vollständigen Fertigstellung inklusive okklusalem Einschleifen und Politur 46,3 ± 11,6 Minuten gebraucht. Dies bedeutete einen relativ großen zeitlichen Aufwand, der mit seiner Standardabweichung keine sehr eng gestaffelte Zeitplanung für die Patientenbestellung erlaubte. Ein Vergleich mit der konventionellen, indirekten Technik muß allerdings die Einsparung eines Provisoriums, einer zweiten Sitzung und der zusätzlichen Anästhesie berücksichtigen.

Einsetzen und Ausarbeiten

Abb. 48   Der höchste Zeitbedarf wurde mit 57,3 % des gesamten Zeitaufwandes für das Einsetzen und Ausarbeiten der Inlays festgestellt. Es muß bei dieser Erkenntnis unbedingt in Rechnung gestellt werden, daß die Ausführung der Adhäsivtechnik bei der CEREC-Restauration voll zu Buche schlägt. Exaktheit und Sorgfalt der Ausführung der Adhäsivtechnik setzen Abkürzungen und Zeiteinsparungen prinzipiell Grenzen.

Nachuntersuchung in der Praxis

Abb. 49 Reiss und Pohlmann untersuchten die in ihrer Praxis von Juli bis Dezember 1987 gelegten CEREC-Restaurationen im August 1988 nach. Die Liegedauer betrug zu diesem Zeitpunkt ca. 11 Monate. Von 236 Inlays mußte eines wegen Kalthypersensibilität, eines wegen Überempfindlichkeit auf okklusale Belastung und eines wegen ungenügender Kontaktpunkte ersetzt werden. Von 134 kontrollierten Approximalräumen wiesen 4 eine Blutung auf. Die klinische Bewährung der CEREC-Restaurationen im genannten Zeitraum ist sehr gut.

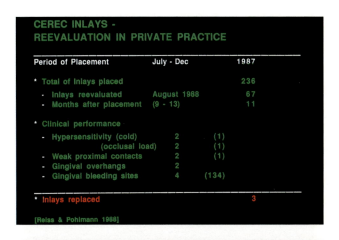

Beginn einer neuen klinischen Methode

Abb. 50 Insgesamt sind bis September 1988 ca. 2000 CEREC-Restaurationen gelegt worden. Durch die Ausbildung weiterer Zahnärzte steigt die Zahl der Restaurationen ständig. Damit nimmt die klinische Erfahrung zu, und es ist zu hoffen, daß sich die sehr anspruchsvolle Methode auf einer breiteren Basis bewähren kann.

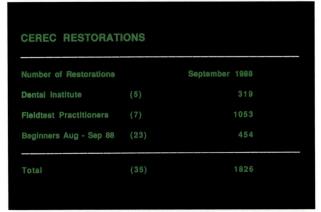

Charakterisierung der CEREC-Methode

Erste klinisch operable CAD/CAM-Methode

Abb. 51 Durch das Engagement der Firma Siemens war es möglich, das CEREC-System auf breiter Basis der restaurativen Zahnheilkunde zur Verfügung zu stellen. Bei der Drucklegung der vorliegenden Schrift sind über 200 CEREC-Einheiten in Privatpraxen und Universitätskliniken in Betrieb. Die auf die Produktion von Kronen ausgerichtete Methode von F. Duret befindet sich im Stadium der Erprobung. Von den anderen Methoden ist eine praktische Anwendung vorläufig nicht bekannt.

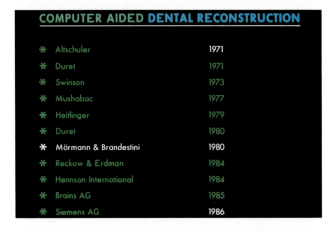

Direkte und indirekte Methoden

Abb. 52 Die restaurativen Methoden des Zahnarztes sind entweder direkte oder indirekte Methoden. Bei der direkten Herstellung fertigt der Zahnarzt die Restauration in einer Sitzung. Arbeiten aus Porzellan und Glaskeramik waren bisher nur indirekt über den Zahntechniker herstellbar. Das CEREC-System ermöglicht es dem Zahnarzt, Restaurationen aus diesen Materialien im direkten Verfahren herzustellen.

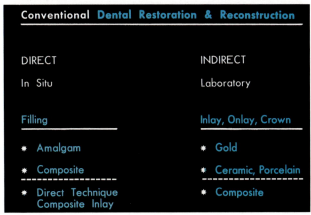

Untersuchungen, Materialaspekte und Erfahrungen

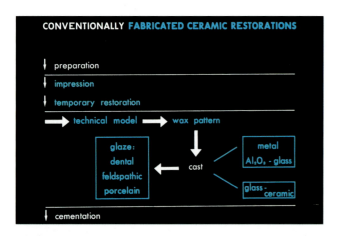

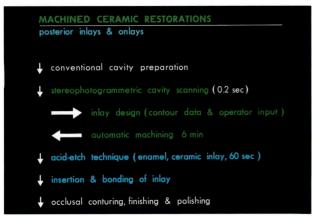

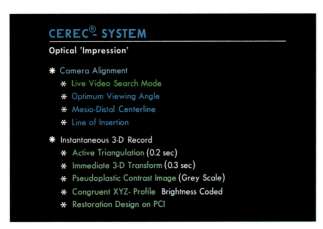

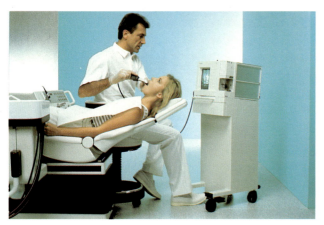

Vielstufiger indirekter Arbeitsweg

Abb. 53 Vorteil der indirekten Arbeitsweise ist es, den Zahnarzt von der zeitraubenden zahntechnischen Arbeit zu entlasten. Dabei lassen die zeitlichen Abläufe der konventionellen Technik die Arbeit „in einem Zuge" nicht zu. Durch die Verteilung der Arbeit auf mehrere Sitzungen müssen Provisorien angefertigt werden, wiederholtes Richten und Desinfizieren des Arbeitsplatzes und wiederholte Anfahrten des Patienten erzeugen zusätzlichen Aufwand.

Direkter Arbeitsweg mit CEREC-Technik

Abb. 54 Durch den Einsatz des schnellen optischen Abdrucks wird dem Zahnarzt in Sekundenbruchteilen seine Arbeitsunterlage zur Verfügung gestellt. Das CAD-Konstruktionszeichnen ist nur während des Lernprozesses aufwendig. Das Restaurationsmaterial wird „maßgeschneidert", aber nicht mehr in Praxis oder Labor produziert.

Der schnelle Optische Abdruck

Abb. 55 Grundlegende Erkenntnis für die schnelle Erstellung der räumlichen Arbeitsunterlage ist neben der unmittelbaren Vermessung in nur 0,2 Sekunden der Sachverhalt, daß Präparation und Restauration der Einschubachse folgen. Die offene Form kann aus dem Blickwinkel der Einschubachse vermessen werden. Das Zusammensetzen mehrerer Vermessungen aus verschiedenen Blinkwinkeln erübrigt sich dadurch. Die unmittelbare Kontrollierbarkeit und Wiederholbarkeit trägt zur Schnelligkeit und Praxistauglichkeit bei.

CEREC – ein Instrument für den Zahnarzt

Abb. 56 Arbeitsgeräte für den Zahnarzt in der Praxis müssen klein und handlich sein. Bei Geräten für das zahntechnische Labor haben diese Eigenschaften nicht den gleichen Stellenwert. Für das CEREC-Restaurationskonzept sind diese Eigenschaften jedoch wesentlich. Auf dem Monitor kann der Zahnarzt seine Präparation bei achtfacher Vergrößerung kontrollieren.

CEREC – integrierte Systemkomponenten

Abb. 57 Die Handlichkeit und Nutzung in mehreren Praxisräumen bedingt die Unterbringung der technischen Systemkomponenten in einer Arbeitsstation. Die Trennung in die Teile optischer Abdruck, Datenverarbeitung und Arbeitsstation führt von der Handlichkeit und der direkten Anwendung der Methode weg zum indirekten Arbeitsweg. Der indirekte Arbeitsweg ist von den konkurrierenden computergestützten und konventionellen Restaurationsmethoden stark belegt.

Technischer Fortschritt

Abb. 58 Die Autoren haben die Anwendung des „optischen Abdrucks", des computergestützten Zeichnens am Bildschirm und des vollautomatischen Formschleifens in der Auslegung für die Benutzung durch den Zahnarzt direkt am Patienten als besonders nützlich angesehen und deshalb speziell dieses Ziel verwirklicht.

CEREC – Inlays, Onlays und Veneers

Abb. 59 Obwohl die optische Vermessungsmethode, die Benutzerführung bei der graphischen Konstruktion und die Formschleiftechnik noch weiter optimiert werden können, hat die CEREC-Technik ein praktisches Anwendungsspektrum, welches mit Inlays und Onlays den Bereich der zahnfarbenen, okklusionstragenden Seitenzahnrestaurationen vollständig abdeckt. Die CEREC-Veneers ermöglichen in einzigartiger Weise die direkte Fertigung von Porzellan- bzw. Keramikverblendschalen.

Das restaurative CEREC-Konzept

Abb. 60 Das CEREC-Konzept geht von der bekannten Inlay/Onlaypräparationstechnik aus, die in vereinfachter Form besonders sorgfältig auszuführen ist. Neben der direkten Inlayfertigung ist die konsequente Anwendung der Adhäsivtechnik Stützpfeiler des Konzeptes. Aus rationellen arbeitstechnischen und Kostengründen wird dem Zahnarzt zunächst die Ausarbeitung der Okklusion überlassen.

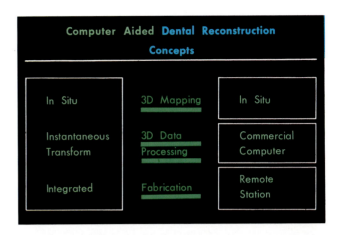

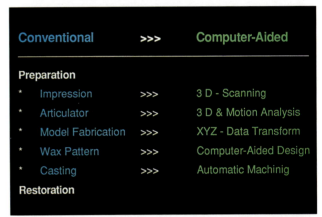

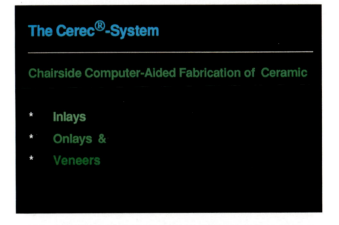

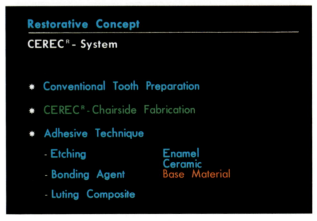

Zahnfarbene Restaurationen

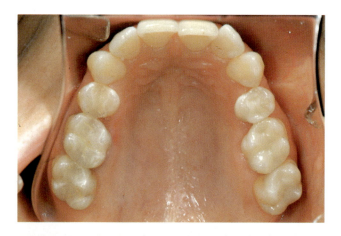

Abb. 61   Patient und Zahnarzt können sich der Faszination der zahnfarbenen Restauration nur schwer entziehen, ob es sich um zahntechnisch hergestellte Dicor-Inlays links oder CEREC-Inlays rechts handelt. Bei Drucklegung der vorliegenden Schrift befinden sich ca. 50 vom Autor W. M. gefertigte CEREC-Restaurationen seit drei Jahren in situ. Diese zwar begrenzte klinische Erfahrung spricht für die Zuverlässigkeit der adhäsiven CEREC-Restaurationen.

Grundpfeiler der CEREC-Restaurationstechnik

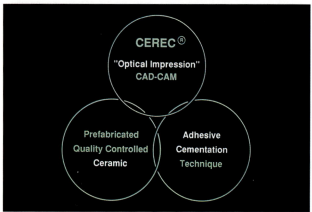

Abb. 62   Die Grundelemente der CEREC-Restaurationstechnik sind der optische Sofortabdruck und die Sofortherstellung (oben), die durch Endfertigung in der Fabrik gesteigerte Materialqualität (links) und die konsequente Beherrschung und Anwendung der Adhäsivtechnik (rechts).

Bibliographie

Die folgende Bibliographie wurde im Dezember 1988 erstellt und erwähnt neben eigenen Arbeiten solche, die in wesentlichem Zusammenhang mit der adhäsiven Seitenzahnrestauration und eigener Forschung stehen. Wegen des Handbuchcharakters werden die Arbeiten in den Abbildungslegenden nicht im einzelnen zitiert.

1. Adair P. J. and Grossmann D. G.: The castable ceramic crown. Int J Periodontics Restorative Dent 4(2):32–46, 1984
2. Al Khafaji A. H. and Jacobsen P. H.: Cavity design for polymeric restorations in posterior teeth. J Dent Res 61:555 (Abstr 174) 1982
3. Asmussen E.: Marginal adaptation of restorative resins in acid etched cavities. Acta Odontol Scand 35:125–133, 1977
4. Bailey L. F. and Bennett R. J.: Dicor surface treatments for enhanced bonding. J Dent Res 67: 925–931, 1988
5. Bowen R. L.: Development of a silica-resin direct filling material. Report 6333. National Bureau of Standards, Washington, 1958
6. Bowen R. L., Nemoto K. and Rapson J.: Adhesive bonding of various materials to hard tooth tissues: Forces developing in composite materials during hardening. J Am Dent Assoc 106: 475–477, 1983
7. Bowen R. L., Tung M. S., Blosser R. L. and Asmussen E.: Dentine and enamel bonding agents. Int Dent J 37:158–161, 1987
8. Boyde A.: Anatomical considerations relating to tooth preparation. In: Posterior composite resin dental restorative materials, eds. Vanherle und Smith, Szulc Publ., Amsterdam 1985, 377–403
9. Brandestini M., Mörmann W., Ferru A., Lutz F. and Krejci I.: Computer machined ceramic inlays: In vitro marginal adaptation; J Dent Res 64:208 (Abstr 305) 1985
10. Buonocore M. G.: A simple method of increasing the adhesion of acrylic filling materials to enamel surfaces. J Dent Res 34:849–853, 1955
11. Calamia J. R.: Etched porcelain veneers: the current state of the art. Quintessence Int 16:5–12, 1985
12. Calamia J. R. and Simonson R. J.: Effect of coupling agents on bond strength of etched porcelain. J Dent Res 63:179, (Abstr 79) 1984
13. Calamia J. R., Vaidyanathan J., Calamia S. and Hamburg M.: Shear bond strength between acid etched Dicor and Composite resin. J Dent Res 65:828 (Abstr 925) 1986
14. Cavel W. T., Kelsey III W. P., Barkmeier W. W. and Blankeman R. J.: A pilot study of the clinical evaluation of castable ceramic inlays and a dual cure resin cement. Quintessence Int 19:257–262, 1988
15. Chan D. C. N., Jensen M. E., Sheth J. and Sigler T.: Shear-bond strength of etched porcelain bonded with resin to enamel. J Dent Res 66:245 (Abstr 1109) 1987
16. Ciba-Geigy AG (Hrsg.): Wissenschaftliche Tabellen Geigy. 8. Aufl. Ciba-Geigy, Basel 1980, 50
17. Cock D. J. and Watts D. C.: Time-dependent deformation of composite restorative materials in compression. J Dent Res 64:147–150, 1985
18. Craig R. G.: Restorative dental materials. 9. ed. Mosby, St. Louis 1989, 52–53

Bibliographie

19. Crawford P. J. M., Whittaker D. K. and Owen G. M.: The influence of enamel prism orientation on leakage of resin-bonded restorations. J Oral Rehabil 14:283–289, 1987

20. Darbyshire P. A., Messer L. B. and Douglas W. H.: Gingival margin microleakage in class II posterior composite restorations. J Dent Res 66:269 (Abstr 1301) 1987

21. Davidson C. L.: Komposite-Materialien im Seitenzahnbereich. Z Stomatol 81: 429–434, 1984

22. Davidson C. L.: Conflicting interests with use of posterior composite materials. In: Posterior composite resin dental restorative materials, eds. Vanherle und Smith, Szulc Publ., Amsterdam 1985, 377–403

23. Douglas W. H.: Methods to improve fracture resistance of teeth. In: Posterior composite resin for dental restorative materials, eds. Vanherle und Smith; Szulc Publ., Amsterdam 1985, 433–441

24. Eriksen H. M. and Buonocore M. G.: Marginal leakage with different composite restorative materials. J Am Dent Assoc 93:1143–1148, 1976

25. Fan P. L. and Standford J. W.: Ceramics: Their place in dentistry. Int Dent J 37:197–200, 1987

26. Ferrance J. L., Antonio R. C. and Mathis R. S.: Effect of conversion and solvents on yield and fracture of composites. J Dent Res 66:245 (Abstr 1112) 1987

27. Fett H. P., Mörmann W., Lutz F. and Krejci, I.: Marginal adaptation of computer machined CEREC-Inlays in vitro. J Dent Res 68:324 (Abstr 1141) 1989.

28. Forsten L.: Marginal leakage and consistency of composites. Rev Belge Med Dent 34:17–36, 1979

29. Forsten L., Kuusisto E., Ruokolainen R. and Udd B: Marginal leakage in vitro of composite fillings in posterior human teeth. Proc Finn Dent Soc 78: 155–158, 1982

30. Füllemann J. und Lutz F.: Direktes Kompositinlay. Schweiz Monatsschr Zahnmed 98:759–764, 1988.

31. Galil K., Macleod D., Chumak L. and Way D. C.: An in vitro study of a visible light cured resin compared to a chemically cured resin system. J Dent Res 66:209 (Abstr 818) 1987

32. Geppert W. and Roulet J. F.: In vitro marginal integrity of MOD Dicor inlays luted with adhesive techniques. J Dent Res 65:731 (Abstr 48) 1986

33. Götsch T.: Deformation der Seitenwände und marginale Adaptation von Kl II Kavitäten beim Füllen mit Komposit. Med Diss Zürich 1988

34. Goldmann M.: Polymerization shrinkage of resin-based restorative materials. Aust Dent J 28: 156–161, 1983

35. Habenicht G.: Kleben; Grundlagen, Technologie, Anwendungen. Springer, Berlin 1986, 242–244

36. Herder S. M. und Roulet J. F.: Marginale Adaptation von adhäsiv befestigten Dicor Inlays in vivo. Dtsch Zahnärztl Z 43:904–908, 1987

37. Hobo S. and Iwata T.: Castable apatite ceramics as a new biocompatible restorative material. Theoretical considerations. Quintessence Int 16: 135–141, 1985

38. Hobo S. and Iwata T.: Castable apatite ceramics as a new biocompatible restorative material. II. Fabrication of the restoration. Quintessence Int 16:207–216, 1985

39. Horn H. R.: Porcelain laminate veneers bonded to etched enamel. Dent Clin North Am 27:671–684, 1983

40. Hudson T. C., Parker M. W. and Pelleu G. B. jun: Microleakage of two dentin-bonding agents below the CEJ. J Dent Res 66:269 (Abstr 1298) 1987

41. James D. F.: An esthetic inlay technique for posterior teeth. Quintessence Int 14:1–7, 1983

42. James D. F.: Zahnfarbene Inlays mit der SR-Isosit-Inlay/Onlay-Technik. Quintessenz 37: 1665–1671, 1986

43. Jans H.: Marginale Adaptation von maschinell hergestellten Keramikinlays in vitro. Med Diss Zürich 1987

44. Jensen M. E.: A two year clinical study of posterior etched-porcelain resin-bonded restorations. Am J Dent 1:27–33, 1988

45. Jensen M. E., Redford D. A., Williams B. T. and Gardner F.: Posterior etched-porcelain restorations: an in vitro study. Compend Contin Educ Dent 8:615–622, 1987
46. Jones D. W.: Ceramics and glass as restorative materials. In: Biocompatibility of dental materials, Vol. 4; CRC Press, Boca Raton 1982, 79–122
47. Kanca J.: Posterior resins: Microleakage below the cementoenamel junction. Quintessence Int 18:347–349, 1987
48. Kelly J. R. and Bowen H. K.: Colloidal processing of dental ceramics. J Dent Res 67:119 (Abstr 52) 1988
49. Kelsey W. P., Shearer G. O., Cavel W. T. and Blankenau, R. J.: The effects of wand positioning on the polymerization of composite resin. J Am Dent Assoc 114:213–214, 1987
50. Krejci I.: Optimierung der marginalen Adaptation approximaler Randbezirke von lichtgehärteten MOD-Kompositrestaurationen in vitro. Med Diss Zürich 1986
51. Krejci I., Sparr D. and Lutz F.: A three site light curing technique for conventional class II composite resin restorations. Quintessence Int 18: 125–131, 1987
52. Kullmann W.: Zur Klassifizierung von Befestigungskunststoffen für Ätz-Klebe-Restauration. Dtsch Zahnärztl Z 43:1077–1080, 1988
53. Leinfelder K.: Wear patterns and rates of posterior composite resins. Int Dent J 37:152–157, 1987
54. Leung, R. L. and Comfortes I.: Porcelain inlays and onlays. CDA J 16 (9):38–43, 1988
55. Lüscher B., Lutz F., Ochsenbein H. and Mühlemann H. R.: Microleakage and marginal adaptation in conventional and adhesive class II restorations. J Prosthet Dent 37:300–309, 1977
56. Lutz F.: Beiträge zur Entwicklung von Seitenzahn-Komposits. KAR/PAR/PZM Zürich 1980
57. Lutz F., Lüscher B., Ochsenbein H. und Mühlemann H. R.: Adhäsive Zahnheilkunde. Juris, Zürich 1976
58. Lutz F., Lüscher B. und Ochsenbein H.: Adaptation und Randschluß von thixotropen Komposits und Spritzkapselsystemen, in vitro Befunde. Schweiz Monatsschr Zahnheilk 87:684–693, 1977
59. Lutz F., Cochran M. und Mörmann W.: Adhäsive Restauration – Flop oder Hit? Schweiz Monatsschr Zahnmed 94:1124–1131, 1984
60. Lutz F., Philips R. W., Roulet J. F. and Setcos J. C.: In vivo and in vitro wear of potential posterior composites. J Dent Res 63:914–920, 1984
61. Lutz F., Imfeld Th., Barbakow F. and Iselin W.: Optimizing the marginal adaptation of MOD composite restorations. In: Posterior composite resin dental restorative materials, eds. Vanherle und Smith, Szulc Publ., Amsterdam 1985, 405–419
62. Lutz F., Krejci I., Barbakow F. and Oldenburg T.: P-30: Better or worse than P-10 ? J Dent Res 65:813 (Abstr 789) 1986
63. Lutz F., Krejci I., Lüscher B. and Oldenburg T.: Improved proximal margin adaptation of class II composite resin restorations by use of light reflecting wedges. Quintessence Int 17: 659–664, 1986
64. Lutz F., Krejci I. and Oldenburg T.: Elimination of polymerisation stresses at the margins of posterior composite resin restorations: a new restorative technique. Quintessence Int 17:777–784, 1986
65. Mc Cartha C. and Leinfelder K.: Clinical evaluation of an indirect posterior composite resin inlay. J Dent Res 67:139 (Abstr 210) 1988
66. Marolf R., Roulet J. F., Mörmann W. und Lutz F.: Kompositinlays, Randqualität und Verschleiß nach 6 Monaten. Schweiz Monatsschr Zahnmed 94:1215–1242, 1984
67. Meier D., Fringeli D. und Lutz F.: Einjährige in-vivo-Verschleißuntersuchung eines Mikrofüllerkomposits im Seitenzahngebiet. Schweiz Monatsschr Zahnheilk 92:1099–1108, 1982
68. Merlo B. J., Cooley R. O., Fan P. L. and Cannon M.: Microleakage with glass ionomer and dentin adhesives in composite restorations. J Dent Res 66:293 (Abstr 1492) 1987

69. Mettler P., Friedrich U. und Roulet J. F.: Studie über Abrasionen von Amalgam und Komposits im Seitenzahnbereich. Schweiz Monatsschr Zahnheilk 88:324–344, 1978

70. Mitchem J. C. and Terkla R. G.: The bonding of resin dentin adhesive under simulated physiological conditions. J Dent Res 66:268 (Abstr 1293) 1987

71. Moffat W. C. and Bowen H. K.: Composite ceramic production by precipitation of polymer solutions containing ceramic powder. J Mat Sci Letters 6:383–385, 1987

72. Mörmann W.: Kompositinlay: Forschungsmodell mit Praxispotential? Quintessenz 33:1891–1900, 1982

73. Mörmann W.: Keramikinlay – Die Seitenzahnfüllung der Zukunft. Vortrag am 30. 3. 85, Karlsruhe, „25 Jahre Akademie für Zahnärztliche Fortbildung, Karlsruhe". 4. Internationales Quintessenz-Symposium, 1985

74. Mörmann W.: Computerunterstützte Zahnrestaurationen mit Keramik- und Kunststoffmaterialien, in: Neue High-tech-Methoden in der ästhetischen Zahnmedizin, Universität Zürich, Medizinische Fakultät, Georg Friedrich Götz-Stiftung Zürich 1987, 73–145

75. Mörmann W.: Innovationen bei ästhestischen Restorautionen im Seitenzahngebiet (Keramik): Computergestützte Systeme. Dtsch Zahnärztl Z 43:900–903, 1988

76. Mörmann W. and Lutz F.: Composit-Inlays: marginal adaptation, seal and occlusal abrasion. J Dent Res 61:571 (Abstr 571) 1982

77. Mörmann W. und Ameye C.: Verlust der Randqualität bei Estic-Microfill-Inlays nach 24 Monaten Tragdauer. Unveröffentlichte Daten, 1983

78. Mörmann W. und Brandestini M.: Verfahren zur Herstellung medizinischer und zahntechnischer alloplastischer endo- und exoprothetischer Paßkörper. EP 81 110 135, 1; 1985

79. Mörmann W. and Brandestini M.: The CEREC-System. Computerreconstruction. Oral & Video presentation, Hotel Zürich, Zurich, May 1; 1986

80. Mörmann W. and Brandestini M.: Method and apparatus for the fabrication of custom-shaped implants. US Patent No. 5 575 805; 1986

81. Mörmann W. und Brandestini M.: CEREC-System: Computer-Inlays, -Onlays und -Schalenverblendungen. Zahnärztl Mitt 77:2400–2405, 1987

82. Mörmann W., Ameye C. und Lutz F.: Komposit-Inlays: Marginale Adaptation, Randdichtheit, Porosität und okklusaler Verschleiß. Dtsch Zahnärztl Z 37:438–441, 1982

83. Mörmann W., Brandestini M. und Lutz F.: Das CEREC-System: Computerunterstützte Herstellung direkter Keramik-Inlays in einer Sitzung. Quintessenz 38:457–470, 1987

84. Mörmann W., Brandestini M., Ferru A.; Lutz F. und Krejci I.: Marginale Adaptation von adhäsiven Porzellaninlays in vitro. Schweiz Monatsschr Zahnmed 95:1118–1129, 1985

85. Mörmann W., Jans H., Brandestini M., Ferru A. and Lutz F.: Computer machined adhesive porcelain inlays: marginal adaptation after fatigue stress. J Dent Res 65:763 (Abstr 339) 1986

86. Morin D. L., Douglas W. H., Cross M. and DeLong R.: Biophysical stress analysis of restored teeth: experimental strain measurement. Dent Mater 4:41–48, 1988

87. Munechika T.; Suzuki M., Nishiyama M. and Horie K.: A comparison of the tensile bond strength of composite resins to longitudinal and transverse sections of enamel prisms in human teeth. J Dent Res 63:1079–1082, 1984

88. Nathanson D.: Etched porcelain restorations for improve esthetics, part II: Onlays. Compend Contin Educ Dent 8:105–110, 1987

89. Nathanson D. and Hassan F.: Effect of etched porcelain thickness on resin-porcelain bond strength. J Dent Res 66:245 (Abstr 1107) 1987

90. Newman S. M., Porter H. B. and Szojka F. P.: Stability of dentinal bonding strength in vitro. J Dent Res 66:292 (Abstr 1484) 1987

91. Philips R. W.: Skinner's science of dental materials, 8th ed. Saunders, Philadelphia 1982

92. Philips R. W. and Lutz F.: Status report on posterior composites. J Am Dent Assoc 107:74–76, 1983

93. Reinhardt K.-J. und Smolka R.: Kunststoffe im Seitenzahnbereich – Füllung oder Inlay? Dtsch Zahnärztl Z 43:909–913, 1988

94. Roulet J. F.: Degradation of dental polymers. Karger, Basel 1987

95. Rümann F. und Lutz F.: Komposits als Amalgamersatz – klinische und experimentelle Resultate. Quintessenz 31(3):133–143, 1980

96. Schmid H.: P-10; ein brauchbares Seitenzahnkomposit? Med Diss Zürich 1984

97. Sheth J. and Jensen M.: Luting interfaces and materials for etched porcelain restorations. A status report for the American Journal of Dentistry. Am J Dent 1:225–235, 1988

98. Simonson R. J. and Calamia J. R.: Tensile bond strength of etched porcelain. J Dent Res 62:297 (Abstr 1154) 1983

99. Stangel, I.: The bonding of composites to dentin mediated by gluma. J Dent Res 66:292 (Abstr 1486) 1987

100. Stangel I. and Nathanson D.: An overview of the use of posterior composites in clinical practice. Compend Contin Educ Dent 8:800–806, 1987

101. Taleghani M., Leinfelder K. F. and J.: Posterior porcelain bonded inlays. Compend Contin Educ Dent 8:410–418, 1987

102. Thomas C. A., Hartsock T. E., Dossett J. and Mitchell R. J.: Thermocycling, silanization and tensile bond strength of resin to porcelain. J Dent Res 66:207 (Abstr 808) 1987

103. Tiffe H., Hop B. und Siebert G.: Untersuchungen zum Randspalt und zur Paßform von Einzelzahnrestaurationen aus zahnfarbenem Material. (Posterpräsentation 7. 5. 88). Jahrestag Dtsch Ges Zahnärztl Prothet (unveröffentlicht)

104. Tong T. and Herrin H. K.: Quantitative assessment of dentin adhesion defects of posterior composites in class II in vitro by thermocycling and load-cycling. J Dent Res 66:293 (Abstr 1488) 1987

105. Vogel W.: Glaskeramik, 2. Auflage. VEB Deutscher Verlag für Grundstoffindustrie, Leipzig 1983, 311

106. Watts D. C., El Mowafy O. M. and Grant A. A.: Fracture resistence of lower molars with class I composite and amalgam restorations. Dent Mater 3:261–264, 1987

Zukünftige Entwicklungen

F. Lutz

Nach Akzeptanz und Nachfrage zu schließen ist das CEREC-System praxisreif. Die klar vorhandenen, enormen Entwicklungsmöglichkeiten sind dabei noch nicht im entferntesten ausgeschöpft. Zudem ist bekanntlich kein Produkt so gut, daß es nicht noch verbessert werden könnte: Das CEREC-Konzept wird sich deshalb intensiv entwickeln. Fortschritte sind in den Bereichen *Systemtechnik* und *zahnmedizinische Werkstoffe* zu erwarten.

Auf die *systemtechnische* Weiterentwicklung ist bereits ausführlich eingegangen worden; sie dürfte sich auf die Präzision, das Handling und die Okklusionsgestaltung konzentrieren.

Zahnmedizinisch, werkstoffkundlich konzentriert sich die Entwicklung auf das **Inlaymaterial**, das **Zementierungskomposit** und die **Dentinhaftung**. Bei zahnfarbenen Füllungsmaterialien, die direkt in der Mundhöhle des Patienten zu verarbeiten sind, ist unverändert die Verschleißfestigkeit ungenügend. Bei den Komposits hat das Direct-Inlay-Konzept neue Möglichkeiten eröffnet; die extraorale Vergütung läßt eine Materialoptimierung zu. Aus toxikologischen und verarbeitungstechnischen Gründen wird es aber bei der Diakrylatchemie bleiben, deren limitiertes Potential allmählich erkannt wird. Keramische Werkstoffe ließen sich von je her nur indirekt, laborgestützt verarbeiten. Ihre Auswahl war, bedingt durch den zahntechnischen Verarbeitungsprozeß, stets stark eingeschränkt. Mit der Realisation des CEREC-Systems haben sich werkstoffkundliche Welten geöffnet. Der Umstand, daß das Inlay aus einem vorfabrizierten, industriell gefertigten Block durch einen Formschleifprozeß herausgearbeitet werden kann, macht der Zahnmedizin schlagartig eine Vielzahl von neuen Werkstoffen zugänglich, die als **Inlaymaterial** Verwendung finden können. Es wird in kurzer Zeit möglich sein, jene Glaskeramik und/oder jenen Kunststoff zu selektionieren, der unter maximaler Schonung des Antagonisten „physiologischen" Verschleiß zeigen wird. Probleme schafft das Zementieren der Inlays: Das **Zementierungskomposit** ist mangels Kontrast kaum zu erkennen; eine Überschußentfernung ist non-destruktiv praktisch nicht möglich. Dieses vor allem zeitraubende operative Problem wird sich rasch lösen lassen. Ein zweizeitig abbindender Zement wird auf dem Markt eingeführt. Er wird sich nach einer ersten Aushärtung mit einem etwas kurzwelligeren Weißlicht einwandfrei verspateln lassen. Nach der Zweithärtung mit normalem Weißlicht ist eine Nachbearbeitung kaum mehr nötig, oder sie ist non-destruktiv mit Strips und Disks zu bewältigen. Verfügbare Weißlichtgeräte können weiterhin verwendet werden; sie sind lediglich mit einem Filtersystem aufzurüsten. Noch einfacher wird das Zementieren, wenn Indikatorfarbstoffe zugelassen sein werden, die den Zement während des Ausarbeitens leicht erkennbar machen.

Dadurch wird nicht nur die Schlußkontrolle nach Legen des Inlays wesentlich erleichtert; das Ausarbeiten fällt, wie bereits nachgewiesen, signifikant zahn- und materialschonender aus. Weitere Fortschritte sind zudem von der Polymerchemie zu erwarten. Zukünftige Zementversionen werden einen modifizierten Abbindecharakter, geringeres Schrumpfen und modifizierte physikalische Eigenschaften aufweisen, so daß die marginale Adaptation weiter optimiert und stabilisiert wird. Graduelle Fortschritte sind auch bezüglich Verschleißfestigkeit und chemischer Stabilität zu erwarten. Das Inlaykonzept per se ergibt bereits heute unter allen Füllverfahren die besten und stabilsten Randverhältnisse. Die Voraussetzungen für eine klinisch relevante **Dentinhaftung** sind deshalb optimal. Die Summe der erwähnten systemtechnischen und zahnmedizinisch-werkstofflichen Fortschritte und Verbesserungen wird im Interfacebereich Zementierungskomposit/Dentin das Gleichgewicht wahrscheinlich endgültig zugunsten der Dentinhaftung verschieben.

Das Bessere ist der Feind des Guten. Die Weiterentwicklung des CEREC-Systems wird das Legen von Inlays weniger aufwendig machen. Zahnfarbene Füllungen werden dadurch billiger und weiteren Zielgruppen zugänglich. Die geforderte Lebensdauer von zehn Jahren für 90 % der Restaurationen ist erreichbar. CEREC-Inlays werden deshalb zunehmend das Potential für einen teilweisen Amalgamersatz haben.

Sachregister

A

Abbildungsmaßstab 18, 28
Abdruck, optischer 34, 43, 51, 68, 135
Abnützung
　der Schleifscheibe 46
Abrasionsresultate 202
Abrasionstest 202
Abrasionswerte 203
Abschluß
　der Konstruktion 131
　des Formschleifens 102
Abschneiden 85
Abrieb 46
Abstand, radialer 44
Abstechen 46
Abstreifer 42
Abstützen
　der Kamera 69
Abstützung, bimanuelle 49
Abtastmethode 54
Abtragsleistung 46
Achse, mesio-distale 40
AQUIRE 68
Acquisition 69
Acrylglas 53
Adapter 98
Adaptation, marginale 119
adaptiv 45
Adhäsion 108
Adhäsivmaterialien 110
Adhäsivtechnik
　Beherrschung/Anwendung 105, 119
　perfekt adaptierter Rand 200
Adhäsivtechnik
　in der Füllungstherapie 119
Adhäsivzone 201
Adreßbus 31
„Aktive Triangulation" 91
Aktivierungsfenster 68

Akzeptanz 221
Algorithmus 44
Altschuler 52
Aluminiumoxidstrips 117
Amalgamfüllung 197, 198
Amplitude 22
Amplitudenmodulation 22
Analog/Digital-Wandler 28
Anfangs-Eckpunkt 80
　der Äquatorlinie 38
Anfangspunkt
　der bukkalen Höckerkante 158
Anlagerung
　Wandsegment/kante 127
Anpassen
　des Wandsegmentes 128
　der Wandsegmentlinie 37
Anpaß-Routinen 36
Anpressen
　des Inlays 113
Anpreßdruck, spezifischer 46
Anschlagspunkte 92
Anschluß, elektrischer 68
Antagonistenhöcker 202
Antippen
　des Fußpedals 68
Antrieb, hydraulischer 46
Antrieb
　des Werkzeugs 46
Applikation
　der Silanlösung 112
　des Ätzgels 108
　des Porzellanätzgels 111
　von Bonding Agent 110
Applikationsrichtung 67
Approximalfläche 48, 86
　Hochglanzpolitur 112
Approximalbereich 48
Approximalkontakte 35
Approximalkontur 36, 104
Approximalraum 38
Approximation, sukzessive 36

Approximation, sukzessive 36
Äquator 35, 38, 48, 87
　distaler 87
Äquatoranfangspunkt 88
Äquatorebene 35, 36, 87
Äquatorendpunkt 89
äquatorial 49
Äquatorhöhenlinie 90
Äquatorkante 93
Äquatorlinie 35, 36
Äquatorpunkt 87, 89
Äquatorumfangslinie 36
Arbeitsfeld 65
Arbeitsgeschwindigkeit 99
Arbeitspunkt 43
Arbeitsspur 105
　spiralförmige 105
Arbeitsweg, indirekter 212
Arctan-Funktion 24
Aristee 55
Arithmetikblock 31
Arithmetikeinheit 28
Arretierung
　der Schleifscheibe 46
Artikulation 55
„Assembly Language" 33
Atemfeuchtigkeit 65
Attachment 47
Ätzdauer 108
Ätzen 108
　der Fazialfläche 187
Ätzung
　des Porzellaninlays 110
Ätzmuster 108
Ätzzeit 108
Auflösung 18
Aufnahme 52, 55
Aufnahmeposition 71
Aufnahmequalität 25
Aufnahmerichtung 71
Aufnahmesequenz 23
Aufnahmevorgang 28

Sachregister

Aufsitzen
    des Inlays 61
Aufspannung 102
Aufspanndorn 46
Auftragen
    der Silanlösung 168
Ausarbeiten 114
    grob 104
    okklusal 170
Ausarbeitung 115
Ausarbeitungstechnik 116
Aushärten
    des Farbsealers 189
Auslesen, zeilenweise 22
Auslösen
    des optischen Abdruckes 72
Ausplotten
    der Schleifdaten 100
Ausrichtung, exakte 69
Ausschleifen
    der Innenseite 186
Aussehen
    des geätzten Schmelzes 187
Außenflächen
    eines Höckers 51
Außengrenzen 48
Außenkontur 55
Aussparungen
    für Farbsealer 186
Ausstellwinkel 70
Austrocknung 62

B

B/A 75, 121
Bahnkurve 44
Bajonett 46
Bajonettverschluß 46
Base 124, 125
Basis- und Katalysatorpaste 113
Bearbeitungssequenz 40
Bedingungen, klinische 65
Beenden
    des Editierens 130
Beendigung
    der Onlaykonstruktion 165
Belag, segmentierter 46
Belagsmuster 46
Belastungsschmerzen 108
Beleuchtung 26, 27
Benutzer-Programme 33
Beobachtungsrichtung 28
Berechnung
    der Rotationen 52
Beschleunigung
    des Schleifkopfes 44

Bestrahlungsmodus 113
Bestrahlungszeit 114
Betrag 31
Betrag R 23
Beurteilung, klinische 110
Bewegungsinkremente 100
Bibliotheks-Datensatz 50
Biegebruchfestigkeit 204
Biegekörper 204
Biegeschwinger, piezoelektrischer 26
Bien-Air-Doppelrotor-Turbine 39
Bildebene 28, 71
Bildebene A 75
Bildebene B 73
Bildfenster 28
Bildformat 28
Bildhelligkeit 69
Bildpaar 29
Bildpunkte 24, 28, 32, 34, 73
40-ms-Bildrate 25
Bildschirm 44, 45
Bildsensor 24, 25, 30
Bildspeicher 28, 30, 31, 74
Bildspeicherebene „A" 32
Bildspeicherebene „B" 32
Bildspeichereinheit 28
Bindung, galvanische 46
Blendeffekte 25, 65
Blickrichtung 54, 71
Blut 65, 110
Boden 35, 36
Bodenbegrenzung 35
Bodenebene 87
Bodeneckpunkt 87
Bodeneingrenzung 76, 82
    im Extensionsbereich 135
Bodenfläche 35
Bodengrenzen 77
Bodengrenzpunkt 77
Bodenlinie 48, 77, 78, 122
Bodenpunkt 37
Boden-Wandecke 77
Boden-Wandprogramm 75
Bodenwandsegmente 83
Bonding Agent 109
    Applikation auf das Inlay 112
    Applikation in die Kavität 113
BOTTOM 76
BOTTOM-Programm 122
BOTTOM-Programmteil 76
Bremskerbe 98
Build 96, 131

C

CAL, Calibrationsprogramm 121

CAVITY 75, 86
CAVITY-Programm 121
CCD-(Charge Coupled Device) 26
CCD-Flächensensor 26
CCD-Sensor 27
CEREC 110
CEREC-Adhäsivmaterial 110
CEREC-Bild-Koordinatensystem 34
CEREC-Block 47
CEREC-Block, achsenorientierter 71
CEREC-Block-Adapter 98
CEREC-Diamantinstrumente 115
CEREC-Einheit 68
CEREC-Gerät 68
CEREC-Grundprinzip 52
CEREC-Inlay
    Randverhältnisse 199
CEREC-Konzept 213
CEREC-Liquid 66
CEREC-Materialblock 98
CEREC-Methode
    Charakterisierung 211
CEREC-Onlay 200, 202, 209
CEREC-Porzellan 203
CEREC-Puder 65
CEREC-Restaurationen, erste 205
CEREC-Schleifeinrichtung 39
CEREC-Veneer
    inzisaler Aspekt 193
Charakter, pseudoplastischer 72
„Clear Overlay" 95
CLRV 82, 122
Composhape-Set 115
Computertechnologie 54
Cursor 75
Cursorposition 76
Cursor/Profilbildeinblendung 82
Cursorpunkte 76
Cursorzentrum 79
CUT 85

D

Darstellung, zylindrische 43
Datei 55
Datenmenge, reduzierte 50
Datenpfad 31
Definiertes Anlagern
    des Wandsegmentes 129
Deformation 50
DEL 82, 124
Demarkierung 67
Dentin, geätztes 108
Dentinabdeckung 145
Dentinhaftung 221
Detailinformation 34

Sachregister

Diakrylatchemie 221
Diamantbeläge 40
Diamantkorngröße 106
Dicor 55, 203
Dicor-Glaskeramik 202, 203
Differenzen 0°–180° 31
  90°–270° 31
Differenzbildung 43
Differenzsignale 23, 24
Digital/Analog-Baustein 28
DISC-I/O 74
DISC-I/O-Menü 74
Disk, flexibler 117
Disks, wasserfeste flexible 118
Diskettenlaufwerk 32, 33
Doppelklicken 81
DRAW 82, 95, 122
Drehachse 43
Drehmomentkennlinie 46
Drehwinkel 42
Dreipunkt-Höcker-Ecke 159
Druckbelastungen 202
Dunkelstromanteile 22
Duret 52

E

Eckpunkt 79
Eckpunkt, eigentlicher 136
EDIT 125
Editieren, einfaches 120
Editieren/Optimieren
  der Konstruktion 121
Effekt
  der Ätzung 111
Eichberührung 98
Eichung 98
Eichwert 98
Eigenschaften, physikalische 202
Eigenschaften
  des optischen Puders 67
Ein-/Ausgabe 32
„Einfügen"
  des Onlays 169
Eingangsaddierer 31
Eingangsmultiplexer 30
Einpassen
  des Onlays 166
Einprobe 103
Einsetzkontrolle 107
Einschränkungen 38
  der Präparation 134
Einschubachse 18, 51, 64
Einschubrichtung 72
Einstich, radialer 42
Einzelzähne 171

Elemente, „blinde" 22
END 74, 75, 86, 121
End-Eckpunkt 80
Endfertigung
  in der Fabrik 214
Endlage, definierte 42
Endpolitur
  der Approximalflächen 111
Endpunkt, okklusaler 87
Endpunkt
  der okklusalen Kante 87
Endschalter 33
ENTER 68, 121
Entspiegelung 27
Entwicklungen, zukünftige 221
Entzündungsfreiheit 65
Erfahrungen 197
  klinische 205
Erfahrungswerte, morphologische 35
Erstversorgung 65
EVA-(Dentatus)-Feile 116
EXEC 75, 98, 121
Exkavation 61
Exsudat 65
EXT 124
Extension 40, 48, 134
  bukkale 134, 135
Extensionsachse 134
Extensions-Eckpunkte 136
Extensionswand
  fertig konstruiert 139
Extensionswände 134
Extensionen und
  Höckerüberdeckungen 39
Extrusionsprozeß 203

F

Farbglasur 55
Farbkodierung 118
Farbpalette 47
Farbpenetration Goldinlay 198
Farbsealer Veneerinnenseite 188
Farbschichten 55
Farbstufen 114
Farbwirkung
  des Veneers 185
Farbgebung, innere 189
Fassung, adhäsive
  des Schmelzes 106
FDF 75, 121
Federlaschen 46
Fehlerfreiheit 204
Feileninstrument 117
Feindiamanten 106
Feindiamentinstrumente 114

Feineinstellung
  der Kamera 71
Feinheitsgrade 116
Feinjustierung 52
Feinsteuerung 82
Feldlinse 19, 27
Feldspat-Porzellan 202, 203
Feldtesterprobung 210
Fernsehnorm 28
Fertigung
  von Kronen 51, 54, 55
Festigkeit 203
Festigkeitswerte 203
Festwert 32
Festwertspeicher 32
„FGP": Functionally Generated
  Path 51
FGP-Registrat 50, 51
Filtersystem 221
Filterung 24
Finierdiamanten 62
Finieren 115
Finieren, adhäsives 106
Fixation 47
Fixfokuskamera 27
Flächensensor 19, 26, 28, 121
Flächensensor CCD 121
Fluß-Diagramm 28
Flußsäure 110
Fokussieren 70
Fokussierfehler 72
Formen, ungeeignete 61
Formschleifen 100
Fortschritt, technischer 213
Frakturen 105
FRAME 95, 131
Freilegung
  der Präparationsränder 65
„Friction Grips" 47
Fügebreite 200
Fügespalt 55
Fügespaltbreite
  CEREC-Inlays 200
Füllungstypen 210
Funktionstasten 75, 121
Funktionstaste REF 95
Funktionswachsbiß 51
Fusion zweier Aufnahmen 52
Fußpedal 33, 88
Fußzeile 85

G

Gabellichtschranke 42
Galvanotechnik 101
Gangschaltung 102

225

Sachregister

Gestaltung
  der Schmelzränder   200
Gesunderhaltung
  des marginalen Parodonts   112
Gitter   22
Glanz   25
„glänzen"   25
Glas/Luft-Übergänge   27
Glasionomerzement   62
Glasionomerzement-Liner   145
Glaskeramik   202
Glätten, interdentales   116
Glätten und Polieren, okklusal   118
Gleitlager, zylindrisches   42
Glittersteuerung PIEZO   121
GND   82, 122, 124
Grafikkarte   31
Grautonabstufungen   72
Gratonbild   72
Grenze, zervikale   38
Grenzfläche   109
Grobausarbeiten   105
Grob- und Feindiamantenset   115
Grundpfeiler
  der CEREC-
  Restaurationstechnik   214
Grundriß/Aufriß   34

H

Haftvermittler   66
Halbschritte   101
Halbschrittbereich   101
Halterung
  der Schleifachse   98
Handling   221
Härtezahl   202
Hauptachsen   35
Hauptachsenrichtung   38
Hauptmenü   68, 86
Helligkeit   32
Helligkeit, detektierte   21
Helligkeitsdiagramm   21
Helligkeitsmodulation   22
Helligkeitssignal   23
Helligkeitsskala, ADJUST   73
Helligkeitswerte, abgestufte   73
Helligkeitswerte, kontinuierliche   73
Herunterschalten   102
„Hill Shading"   34
Hintergrund, pseudoplastischer   34
Hintergrundshelligkeit   24
Hochleistungsformschleifen   101
Höcker   48
Höcker-Ecke   159
Höckerkante, bukkale   158

Höckerkante, bukkaler Verlauf   157
Höckerkante-Höckerspitze   154
Höckerkante-Mitte   153
Höhe   87
Höhe „z"   32
Höhenanpassung   35
Höhenband   32, 49
Höhenlage   87
Höhenmarkierungslinie   88
Höhenniveau   88
Höhenprofillinie y/z   83
Höhensäulen   78
Höhenskalierung, kontinuierliche   73
Höhenverlauf
  der Extensionskante   138
Hohlkehlung   172
Holodontographie   52, 54
Hologramm
  eines funktionellen Registrates   54
Holographie   54
holographisch   54
Holzkeile   107
Homogenität   203, 204
Hypersensibilität   108

I

Identifikation, forensische   54
Indikation
  für CEREC-Veneers   171
Inlay, okkusales   141, 142
Inlayboden   35
Inlay-Datensatz, kompletter   38
Inlaymaterial   221
Inlay-Rahmenkonstruktion   97
Inlayränder   105
Inlay-Schleifplan   97
Innenbereich   48
Innenkante, schräge   63
Innenleben
  der Kamera   26
INSERT   97
Instrumente, zylindrische   59
Interdentalhygiene   112
Interdentalräume   104
Interdental-Stahlstrips,
  diamantierte   116
Interferenz
  der Wellenfronten   53
Interpolation   38
Interpolation, kubische   38, 96
Interpolation, räumliche   50
Interrupt-Levels   33
INV, invertierte Videodarstellung   121
Inzisalkante   177, 191

K

Kalziumhydroxid-Liner   62
Kamera   26, 69
Kamera, eingeschaltet   70
Kamerablickachse   70
Kamerablickwinkel   64
Kamera
  Formgebung   27
Kameraobjekt   71
Kante, okklusale   60
Kantenfinder   37, 49, 83
Kantenfinder-Algorithmus   39, 48, 83
Kantenfindung,
  automatische   64, 71, 84, 151
Kantenfindung, erratische   151
Kantenfindungsprozeß   84
Kantenhöhe   120
Kantenlinie   130
Kantenlinien, zervikale   78
Kantenprofil   85
  Verbindungspunkt   155
Kantenwinkel, okklusaler   71
Kanülenapplikatoren   108
kartesisch   23
kartesisch x/y   24
Kastenpräparation   59
Kaudruck-
  Thermocyclingbelastung   202
Kaumaschine   199
Kavitätenboden   36
Kavitätenbodenbegrenzung   76
Kavitätenhöhe   90
Kavitätenkante   126
Kavitatentiefe   62
Kavitätenwandprofil   83
Keramikätzgel   110
Keramikoberfläche   105
Kippschalter   88
Kipptoleranz   51
Kippung   51
Kleinbildkamera   55
Klinische Fälle   193
Kofferdam   65
Kohäsion   108
Kohäsionskraft   108
Komposit, seitenzahntaugliches   107
Komposit
  als Befestigungsmaterial   190
Kompositblöcke   202
Komposit-Härtewerte   114
Kompositmaterial   113
Kompositzement   107, 113
Kondensor   27
Konsistenz   110
Konstruieren, manuelles   151
Konstruieren, rechnertypisches   34

Konstruktion 34
Konstruktions-Algorithmen 35
Konstruktionshilfen 78
Konstruktionslinien 121
Konstruktionsprinzip 60
Konstruktionsübungen 120
Konstruktionsverfahren 105
Kontaktfolie 114
Kontaktstelle 104
Kontaktverhältnisse 104
Kontrast 23, 32, 69
Kontrastbetrag 24, 31
Kontrastbild, pseudoplastisches 34
Kontrolltermin 206
Kontrollwert 24, 32
Konturhologramme 54
Konturierdiamanten 114
Konturierdiamanten, zylindrische 104
Konturieren, interdentales 116
Konturieren, okklusal 114
Konturlinien 53, 54
Konvexität 61
Konzept Rekow/Erdmann 55
Koordinaten 42, 43
Koordinatenrotation 43
Koordinatensystem,
  kartesisches (x/y/z) 43
Koordinatenwerte 76
Kopfende
  der Mundkamera 81
Kopfprisma 26, 27
Kopfzeile 83, 84
Korrektur, einfache 137
Korrektur
  des Höhenprofils 137
  des Kantenverlaufs in xy 139
Korrekturen
  der Profillinie 82
Korrekturlinsen 26
Korrekturstelle, distale 137
Korrekturstelle, mesiale 138
Korrelations-Programm 55
Kosten-, Nutzenrelation 51
Kreisbogenlinie 37
Kreisbogensegment 37
Krone, synthetische 55
Kronen, maschinell gefertigte 55
Krümmungsradius 84
Krümmungsverlauf 178

L

Laborversuche 119
Lackabdeckung 185
Ladeposition 46
0° und 90° Lage 23

0° und 180° Lage 23
Lagen, supplementäre 23
Längsverschiebung 42
Langzeitabrasion 203
Laser 53, 54
Laserholographie 54
Laufwerk 33
Leerlaufgeschwindigkeit 99
LEFT GET 83
Leuchtdiode 28
Leuchtkeile 107
Level-Mode 32, 35, 88
Lichthärtung 113, 191
Lichthärtung, zervikale 113
Lichthärtung mit Zementierungs-
  überschüssen 170
Lichtkeile, reflektierende 113
Lichtmenge 114
Lichtpenetration
  durch Porzellan 114
Lichtpenetrationswerte 114
Lichtquelle 28
Lichtstreifen, projizierter 19
Lichtstreuung 65
Lichtstreuung, unterschiedliche 22
Lichtstrom, integrierter 24
Lichtverlust
  im Porzellan 114
Liegedauer
  des Ätzgels 108
LIMIT 85
Liniendarstellung, graphische 34
Linsensystem 26
Liquid-Applikation 66
L-Motor 42
LOAD/SAVE 75
Look up table 28, 30
L/S 121
Luftblasen 201
Luftfeuchtigkeit 110
Luxmeter 114
Luxzahl 114

M

MAIN 97
Markierungskreuz 75
Materialien, dentale 55
Materialoptimierung 221
Materialreduktion 105
Materialsortiment 98
Materialüberschüsse 113
Materialzapfen 103
Matrizen 110
Matrizenstreifen 113

Maus 55
Meßanordnung, Altschulersche 53
Meßprinzip 19
Meßraum 71
Messung, differentielle 24
Meßverfahren 18
Methacryloxy-Silanlösung 119
Methode, direkte/indirekte 211
Methode,
  stereophotogrammetrische 18
Mikroausbrüche 105
Mikromorphologie 105
Mikroprozessor 31
Mikrotraumen 105
MILL 97
MILL-Programm 97
Mindestradien 39
Mittelwert, gewichteter 24
MO, Bodeneingrenzung 143
MO, Boden und Wände 143
MOD-Kavität,
  zahnsubstanzschonende 65
MOD-Motor 132
MOD-Morphologie 47
MOD-Rahmenlinien 35
Modellkavitäten 132
Modell-Zahnreihe 49
Modem 55
Modulation 21, 22, 24
Modulation, tiefenspezifische 22
Modulation des Streifenmusters 21
Möglichkeiten
  der Farbgebung 189
Moiré-Methode 21
Molarenkontur 50
Monitor 31, 69
Morphologie 50
Morphologie, approximale 38
Motorola 68000 32
Motortreiber 33
Musterzähne 49
Musterzahnreihe 49
Mutterrad 42

N

Nacharbeiten 105
Nachbarzahn 36
Nachbefund 209
Nacheckpunkt 136
Nachfrage 221
Nachkonturieren 36
Nahtstelle 52
Netzteil 33
Nippel 46
Niveaudarstellung 88

Sachregister

O

Oberfläche, approximale 38
Oberflächengestalt 192
Oberflächenmerkmale 18
Oberflächenspannung 11, 108
Objektiv 27
Objektivoberfläche 69
Öffnungswinkel, extremer 65
Öffnungswinkel, mäßiger 65
okklusale 51
Okklusalebene 87
Okklusalfläche 35, 36, 52
Okklusalgestaltung 38
Okklusalkante 84, 91
   linke und rechte 87
Okklusaltafel 36
Okklusion 104
Okklusionsgestaltung 221
Okklusionskontakte 206
Okklusions-
   Laterotrusionskontakte 114
Onlay 144, 208
   adhäsive Randgestaltung 200
Onlays, perfekt adaptierte 202
Onlay-Approximalflächen 163
Onlay-Höckerkante
   Anfang 153
Onlay-Höckerkantenhöhe 152
Onlay-Kavität 144
Onlaykonstruktion 164
Onlaypolitur 171
Onlayprofilbild-Overflow 146
Onlayprofilbild-Overflow-Adjust 147
Opazität 183
Optik 69, 70
Optimieren
   des Kantenverlaufs in XY 156
optisch 29
Orientierungshilfe 93
Overlay 30, 51, 95

P

Paar, komplementäres 23
Papillektomie 65
Parabelsegmente, kubische 36
Parallaxwinkel 19, 20, 22, 26
Paßgenauigkeit 34, 67, 85
Paßkörper 36
Passung 105
Passung, approximal 105
   okklusal 104
   zervikal 105
Pedal 33
Periodizität
   der Helligkeitsskala 78

Peripherietreiber 32
Phase 22, 23, 24, 31
90°-Phasendifferenz 24
Phasenmeßverfahren 27
Phosphorsäure 108
Photodioden 28
Photozelle 24
„physiologischer" Verschleiß 221
Planschleifen
   des Materialblocks 99
Plastikpolieransätze 117
Plastikstreifen 107
Plastrikstrips,
   aluminiumoxidbelegte 117
Plazieren
   des Veneers 190
polar 23
Polieren 117
Polymerchemie 222
Polymeriseiren
   des Befestigungskomposits 110
Polysorbatlösung 66
Porenarmut 203
„Portrait Format" 31
Porzellan 202, 203
Porzellanätzmuster 111
Porzellandicke 114
Porzellaninlay, adhäsives 198
Positionskontrolle, inzisal 190
Präparation 115
   „illegale" 150
Präparationsformen 47
Präparationsregeln 59
Präparationstechnik 39
Präparation
   für CEREC-Veneers 172
Präzision 221
Präzisionsfräsmaschine 54
Prinzip
   der Onlaypräparation 208
Profil 19, 86
   gestauchtes 19
   zervikales 81
Profilbild 24, 29, 32, 120
   helligkeitskodiertes 74
Profilbildausschnitt 78
Profilbildbearbeitung 74
Profilbild/Cursor-Einblendung 78
Profildaten 32
Profil Inzisalkante 178
Profilkurve 79
Profillinie 79
Profillinie yz 130
Profil
   der Bodengrenzlinie 79
   des Onlaybodens 150

programmierbare Graustufen-
   darstellung 28
Programmteil DISC 28
Programmteil SHOW 124
Proxima-Programm 86
Proxoshape-Feilen 116
Pseudo-Lesezyklus 31
Pseudo-Moiré 49
Pseudoplastisches Videobild 29, 32
Puderapplikation 66
Puderflasche 66
Puderschicht 65, 71
Puderüberschüsse 67
Pulvertechnik 203
   kolloidale 204
Pumpe 33
Punktemarkierung 81

Q

Quadrantenversorgung 205
quasi sinusförmiges Signal 23

R

Radialdistanzen 100
Radialmotor 100
Rahmenkonstruktion 95
Rahmenlinie 50
Rahmenlinien, angepaßte 50
Rahmenlinien
   auf MOD-Basis 34
RAM-Zellen 31
Rand, perfekter 199
Randbereiche 116
Randbezirke 113
Randdichte 201
Randleiste 35, 38, 48, 49, 52, 91
Randleistenlinie 91
Randmikromorphologie 119
Randqualität 22, 199
Randspalten 197
Randverhältnisse 119
Randwülste 105
Raster 21, 23, 24, 25
Rasterauslenkung 24
Rasterlinien, benachbarte 21
Rasterperiode 21
Rasterstreifen 20, 22
„read-modify-write" 31
Rechner 32, 33, 44, 51, 54
   zentraler 31
Rechnereinheit 32
Rechnerkarte 45

REF 88
REF-Wert 89
Referenzhöhe 22, 88
Referenzmarken 55
Referenzniveau 90
Referenzstelle 46
Reinigungspasten 117
Registrat, funktionelles 51
Rekonstruktion, Hauptachsen-
   unabhängige 47
Rekow/Erdmann 52
Relief, okklusales 51
REM-Adaptationswerte 197
REM-Analyse 199
REM-Befund
   CEREC-Inlay 199
   Goldinlay 197
Restauration, rechnergestützte 54
Restaurationen, zahnfarbene 214
Retentionsbedarf
   beim Onlay 166
Revolver 55
Richtungspfeil-Funktionstasten 82
Rohling 40, 41, 42, 47
Rohling 180° 55
Rohlingsachse 40
Rohlingskörper 47
Röntgenopazität 206
Rotation 105
Rotationsachse 100
Rotor, doppelstöckiger 39

S

„S"-Achse 42
Sägezahnkurve, vierzackige 44
Säule, breite 79
Säule, dünne 79
SAVE 74, 75
Scanner 19, 59
Search-Mode 70
Segmente, zwei kubische 37
Seitenkante, proximale 88
Seitenwand, okklusale und
   proximale 87
Sekret 110
Sensor 28
Sensorauflösung 24
Sensorsignal 24
Sensorzeile 23
Sensorzellen 22
Sicherheitszugabe 36
Sichtfenster 98
0°–180°-Signal 24
90°–270°-Signal 24
Silanisierungslösung Silicoup 167

Silanisierung
   des Inlays 112
Silanlösung
   Haltbarkeit 168
Silicoup 112
Sinuskurve 22
„Sinus"-Muster 22
Sitz, exakter 103
Skalensprung 146
Skalierung 21
Slicedicke 99
SLICES 83
Sof-Lex-Disk 105, 112
Sofortabdruck, optischer 214
Sofortherstellung 214
„Softkey"-Funktionstasten 31
Spannungswerte 22
Spannvorrichtung 47
„Spanten" 38
Speichel 65, 110
Speicher „A" 30
Speicher „B" 30
Speicher Adress Generator 30
Speicherdaten 28
Speicherung 74
Spezialkomposit 55
Spindel, horizontale 42
Spindeln 46
Spitzenhelligkeiten 25
SPL: 0 124
Spülung
   des geätzten Schmelzes 187
Substanzerhaltung 63, 208
Such-Aufnahmesequenz 33
Suchmodus 24
Suchphase 28, 30, 70
Symmetrisches Signal 23
Synchronisation
   des Bildschirms 31
Synthese
   des Modellzahnes 50
Système Duret 54
systemisch 171
Systemkomponente 55
   integrierte 213
Systemtechnik 221

SCH

Schablonisierung 50
Schachbrettmuster 32
Schärfentiefe 70
Scheibe 40, 46
Scheibenachse 40
Scheibenbewegung 44

Scheibendiamantkorn 105
Scheibengeschwindigkeit 102
Scheibeninkremente 99
Scheibenradius 98
Scheibenwechsel 46
Scheibenzentrum 43
   Bahn 44
Schleifachse 71
Schleifdaten 100, 101
Schleife 31
Schleifen
   des Onlays 165
Schleiferkinematik 40
Schleifer-Koordinatensystem 43
Scheiffortschritt 101
Schleifgeschwindigkeit 101
Schleifkopf 42, 46, 51
Schleifkopfbewegung 44
Schleifkorrekturen, leichte 103
Schleifmaschine 99
Schleifpartikel 101
Schleifprogramm 97
Schleifprozeß 98
Schleifscheibe 37, 40, 43, 44, 98
Schleifstatus 102
Schlußbefund 118
Schlußpolitur 118
Schlußstatus 103
Schmelz 202
Schmelzadhäsion 108
Schmelzätzen 107
Schmelz-Ätzmuster 109
   mikroretentives 108
Schmelzätzung 110
Schmelzhypoplasie 171
Schmelzkaries, großflächige 171
Schmelzprismen 108
Schmelzprismenverlauf 19, 108
Schmelzränder, axiale 106
Schmelzrandfrakturen 106, 107, 197, 200
Schmelzrandgestaltung 201
Schmelzschrägung, adhäsive 107
Schnittebenen, vorausbestimmte 38
45°-Schrägung 106
Schrägung adhäsiv
   approximal-lateral 106
   okklusal 106
   zervikal 106
Schraubenbewegung 42
Schreib-, Lesespeicher 32
Schrittmotor 39, 42, 100
Schrittmotorantrieb 32
Schrittverlust 103
Schulterbereiche 92
Schulterpunkte 92

Sachregister

Schwelldruck- und Temperaturwechseltest 199
Schwelldruck-Thermocycling-Belastung 119
Schwenken
    des Kopfes 42

St

Standardformen 55
Standard-Morphologien 49, 55
Standbild 28, 31
    pseudoplastisches 28
Standzeiten
    des Schleifwerkzeuges 39
Steilheit 70
STEPPER 121
Stereo-Bildpaar 55
Steuer & Schreiblogik 30
Steuermodule 32
Steuerung, adaptive 44
Stirnfläche
    des Materialblocks 99
Strahlengang 26
    paralleler 19
    telezentrischer 18
Strangpreßverfahren 47
Streifenraster 26
Streulichtanteile 22
Strichplatte 26, 27
    Auslenkung 33
Stufe, zervikale 64, 67
Stufenwinkel 64
Stützpunkte, abgespeicherte 50

T

Tachometer 33
Taste EXEC 183
Taste VEN 182
TB=X/TB=Z 125
Telezentrizität 26, 53
Tetrazyklinverfärbung,
    systemische 193
Thermocycling 197
Thermocyclingtest 198
Tiefenbereich 73
Tiefeninformation 21
Tiefenmeßbereich 71
Tiefenwerte, eichbare 22
Titandioxid 25, 65
TOOTH 74, 120
„tooth prints" 54
Top-Wert
    Höhenänderung 126
Tracking 69

Tragezeit, nach zweijähriger 208
Transformation 23, 24, 31
Transluzenz
    Änderung 189
Transparentmatrizenbänder,
    zirkuläre 113
Treibgas 66
Triplett 26
Trocknen
    der Silanlösung 112, 168
Tubulusöffnungen 108
Turbinenleistung 40
Türkontakt 33

U

Übergang, okkluso-approximal 92
Überlagerung 52
    der Aufnahme 51
Über- bzw. Unterschüsse 105
Überschüsse, zervikale 113
Überschußentfernung 114, 191
Übersteuerung 25
Übungsprogramm 132, 142
Umfangsgeschwindigkeit 99
Umlenkprisma 26, 27
Umrißlinien 52
Umrißlinie
    des Zahnes 35
Unterfüllungsmaterialien 62
Unterschnitte 60
Unterschnitt, laterale
    Kastenwände 63

V

Vektordiagramm 23, 24
Veneer 171
Veneerachse, inziso-zervikale 184
Veneer-Innenseitenmarkierung 186
Veneerkonstruktion 177
    automatische 182
Veneerprotokoll 184
Veneers: Eckzahn, Prämolaren 194
Veneerschleifdaten 184
Veneer-Schleifprotokoll 184
Veneerschleifprozeß 184
Verankerung, mikromechanische 108
Verblendschale 47, 184
Verbund, adhäsiver 119
Vergütung 26
Verkeilung
    der Plastikmatrize 113
Verkippungen 52
Vermessung 18, 72
    dreidimensionale 28
    optische 54

Vermessungsbild, kontrastreiches 65
Verzeichnungsfreiheit 27
Videobild 28, 29, 31, 50
Videobild (A) 75
Videobild, zweidimensionales 120
Videobild
    der Präparation 69
Videosignal 30
Video-Standbild 29
    pseudoplastisches 74
    verstärktes 72
Video-Suchbild 28, 70
Video-Timing 32, 33
Viskosität 110
Vita-CEREC-Materialsortiment 115
Vita-CEREC-Porzellan 111
Vorbereitung, mundhygienische 65
Vorbereitung
    der Schmelzätzung 187
Voreckpunkt 136
Vorpolitur 105
Vorschub 105
    halber 46
    schraubenförmiger 41
    voller 46
Vorschubtakt 44
Vorverkeilung 104
Vorzugsrichtlinien 39

W

W-Motor 42
Wachsregistrat 52
WALLS 36, 82, 122
WALLS und CAVITY 131
WALLS-Programm 86
Wand, objektivferne 71
    objektivnahe 71
    okklusale 60
    pulpo-axiale 62
Wand-Bodenprofilsegmente 83
Wandsegment 83, 126
Wandsegmenthöhenwert TOP 125
Wandsegmentlinie 37
Wandteile, schräge pulpo-axiale 63
Wasserturbinenantrieb 101
Wechselbadkammer 202
Weibull-Modul 204
Weißlichtgeräte 221
„Weiterentwicklung" 35, 47, 203
Wellenlinie, sinusförmige 22
Welligkeit 61
Werkstoffe, zahnmedizinische 221
Werkstück 43
Werkzeug 40, 42, 51
Werkzeugbahn 53

Werkzeugzentrum 44
Wertepaar (x/y), kartesisches 31
Wiederanlegen
    des Wandsegmentes 126
Winkeldrehung 42
Winkelfunktionen 52
Winkelinkrement 44
„Wire Frames" 34
Wölbung
    der Verblendschale 184

X

X- und Y-Koordinaten der
    Bildpunkte 74

Y

Y/Z-Richtung 38

Z

Z-Aktivierung 82
Z-Werte, numerische 73
    Periodizität 73
Zahnbibliothek 49, 55
Zahnheilkunde, prothetische,
    rekonstruktive 54
Zahnkronen 54
Zahnmorphologie 50
Zahnoberfläche 50
Zahnrelief 53
Zahnseide 67
Zeichenebene 35, 36
Zeichenhilfe, graphische 78
Zeichenkugel 32, 52, 68, 85
Zeilensprungverfahren 30
Zeitaufwand 210
Zementieren, adhäsives 103
Zementierungsbereiche 113
Zementierungserfolg 110
Zementierungsfuge 113
Zementierungskomposit 221

Zementierungsmaterial,
    licht- und chemisch-
    härtendes 110
Zementspalt 197
Zementüberschüsse 117
Zementunterschüsse 197
Zentralachse 144
Zentrallabor 55
Zentralrechner 31, 33
Zentrierung 46
zervikal 36
zervikale Stufe
    im Inlaybereich 150
    im Onlaybereich 149
Zielvorrichtung 50, 51, 52
Zinkphosphatzement 197
ZLO 125
Zotten 109
ZUP 125
Zweilochblende 26, 27
Zwick Universalprüfmaschine 204
ZX-Profil 125

Garber/Goldstein/Feinman
Keramische Verblendschalen (Veneers)

Keramische Veneers: Kein anderes Material in der restaurativen Zahnheilkunde hat ein solch schnelles und weitverbreitetes Interesse und eine ebenso schnelle Anwendung in der allgemeinen Praxis gefunden wie die Keramik!

Kein anderes Material hat sich selbst mit solch gut prognostizierbaren, ästhetischen Ergebnissen unter Beweis gestellt.

Jetzt steht sowohl den Zahnärzten wie auch den Zahntechnikern ein exzellentes Nachschlagewerk zur Verfügung – das Buch *Keramische Verblendschalen (Veneers)* – eine Step-by-step-Anleitung über alles, was man über keramische Veneers wissen muß: Indikationen, Präparationen, Befestigung, Befestigungszemente, Herstellungsprozeß im Labor und vieles mehr.

Wichtige Elemente des Buches „Keramische Verblendschalen (Veneers)":

- *Verfahren der Schmelzmodifikation,* die in einem farbigen Step-by-step-Atlas dargestellt werden, wobei ein neuartiges Zweikörnungs-Diamant-System benutzt wird.
- *Arbeitsschritte im Labor,* die die Technik mit einem feuerfesten Stumpf-Modell, die Platinfolien-Technik und das dreiphasige Keramik-Schichtsystem beinhalten.
- *Einlegen von Farben zwischen den Keramik-Schichten,* um spezielle Effekte und eine Charakterisierung zu erreichen; Anätzen.
- *Befestigen von Veneers,* was in einem farbigen Step-by-step-Atlas dargestellt wird, mit Ausarbeitung und Politur.
- *Zukünftige Trends,* kreative Technologie für die erweiterte Anwendung der keramischen Verblendsysteme; „Mini-Veneers"; vier Arten von keramischen Veneer-Brücken.

Keramische Verblendschalen (Veneers)
von David A. Garber, D.M.D., B.D.S./
Ronald E. Goldstein, D.D.S./
Ronald A. Feinman, D.M.D.

1989, 136 Seiten, 191 Abbildungen (davon 172 farbig), Broschur, 21 × 28 cm, ISBN 3-87652-301-X, Bestell-Nr. 2300

Quintessenz Verlag
Ifenpfad 2–4
D-1000 Berlin 42
Tel.: (030) 74006-47/49